膝关节置换的软组织平衡

Soft Tissue Balancing in Total Knee Arthroplasty

U0296059

人民卫生出版社

图书在版编目（CIP）数据

膝关节置换的软组织平衡/（日）松田秀一主编；

阚世廉等主译. —北京：人民卫生出版社，2019

　ISBN 978-7-117-28494-3

　Ⅰ.①膝⋯　Ⅱ.①松⋯②阚⋯　Ⅲ.①人工关节－膝

关节－软组织－移植术（医学）　Ⅳ.①R687.4

中国版本图书馆 CIP 数据核字（2019）第 095339 号

人卫智网	www.ipmph.com	医学教育、学术、考试、健康，
		购书智慧智能综合服务平台
人卫官网	www.pmph.com	人卫官方资讯发布平台

图字：01-2018-4643

膝关节置换的软组织平衡

主　　译：阚世廉　王光达　李桂石　董耀众
出版发行：人民卫生出版社（中继线 010-59780011）
地　　址：北京市朝阳区潘家园南里 19 号
邮　　编：100021
E - mail：pmph @ pmph.com
购书热线：010-59787592　010-59787584　010-65264830
印　　刷：北京汇林印务有限公司
经　　销：新华书店
开　　本：710×1000　1/16　印张：16
字　　数：305 千字
版　　次：2019 年 7 月第 1 版　2019 年 7 月第 1 版第 1 次印刷
标准书号：ISBN 978-7-117-28494-3
定　　价：139.00 元

膝关节置换的软组织平衡

Soft Tissue Balancing in Total Knee Arthroplasty

主　编　Shuichi Matsuda, Sébastien Lustig,
　　　　　Willem van der Merwe

主　译　阚世廉　王光达　李桂石　董耀众

译　者　（按姓氏笔画排序）

王光达	石博文	任志鹏	刘文彬	齐晓军
孙伟雪	孙洪亮	李桂石	吴高阳	张秀丽
张祚福	张靖源	张福江	卓振英	荆鹏伟
胡百强	战勇江	姜　伟	姜小峰	姜晓锐
耿云航	徐　强	崔　蕾	盖鹏宙	隋来健
董耀众	蔺元鹏	阚世廉		

人民卫生出版社

敬告

　　本书的作者、译者及出版者已尽力使书中的知识符合出版当时国内普遍接受的标准。但医学在不断地发展,随着科学研究的不断探索,各种诊断分析程序和临床治疗方案以及药物使用方法都在不断更新。强烈建议读者在使用本书涉及的诊疗仪器或药物时,认真研读使用说明,尤其对于新的产品更应如此。出版者拒绝对因参照本书任何内容而直接或间接导致的事故与损失负责。

　　需要特别声明的是,本书中提及的一些产品名称(包括注册的专利产品)仅仅是叙述的需要,并不代表作者推荐或倾向于使用这些产品;而对于那些未提及的产品,也仅仅是因为限于篇幅不能一一列举。

　　本着忠实于原著的精神,译者在翻译时尽量不对原著内容做删节。然而由于著者所在国与我国的国情不同,因此一些问题的处理原则与方法,尤其是涉及宗教信仰、民族政策、伦理道德或法律法规时,仅供读者了解,不能作为法律依据。读者在遇到实际问题时应根据国内相关法律法规和医疗标准进行适当处理。

编者名录

Mohamed Adi Strasbourg University, Strasbourg, France

Shaw Akizuki, MD Center for Joint Reconstruction, Nagano-Matsushiro General Hospital, Nagano, Japan

Michel Bonnin Centre Orthopedique Santy, Lyon, France

Nicolaas C. Budhiparama Nicolaas Institute of Constructive Orthopaedic Research & Education Foundation, Jakarta, Indonesia

Jorge Chahla Steadman Philippon Research Institute, Vail, CO, USA

Myles R.J. Coolican, FRACS, FAOrthA Sydney Orthopaedic Research Institute, Chatswood, NSW, Australia

Jaroslaw Czekaj Albert TRILLAT Center, Lyon North University Hospital, Lyon, France

Carlos Eduardo da Silveira Franciozi, PhD, MD Federal University of São Paulo, São Paulo, Brazil

Rogério Teixeira de Carvalho, MD Federal University of São Paulo, São Paulo, Brazil

Ricardo Telles de Freitas, MD Knee, Ankle and Sports Trauma Unit, Orthopedic Department, Hospital Cuf Descobertas, Lisbon, Portugal

Ahmed El-Naggar Dubai Hospital, Dubai, United Arab Emirates

David Figueroa, MD Facultad de Medicina Clínica Alemana, Universidad del Desarrollo, Concepción, Chile

Francisco Figueroa, MD Facultad de Medicina Clínica Alemana, Universidad del Desarrollo, Concepción, Chile

Hiroshi Horiuchi, MD, PhD Center for Joint Reconstruction, Nagano-Matsushiro General Hospital, Nagano, Japan

Stephen M. Howell Biomedical Engineering Graduate Group, University of California, Davis, CA, USA

Nadia N. Ifran Nicolaas Institute of Constructive Orthopaedic Research & Education Foundation, Jakarta, Indonesia

Yasuo Itami, PhD, MD Osaka Medical College, Takatsuki, Japan

Ryosuke Kuroda, MD, PhD Department of Orthopaedic Surgery, Kobe University Graduate School of Medicine, Kobe, Japan

Robert F. LaPrade Steadman Philippon Research Institute, Vail, CO, USA

The Steadman Clinic, Vail, CO, USA

Myung Chul Lee Department of Orthopaedic Surgery, Seoul National University Hospital, Seoul, South Korea

Hong-Ahn Lim, MD Department of Orthopaedic Surgery, Kyoto University Department of Orthopaedic Surgery, Kyoto, Japan

Timothy Lording Melbourne Orthopaedic Group, Melbourne, VIC, Australia

Sébastien Lustig Albert TRILLAT Center, Lyon North University Hospital, Lyon, France

Marcus Vinicius Malheiros Luzo, PhD, MD Federal University of São Paulo, São Paulo, Brazil

Shuichi Matsuda Department of Orthopaedic Surgery, Kyoto University, Kyoto, Japan

Tomoyuki Matsumoto, MD, PhD Department of Orthopaedic Surgery, Kobe University Graduate School of Medicine, Kobe, Japan

Rob Middleton Nuffield Orthopaedic Centre, Nuffield Department of Orthopaedics Rheumatology and Musculoskeletal Science, University of Oxford, Oxford, UK

Kyle Muckenhirn Steadman Philippon Research Institute, Vail, CO, USA

Jacobus H. Müller, MD, PhD Biomedical Engineering Research Group, Department of Mechanical and Mechatronic Engineering, Stellenbosch University, Stellenbosch, South Africa

Hirotsugu Muratsu, MD, PhD Department of Orthopaedic Surgery, Steel Memorial Hirohata Hospital, Himeji, Japan

Alexander J. Nedopil Department of Orthopaedics, University of California, Sacramento, CA, USA

Sebastien Parratte Institute for Locomotion, Sainte Marguerite Hospital, Aix-Marseille University, Marseille, France

Andrew Price Nuffield Orthopaedic Centre, Nuffield Department of Orthopaedics Rheumatology and Musculoskeletal Science, University of Oxford, Oxford, UK

Gianmarco V.M. Regazzola, MD Sydney Orthopaedic Research Institute, Chatswood, NSW, Australia

Joshua D. Roth Biomedical Engineering Graduate Group, University of California, Davis, CA, USA

Mechanical Engineering Department, University of Wisconsin-Madison, Madison, WI, USA

Hitoshi Sekiya Department of Orthopaedic Surgery, Shin-Kaminokawa Hospital, Kaminokawa-town, Tochigi, Japan

Jong-Keun Seon, MD Department of Orthopaedic Surgery, Kyoto University Department of Orthopaedic Surgery, Kyoto, Japan

Young-Joo Shin, MD Department of Orthopaedic Surgery, Kyoto University Department of Orthopaedic Surgery, Kyoto, Japan

Eun-Kyoo Song, MD Department of Orthopaedic Surgery, Kyoto University Department of Orthopaedic Surgery, Kyoto, Japan

Samih Tarabichi Burjeel Hospital for Advanced Surgery, Dubai, United Arab Emirates

Mário Vale, MD Knee, Ankle and Sports Trauma Unit, Orthopedic Department, Hospital Cuf Descobertas, Lisbon, Portugal

Willem van der Merwe Sports Science Institute of South Africa Orthopaedic Clinic, Cape Town, South Africa

Ricardo Varatojo, MD Knee, Ankle and Sports Trauma Unit, Orthopedic Department, Hospital Cuf Descobertas, Lisbon, Portugal

Jan Victor, MD, PhD Ghent University, Ghent, Belgium

Kelly Vince, MD FRCS(C) Department of Orthopedic Surgery, Whangarei Hospital, Northland District Health Board, Whangarei, New Zealand

译 者 序

膝关节置换手术发展到今天，新技术新理论不断更新，假体设计和置换技术均得到快速健康的发展。为了获得良好的手术效果，术者将操作技术的重点放在了软组织平衡的研究上。如何实现理想的软组织平衡，目前尚无客观量化指标，虽然每一位术者都有自己可意会不可言传的操作心得，即所谓"斫轮老手"，但各自的经验仍难以相互借鉴和参考。

《膝关节置换的软组织平衡》一书，是国际上优秀外科医师对这一具体技术丰富经验的汇集和结晶。原著出版于 2017 年，提供了大量客观数据，具有很高的时效性和针对性。为了使本书的中译本尽快与广大读者见面，我们在拿到翻译版权后，组织科室同仁针对每一细节进行了讨论，以确保翻译质量，力求忠实于原著，旨在为膝关节置换手术医师提供借鉴和参考，希望本书的出版能成为膝关节置换手术医师和有志于骨关节外科的医师们的有益的参考书和得力助手。

由于我们翻译专著的经验不足，水平有限，时间较紧，难免有不足之处，希望读者和同道批评指正。人民卫生出版社对于此书的出版给予了大力的帮助和支持，使书得以尽快与读者见面，在此我们表示衷心的感谢！

前　言

　　膝关节置换手术是目前骨科最成功的一种手术。但是仍有 20% 的患者术后不满意。临床效果的影响因素有软组织平衡、膝关节力线、假体设计及安装。尽管所有手术医师都明白膝关节置换术中软组织平衡的重要性，但是术中还是难以精确地评估。另外，哪种软组织条件才能获得良好的临床效果还是个问题。

　　目前大量的解剖、临床和生物力学实验对于软组织条件的研究越来越精确，基于这些数据，我们更接近获得"适宜的软组织平衡"，本书是当前对膝关节置换手术软组织平衡研究的集大成者，主要致力于介绍初次膝关节置换手术。

　　参与本书编著的专家遍布世界各地，包括 ISAKOS 膝关节成形委员会成员，为读者带来清晰的、关于软组织及韧带平衡各个方面的前沿指南，主要目的是使读者能获得客观的患者资料。本书包括七部分，先介绍了正常软组织结构、自然膝的运动力学，接下来是手术步骤的阐述，包括交叉韧带保留型、交叉韧带替代型假体置换。随后的章节讨论了严重畸形的手术技巧，包括如何增加关节活动度的技巧。本书的亮点在于阐述如何精确地评估软组织平衡，并探讨软组织平衡的临床相关问题。其中讨论了术中各种软组织平衡客观的测量技巧及使用设备，例如间隙测量器及带负荷传感器的试验衬垫等。重点是对术后效果影响显著的软组织平衡结构。最后介绍了经验丰富的手术医师处理术中问题的技巧，针对性地解决问题，有助于手术的成功。

　　非常感谢编者们的努力贡献，期待膝关节外科医师从本书获得真知，也希望看到本书未来能够有所更新。

Shuichi Matsuda　日本　京都
Willem van der Merwe　南非　开普敦
Sébastien Lustig　法国　里昂

目　录

第一部分

自　然　膝

第1章
自然膝的解剖和生物力学，以及关节置换相关问题

Kyle Muckenhirn, Jorge Chahla, and Robert F. LaPrade

1.1 引言

膝关节是一个复杂的关节，其首先允许腿部屈伸运动，并适应其旋转、成角及平移应力。在结构上，股骨和胫骨的关节表面仅提供了小部分先天的稳定性。这就要求韧带、关节囊及关节外的肌肉紧密联系保护关节。其中任何一个结构受损，随后出现的生物力学不平衡都可能导致额外的高损伤风险或增加关节应力，这使我们有必要认识并去处理这些病理情况。尽管这样，有膝关节外伤史或重建手术史的患者还是有很大可能发展成为骨关节炎 [1]，这是慢性致残的一个主要原因 [2]。如果膝关节骨关节炎伴随严重的疼痛及无力，就需要做全膝关节置换手术。但是，据报告有超过四分之一的膝关节置换患者术后不满意 [3, 4]，通常的原因有膝前痛、术后僵硬、不能解释的术后肿胀、活动度的减少、本体感觉的改变，或者年轻及大运动量人群不能恢复术前的一些主要功能 [1]，还有差的结果是因为全膝关节置换术后不正确力线导致，这会加重磨损、关节功能差和早期失效 [5~10]，这提示我们要重建接近自然的运动学，这需要掌握详细的解剖学和生物力学知识。因此，本章详细地描述了膝关节韧带的解剖和膝关节置换中重要的骨与软组织标识。

1.2 前交叉韧带

前交叉韧带是一条关节内的韧带，主要由 1 型胶原组成，由膝中动脉提供血运 [11]。前交叉韧带由两条主要的功能束组成，根据其在胫骨平台的定位，分别命名为前内侧束（AMB）和后外侧束（PLB）[11, 12]。

两束起于股骨外髁的后内侧面，根据可靠的骨性标志，为两个附着点的鉴别提供了参考。交叉嵴将近端前内侧束与远端后外侧束分开，同时外侧髁间嵴（LIR）或者住院医师嵴作为这两束股骨止点的前缘。前交叉韧带前内侧束起于

股骨，前交叉韧带嵴是前交叉韧带胫骨附着点的最前端[13]。在其近端是外侧半月板前角的附着点，当然也有报道认为外侧半月板前角的深部纤维和广义上的胫骨前交叉韧带附着点其实是重叠的[14, 15]。

在全膝关节置换中，大多数假体设计需要切除前交叉韧带，所以对于交叉韧带的角色认定存在着争议。膝关节单髁置换术是一个例外，这一手术需要一个完整的交叉韧带，并且据报道膝关节前交叉韧带缺损的患者手术效果不好（9年随访中生存率95% 比 81%）[17, 18]。如果手术适应证选择正确，膝关节单髁置换术相较于全膝关节置换是有几个潜在优势的，但是作为先决条件，前交叉韧带需要一期重建或分期重建，这就需要术前彻底全面的了解其解剖结构及功能状态（图1.1）。

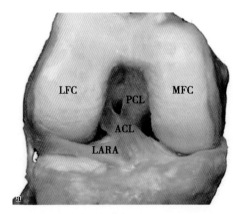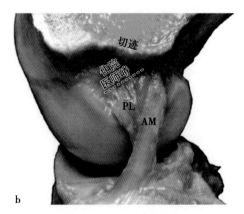

图 1.1 （a）一例右膝解剖标本前侧观显示前交叉韧带（ACL），后交叉韧带（PCL），外侧半月板前角附着部（LARA）。（b）一例右膝解剖标本矢状位观显示前交叉韧带的前内束和后外侧束与住院医师嵴的位置关系

生物力学上，前交叉韧带对于胫骨前移起到最主要的静态稳定的作用[20~26]，在屈曲和伸直时对抗胫骨内外旋。尸检研究表明，在伸直过程中，后外侧束紧绷并且承受最大的力量；反之，前内侧束在屈曲时绷紧，并且在屈曲60°时承受张力最大[23]。除了抵抗外力，韧带内的感觉与机械感受器也有助于本体感觉，并协助激发肌肉的二级反射维持稳定[28, 29]。

全膝关节置换术后的本体感觉的缺失，是导致患者术不满意的一个因素[1]，这在前交叉韧带保留的膝关节置换患者中是可以避免的。此外，在单髁关节置换术后的10年随访中发现[30]，与目前很多全膝关节置换相比，矢状面的运动学特性得以保留，因此不会出现完全伸直位时胫骨半脱位[31~33]，以及在屈曲过程中的股骨前移[34]。

1.3　后交叉韧带

后交叉韧带是关节内、滑膜外韧带，并且分为两束，前外侧束是两束中较大者，后内侧束相对较小 [16, 36-38]，这两者是由它们各自胫骨后面凹陷处的附着点命名的。胫骨的后交叉韧带附着点的有个重要的标志，就在内侧半月板后角闪亮白色纤维的前方 [39]。中心位置距离束嵴近端 1.3±0.5mm，束嵴是一个骨性的突起，将前外侧束与后内侧束分开，两束中心平均距离为 8.9±1.2mm。在胫骨平台后方，骨嵴标志着后交叉韧带的远端边缘。这两个后交叉韧带束在股骨内髁外侧面附着点很容易区分，并与关节软骨的边缘邻近。前外侧束距离后内侧束 12.1±1.3mm，并且尺寸是后内侧束两倍 [41]。另外，存在两个板股韧带，一前一后，在股骨附着点与后交叉韧带相邻。这两种结构可以出现在 60% 的膝关节中，而 95% 至少存在一种。

后交叉韧带的解剖与保留交叉韧带的假体设计有关，这种有潜在的优点的假体设计，可以保留骨量。膝关节的运动学更接近自然，保护了本体感觉，股骨在胫骨上后滚时获得较好的假体稳定，因为后交叉韧带限制股骨相对胫骨的前移。要做到这一点，进行胫骨截骨时，外科医生应非常仔细，不能损伤后交叉韧带的附着点，当需要做 3°～5° 后倾时，可能对于大多患者胫骨截骨量应该为4mm 或者更少（图 1.2）。

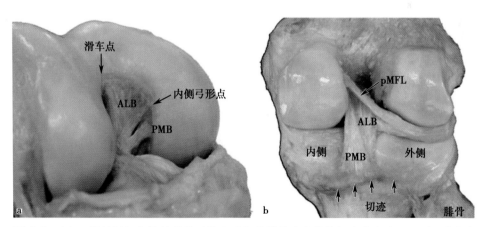

图 1.2　（a）一例解剖标本前侧观显示前交叉韧带股骨止点骨性标志前内束（ALB），后外束（PMB）。（b）一例解剖标本后侧观显示后交叉韧带的骨性及软组织标志

生物力学上，后交叉韧带的两束在维持后方稳定性方面起到了协同作用 [45, 46]，再次，后交叉韧带抵抗旋转力量、特别是屈曲 90°～120° 时的内旋 [47, 48]。在屈曲过程中，这两束的作用时互补的，从长度、张力以及纤维方向这三个方面可以证

明。在完全伸直时，后内侧束紧张，并且提供了更大限制胫骨后移的力量 [47, 49]，在屈曲时变短以及倾向于水平 [50]。相反，前外侧束在 90° 屈曲时变得更长、更紧张，但是更垂直。

　　理解张力、长度以及走向关系，是掌握在整个膝关节运动中这些共同抵抗应力的基础，并且有助于评估解剖学上的双束重建后交叉韧带的必要性。牺牲交叉韧带的全关节置换，虽然有后侧凸轮稳定产生同样的效果，但是这种非解剖股骨内侧和外侧髁的后移增加了磨损，减少了胫骨的内旋角度 [34]。全膝关节置换保留后交叉韧带，股骨髁在屈曲过程中会有反常的前移，这可能是由于后交叉韧带在没有前交叉韧带的情况下走向垂直 [56]。双交叉韧带保留型全膝关节置换表现出良好的中期结果，并且在急性损伤重建中证实，更多的解剖学上的重建可以带来更好的结果以及运动学优化。

1.4　后外侧角

　　后外侧角由三组主要的侧方的稳定结构组成：腓侧副韧带、腘肌腱复合体、腘腓韧带 [57~61]。后外侧角的损伤出现在 16% 的膝关节韧带损伤中。然而，腓侧副韧带作为主要限制膝关节内翻的结构，在后外侧角的损伤中约占 23%，比较难于识别。腓侧副韧带附着在外上髁近端 1.4mm，后方 3.1mm[61]。腓侧副韧带平均最长可延伸 7cm[66]，附着于腓骨头前缘后方 8.2mm，距离腓骨茎突尖 28.4mm[61]。

　　腘肌起于胫骨后内侧，在关节内形成腱膜，并向深处延伸至腓侧副韧带，附着于距离其前方 18.5mm——当膝关节屈曲 70° 时。在腘窝外侧三分之一处，腘肌的腱腹连接处分成两束，较大的后侧部分附着于距离腓骨茎突尖端的后内侧 1.6mm，较小的前部附着于距离腓骨茎突尖端前内侧 2.8mm[61]。

　　除了这三个主要的膝关节侧面的结构，后外侧角还有许多次要的结构提供静态和动态的限制。外侧中 1/3 的关节囊韧带是关节囊延伸的增厚，附着于外侧髁，位于腘肌腱前部，胫骨后侧 Gerdy 结节，它的作用是维持内翻稳定 [61]，由一个板股、板胫韧带组成 [67, 68]。冠状韧带也是囊内韧带，其内侧与外侧使半月板分别附着于各自的胫骨平台 [69]。腓肠肌肌腱是另一个重要的结构，因为很少损伤，所以常作为外科重建手术中重要的标志 [70]。股骨腓侧副韧带后方沿着髁上的尖端附着，与腓肠肌内侧融合，组成腓肠肌的两头肌肉。另外，股二头肌附着于腓骨并且围绕腓侧副韧带附着处远端。较短的股二头肌有两个臂，沿着腓骨茎突的侧面附着。囊状臂有一个远端的增厚，从腓肠肌小豆骨垂直延伸到腓骨茎突体，形成豆腓韧带。腓肠肌小豆骨是一种籽骨（软骨类似物），大约 30% 的人在腓肠肌近侧发现 [71]。股二头肌长头有两个臂：一个臂插入腓骨头后外方，另一前臂在腓侧副韧带表面呈扇形分开，是在腓侧副韧带重建过程中一个重要手术入路标志 [70, 72]。

约三分之一后外侧角受伤中存在腓神经受损[65]，并且可以深达股二头肌，通过外科手术可以确定，需暴露距离腓骨头近端 1～2cm、腓骨颈周围，分离表面以及深处的分支[70, 72]。二头肌肌腱从腓骨撕裂时，神经将从后外侧软组织移位，在切开过程需注意。最后，髂胫束是膝关节侧面最表浅的筋膜，覆盖了股骨结构侧面，起自髂前上棘，附着于 Gerdy 结节胫骨外侧。

在膝关节侧位上，股骨外髁凸起的关节面和胫骨平台之间形成了固有的骨性不稳定性[74, 75]。因此，过伸以及无触点内翻压力可造成损伤，并且直接损伤膝关节前内侧[65]。限制内翻的主要有腓侧副韧带，特别是在屈曲 30° 而当后外侧角其他结构贡献较少时[65, 72]。对于外旋稳定性，腓侧副韧带在屈曲 0°～30°起作用，在更大的屈曲角度时腘肌腱也参与进来，而后交叉韧带在超过 90° 时提供了外旋稳定性[76]。腘肌与其他的后外侧角结构对于胫骨前外侧的平移同样可以提供次要的稳定作用[55, 77, 78]及对于内旋的限制。然而，这些力首先在低屈曲角度时被前交叉韧带限制，在更高屈曲角度时被前外侧韧带控制[70, 79]。虽然腘肌腱的释放可能对外侧屈曲间隙的松弛有帮助[80]，但是在全膝关节置换时，切除会影响间隙的平衡和稳定性[81]，而医源性撕裂伤会导致全膝关节置换术后的 2～3 年功能评分下降[82]。更进一步来说，过于激进的外侧结构的松解，与全膝关节置换的脱位有关[83]，手术中对于这些结构的损伤可以导致急性屈曲不稳定[84]，所以对于原本结构的保护是重要的（图 1.3）。

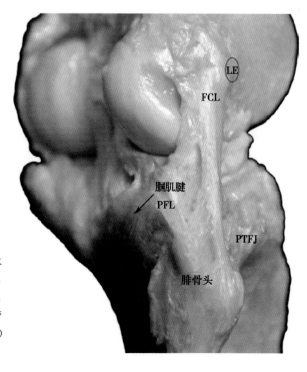

图 1.3　一例右膝关节解剖标本外侧观只显示腓侧副韧带（FCL），止于股骨外侧髁的髁上（LE），起自腓骨头、腘肌腱、腘腓韧带（PFL），以及近侧胫腓关节（PTFJ）后外束（PMB）

1.5 内侧副韧带

内侧副韧带可分为浅层与深层两部分。内侧副韧带的两部分与后斜韧带，为内侧膝关节提供了主要的稳定性[85~88]。内侧副韧带是血供丰富的囊外韧带，与前交叉韧带相比，具有很强的自我修复能力[82~92]。生长因子生物活性和创伤愈合的证据研究证实了这些早期发现，并为未来的治疗提供了基础[93~95]。

浅层内侧副韧带被认为是最大的内侧的结构。它在股骨有一个单层的附着点，距离内上髁近端 3.2mm、后方 4.8mm，在胫骨有两个独立的附着点。远端的止点距离胫骨关节线远端平均 61.2mm，部分深入鹅足滑囊，主要止于胫骨上。近端的止点主要以一层软组织覆盖半膜肌腱前方，位于胫骨骨关节线以下平均12.2mm。

另外，后斜韧带是半膜肌远端纤维的延伸，参与组成并加强后内侧关节囊，形成了三组筋膜结构，浅层臂及关节囊臂两组是纤薄的筋膜组织，中央臂这层筋膜最为重要，加强了后内侧关节囊，在股骨上的附着点平均位于内收肌结节远端 7.7mm、后方 6.4mm，腓肠肌结节远端 1.4mm、前方 2.9mm。

最后，内侧副韧带深层主要由关节囊内侧部分增厚而成。板股部分附着点稍呈弧形凸起，在内侧副韧带浅层深处，位于其股骨附着点以外 12.6mm，板胫部分脚板股部分更短、更厚，止于胫骨内侧平台关节软骨稍远处[93]。除了这三个主要的结构（浅层、深层内侧副韧带、后斜韧带），内侧其他主要的机构有大收肌腱、内侧腓肠肌肌腱、内侧髌股韧带以及股内侧肌。

膝关节内侧的稳定性由浅层内侧副韧带、后斜肌与深层内侧副韧带[85~88]提供。浅层内侧副韧带与后斜韧带对于完整的膝关节的前、后的负荷做出了贡献[88]。近端的软组织附着于深层内侧副韧带远端的骨性附着点，这两者的不同，提供了协同作用[87, 96]。胫骨近端部分防止外翻弯曲成角，同时更多的远端部分在屈曲 60°时承担最大的外翻压力。另外，深层内侧副韧带在增加屈曲角度、限制外旋以及较小范围内旋方面也有作用[87, 88]。

后斜韧带与浅层副韧带相互作用、互补，产生了在完全伸展时，对于高负荷内转矩具有重要意义。后斜韧带与深层内侧副韧带板胫之间的附着点同时抵抗外翻的力量。板胫之间的附着点抵抗屈曲 60°时的外翻的力量，板股之间的附着点在屈曲过程中抵抗外翻力量，深层的内侧副韧带主要抵抗 30°～90°的外旋。

全膝关节置换中的内翻畸形中，骨膜下剥离胫骨近端的软组织，影响与结构的功能有关的平衡。屈曲紧，要求前内侧软组织松解；而后侧软组织的松解影响伸直间隙[97]。另外，在切除过程中，经常会有软组织的囊套拴在骨赘上，更大范围的切除可能导致间隙的增加以及早期置换植入失败[98]。软组织平衡对于成功的全膝关节置换是一个重要方面，正常解剖位置的保留对于植入体的寿命有重要意义。

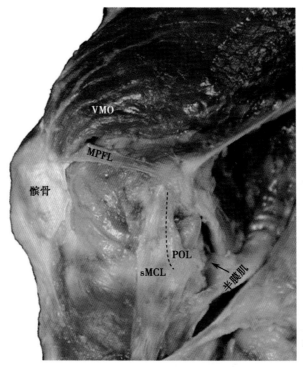

图 1.4　一例右膝关节解剖标本内侧观只显示胫侧副韧带浅层（sMCL）、内侧髌股韧带（MPFL）、后斜韧带（POL）、半膜肌（Semimemb）、股内侧肌斜行纤维（VMO）

1.6　结论与前景

对解剖知识理论的细节掌握对于外科手术是最重要的，比如韧带重建与关节成形手术。通常，韧带的不平衡出现在全膝关节置换术中，这对骨连接意义重大，因此，对于解剖和运动力学的精确理解是关键。另外，随着保留交叉韧带假体的出现，需要知道，对于解剖结构的破坏和生物力学的改变会影响手术效果。进一步的研究，需要对于临床上各种手术技术及假体的长期有效性进行更加全面的评估，可能保留自然韧带的方法能更好地保护解剖结构，并且有良好的本体感觉。

参考文献

1. Nam D, Nunley RM, Barrack RL. Patient dissatisfaction following total knee replacement: a growing concern? Bone Joint J. 2014;96-B(11 Supple A):96–100.
2. Grazio S, Balen D. Obesity: risk factor and predictor of osteoarthritis. Lijec Vjesn. 2009;131(1–2) 22–26. PMID: 19348352.
3. Bourne RB, Chesworth BM, Davis AM, Mahomed NN, Charron KD. Patient satisfaction after total knee arthroplasty: who is satisfied and who is not? Clin Orthop Relat Res. 2010;468(1):57–63.
4. Baker PN, van der Meulen JH, Lewsey J, Gregg PJ. The role of pain and function in determining patient satisfaction after total knee replacement. Data from the National Joint Registry for England and Wales. J Bone Joint Surg Br. 2007;89(7):893–900.
5. D'Lima DD, Chen PC, Colwell Jr CW. Polyethylene contact stresses, articular congruity, and knee alignment. Clin Orthop Relat Res. 2001;392:232–8.
6. Berend ME, Ritter MA, Meding JB, Faris PM, Keating EM, Redelman R, et al. Tibial component failure mechanisms in total knee arthroplasty. Clin Orthop Relat Res. 2004;428:26–34.
7. Ensini A, Catani F, Leardini A, Romagnoli M, Giannini S. Alignments and clinical results in conventional and navigated total knee arthroplasty. Clin Orthop Relat Res. 2007;457:156–62.
8. Jeffery RS, Morris RW, Denham RA. Coronal alignment after total knee replacement. J Bone Joint Surg Br. 1991;73(5):709–14.
9. Oswald MH, Jakob RP, Schneider E, Hoogewoud HM. Radiological analysis of normal axial alignment of femur and tibia in view of total knee arthroplasty. J Arthroplasty. 1993;8(4):419–26.
10. Sikorski JM. Alignment in total knee replacement. J Bone Joint Surg Br. 2008;90(9):1121–7.
11. Giuliani JR. Anterior cruciate ligament anatomy a review of the anteromedial and posterolateral bundles. J Knee Surg. 2009;22(2):148–54.
12. Anderson CJ, Westerhaus BD, Pietrini SD, Ziegler CG, Wijdicks CA, Johansen S, Engebretsen L, LaPrade RF. Kinematic impact of anteromedial and posterolateral bundle graft fixation angles on double bundle anterior cruciate ligament reconstructions. Am J Sports Med. 2010;38(8):1575–83.
13. Ziegler CG, Pietrini SD, Westerhaus BD, Anderson CJ, Wijdicks CA, Johansen S, Engebretsen L, LaPrade RF. Arthroscopically pertinent landmarks for tunnel positioning in single-bundle and double-bundle anterior cruciate ligament reconstructions. Am J Sports Med. 2011;39(4):743–52.
14. Ellman MB, LaPrade CM, Smith SD, Rasmussen MT, Engebretsen L, Wijdicks CA, et al. Structural properties of the meniscal roots. Am J Sports Med. 2014;42(8):1881–7.
15. LaPrade CM, Ellman MB, Rasmussen MT, James EW, Wijdicks CA, Engebretsen L, et al. Anatomy of the anterior root attachments of the medial and lateral menisci: a quantitative analysis. Am J Sports Med. 2014;42(10):2386–92.
16. Girgis FG, Marshall JL, Monajem A. The cruciate ligaments of the knee joint. Anatomical, functional and experimental analysis. Clin Orthop Relat Res. 1975;106:216–31.
17. Goodfellow JW, Kershaw CJ, Benson MK, O'Connor JJ. The Oxford knee for unicompartmental osteoarthritis. The first 103 cases. J Bone Joint Surg Br. 1988;70(5):692–701.
18. Hernigou P, Deschamps G. Posterior slope of the tibial implant and the outcome of unicompartmental knee arthroplasty. J Bone Joint Surg Am. 2004;86-A(3):506–11.
19. Mancuso F, Dodd CA, Murray DW, Pandit H. Medial unicompartmental knee arthroplasty in the ACL-deficient knee. J Orthop Traumatol. 2016;17(3):267–75.
20. Weber E. Mechanik der menschlichen Gehwerkzeuge. Göttingen: Dieterichsche Buchhandlung; 1836.
21. Amis A, Dawkins GP. Functional anatomy of the anterior cruciate ligament. Fibre bundle actions related to ligament replacements and injuries. J Bone Joint Surg Br. 1991;73(2):260–7.
22. Butler DL, Noyes FR, Grood ES. Ligamentous restraints to anterior–posterior drawer in the

human knee A biomechanical study. J Bone Joint Surg Am. 1980;62(2):259–70.

23. Gabriel MT, Wong EK, Woo SL, Yagi M, Debski RE. Distribution of in situ forces in the anterior cruciate ligament in response to rotatory loads. J Orthop Res. 2004;22(1):85–9.

24. Paessler HH, Michel D. How new is the lachman test? Am J Sports Med. 1992;20(1):95–8.

25. Markolf KL, Gorek JF, Kabo JM, Shapiro MS. Direct measurement of resultant forces in the anterior cruciate ligament An in vitro study performed with a new experimental technique. J Bone Joint Surg Am. 1990;72(4):557–67.

26. Sakane M, Fox RJ, Woo SL, Livesay GA, Li G, Fu FH. In situ forces in the anterior cruciate ligament and its bundles in response to anterior tibial loads. J Orthop Res. 1997;15(2):285–93.

27. Musahl V, Plakseychuk A, VanScyoc A, Sasaki T, Debski RE, McMahon PJ, Fu FH. Varying femoral tunnels between the anatomical footprint and isometric positions: effect on kinematics of the anterior cruciate ligament-reconstructed knee. Am J Sports Med. 2005;33(5):712–8.

28. Barrack RL. Proprioception in the anterior cruciate deficient knee. Am J Sports Med. 1989;17(1):1–6.

29. Georgoulis AD. The presence of proprioceptive mechanoreceptors in the remnants of the ruptured ACL as a possible source of re-innervation of the ACL autograft. Knee Surg Sports Traumatol Arthrosc. 2001;9(6):364–8.

30. Hollinghursta D, Stoneyb J, Warda T, Gilla HS, Newmanc JH, Murray DW, Bearda DJ. No deterioration of kinematics and cruciate function 10 years after medial unicompartmental arthroplasty. Knee. 2006;13(6):440–4.

31. Miller RK, Goodfellow JW, Murray DW, O'Connor JJ. In vitro measurement of patellofemoral force after three types of knee replacement. J Bone Joint Surg Br. 1998;80(5):900–6.

32. Price AJ, Rees JL, Beard DL, Gill RH, Dodd CA, Murray DM. Sagittal plane kinematics of a mobile-bearing unicompartmental knee arthroplasty at 10 years: a comparative in vivo fluoroscopic analysis. J Arthroplasty. 2004;19(5):590–7.

33. Dennis D, Komistek R, Scuderi G, et al. In vivo three-dimensional determination of kinematics for subjects with a normal knee or a unicompartmental or total knee replacement. J Bone Joint Surg Am. 2001;83-A(Suppl 2 Pt 2):104–15.

34. Yoshiya S, Matsui N, Komistek RD, Dennis DA, Mahfouz M, Kurosaka M. In vivo kinematic comparison of posterior cruciate-retaining and posterior stabilized total knee arthroplasties under passive and weight-bearing conditions. J Arthroplasty. 2005;20(6):777–83.

35. Lee SH, Petersilge CA, Trudell DJ, Haghighi P, Resnick DL. Extrasynovial spaces of the cruciate ligaments: anatomy, MR imaging, and diagnostic implications. AJR Am J Roentgenol. 1996;166(6):1433–7.

36. Parolie JM, Bergfeld JA. Long-term results of nonoperative treatment of isolated posterior cruciate ligament injuries in the athlete. Am J Sports Med. 1986;14:35–8.

37. Makris CA, Georgoulis AD, Papageorgiou CD, Moebius UG, Soucacos PN. Posterior cruciate ligament architecture: evaluation under microsurgical dissection. Arthroscopy. 2000;16:627–32.

38. Lopes Jr OV, Ferretti M, Shen W, Ekdahl M, Smolinski P, Fu FH. Topography of the femoral attachment of the posterior cruciate ligament. J Bone Joint Surg Am. 2008;90:249–55.

39. Anderson CJ, Ziegler CG, Wijdicks CA, Engebretsen L, LaPrade RF. Arthroscopically pertinent anatomy of the anterolateral and posteromedial bundles of the posterior cruciate ligament. J Bone Joint Surg Am. 2012;94(21):1936–45.

40. Spiridonov SI, Slinkard NJ, LaPrade RF. Isolated and combined grade-III posterior cruciate ligament tears treated with double-bundle reconstruction with use of endoscopically placed femoral tunnels and grafts: operative technique and clinical outcomes. J Bone Joint Surg Am. 2011;93(19):1773–80.

41. Race A, Amis AA. The mechanical properties of the two bundles of the human posterior cruciate ligament. J Biomech. 1994;27:13–24.

42. Kennedy JC, Hawkins RJ, Willis RB, Danylchuck KD. Tension studies of human knee ligaments. Yield point, ultimate failure, and disruption of the cruciate and tibial collateral ligaments. J Bone Joint Surg Am. 1976;58:350–5.

43. Gupte CM, Bull AM, Thomas RD, Amis AA. A review of the function and biomechanics of the meniscofemoral ligaments. Arthroscopy. 2003;19:161–71.

44. Cinotti G, Sessa P, Amato M, Ripani FR, Giannicola G. Preserving the PCL during the tibial cut in total knee arthroplasty. Knee Surg Sports Traumatol Arthrosc. 2015. [Epub ahead of print].

45. Markolf KL, Zemanovic JR, McAllister DR. Cyclic loading of posterior cruciate ligament replacements fixed with tibial tunnel and tibial inlay methods. J Bone Joint Surg Am. 2002;84-A:518–24.

46. Kennedy NI, Wijdicks CA, Goldsmith MT, et al. Kinematic analysis of the posterior cruciate ligament, Part 1: the individual and collective function of the anterolateral and posteromedial bundles. Am J Sports Med. 2013;41:2828–38.

47. Sekiya JK, Whiddon DR, Zehms CT, Miller MD. A clinically relevant assessment of posterior cruciate ligament and posterolateral corner injuries. Evaluation of isolated and combined deficiency. J Bone Joint Surg Am. 2008;90:1621–7.

48. Wijdicks CA, Kennedy NI, Goldsmith MT, et al. Kinematic analysis of the posterior cruciate ligament, Part 2: a comparison of anatomic single- versus double-bundle reconstruction. Am J Sports Med. 2013;41:2839–48.

49. Markolf KL, Feeley BT, Tejwani SG, Martin DE, McAllister DR. Changes in knee laxity and ligament force after sectioning the posteromedial bundle of the posterior cruciate ligament. Arthroscopy. 2006;22:1100–6.

50. Ahmad CS, Cohen ZA, Levine WN, Gardner TR, Ateshian GA, Mow VC. Codominance of the individual posterior cruciate ligament bundles. An analysis of bundle lengths and orientation. Am J Sports Med. 2003;31:221–5.

51. Butler DL, Noyes FR, Grood ES. Ligamentous restraints to anterior-posterior drawer in the human knee. A biomechanical study. J Bone Joint Surg Am. 1980;62:259–70.

52. Gollehon DL, Torzilli PA, Warren RF. The role of the posterolateral and cruciate ligaments in the stability of the human knee. A biomechanical study. J Bone Joint Surg Am. 1987;69:233–42.

53. Markolf KL, Slauterbeck JR, Armstrong KL, Shapiro MS, Finerman GA. A biomechanical study of replacement of the posterior cruciate ligament with a graft. Part II: forces in the graft compared with forces in the intact ligament. J Bone Joint Surg Am. 1997;79:381–6.

54. Covey DC, Sapega AA, Riffenburgh RH. The effects of sequential sectioning of defined posterior cruciate ligament fiber regions on translational knee motion. Am J Sports Med. 2008;36:480–6.

55. Matava MJ, Ellis E, Gruber B. Surgical treatment of posterior cruciate ligament tears: an evolving technique. J Am Acad Orthop Surg. 2009;17:435–46.

56. Kleinbart FA, Bryk E, Evangelista J, Scott WN, Vigorita VJ. Histologic comparison of posterior cruciate ligaments from arthritic and age-matched knee specimens. J Arthroplasty. 1996;11(6):726–31.

57. Harner CDC, Mauro CSC, Lesniak BP, Romanowski JR. Biomechanical consequences of a tear of the posterior root of the medial meniscus. Surgical technique. J Bone Joint Surg Am. 2008;91(Suppl 2):257–70.

58. Seebacher J, Inglis A. The structure of the posterolateral aspect of the knee. J Bone Joint Surg Am. 1982;64(4):536–41.

59. Watanabe Y, Moriya H, Takahashi K. Functional anatomy of the posterolateral structures of the knee. Arthroscopy. 1993;9(1):57–62.

60. Veltri D, Deng X, Torzilli P, Maynard M, Warren R. The role of the popliteofibular ligament in stability of the human knee a biomechanical study. Am J Sports Med. 1996;24(1):19–27.

61. LaPrade RF, Ly TV, Wentorf FA, Engebretsen L. The posterolateral attachments of the knee: a qualitative and quantitative morphologic analysis of the fibular collateral ligament, popliteus tendon, popliteofibular ligament, and lateral gastrocnemius tendon. Am J Sports Med. 2003;31(6):854–60.

62. LaPrade RF, Wentorf FA, Fritts H, Gundry C, Hightower CD. A prospective magnetic resonance imaging study of the incidence of posterolateral and multiple ligament injuries in acute knee injuries presenting with a hemarthrosis. Arthroscopy. 2007;23(12):1341–7.

63. Grood ES, Stowers SF, Noyes FR. Limits of movement in the human knee. Effect of sectioning the posterior cruciate ligament and posterolateral structures. J Bone Joint Surg Am.

1988;70(1):88–97.
64. Gwathmey Jr FW, Tompkins MA, Gaskin CM, Miller MD. Can stress radiography of the knee help characterize posterolateral corner injury. Clin Orthop Relat Res. 2012;470(3):768–73.
65. LaPrade RF. Injuries to the posterolateral aspect of the knee: association of anatomic injury patterns with clinical instability. Am J Sports Med. 1997;25(4):433–8.
66. Sanchez AR, Sugalski MT, LaPrade RF. Anatomy and biomechanics of the lateral side of the knee. Sports Med Arthrosc Rev. 2006;14(1):2–11.
67. Terry GC, LaPrade RF. The posterolateral aspect of the knee: anatomy and surgical approach. Am J Sports Med. 1996;24:732–9.
68. LaPrade RF, Bollom TS, Gilbert TJ, Wentorf FA, Chaljub G. The MRI appearance of individual structures of the posterolateral knee: a prospective study of normal and surgically verified grade 3 injuries. Am J Sports Med. 2000;28:191–9.
69. Lougher L, Southgate CR, Holt MD. Coronary ligament rupture as a cause of medial knee pain (Lougher 2003). Arthroscopy. 2003;19(10):E19–20.
70. Chahla J, Moatshe G, Dean CS, LaPrade RF. Posterolateral corner of the knee: current concepts (Chahla 2016). Arch Bone Jt Surg. 2016 Apr;4(2):97–103.
71. Kawashima T, Takeishi H, Yoshitomi S, Ito M, Sasaki H. Anatomical study of the fabella, fabellar complex and its clinical implications. Surg Radiol Anat. 2007;29(8):611–6.
72. Crespo B, James EW, Metsavaht L, LaPrade RF. Injuries to posterolateral corner of the knee: a comprehensive review from anatomy to surgical treatment. Rev Bras Ortop. 2014;50(4):363–70. doi:10.1016/j.rboe.2014.12.008.
73. Veltri DM, Deng XH, Torzilli PA, Warren RF, Maynard MJ. The role of the cruciate and posterolateral ligaments in stability of the knee. A biomechanical study. Am J Sports Med. 1995;23(4):436–43.
74. LaPrade RF, Wentorf FA, Olson EJ, Carlson CS. An in vivo injury model of posterolateral knee instability. Am J Sports Med. 2006;34(8):1313–21.
75. LaPrade RF, Griffith CJ, Coobs BR, Geeslin AG, Johansen S, Engebretsen L. Improving outcomes for posterolateral knee injuries. J Orthop Res. 2014;32(4):485–91. doi:10.1002/jor.22572. Epub 2014 Jan 4.
76. LaPrade RF, Tso A, Wentorf F. Force measurements on the fibular collateral ligament, popliteofibular ligament, and popliteus tendon to applied loads. Am J Sports Med. 2004;32(7):1695–701.
77. LaPrade RF, Resig S, Wentorf F, Lewis JL. The effects of grade III posterolateral knee complex injuries on anterior cruciate ligament graft force. A biomechanical analysis. Am J Sports Med. 1999;27(4):469–75.
78. LaPrade RF, Wozniczka JK, Stellmaker MP, Wijdicks CA. Analysis of the static function of the popliteus tendon and evaluation of an anatomic reconstruction: the "fifth ligament" of the knee. Am J Sports Med. 2010;38(3):543–9.
79. Parsons EM, Gee AO, Spiekerman C, Cavanagh PR. The biomechanical function of the anterolateral ligament of the knee: response. Am J Sports Med. 2015;43(8):NP22. doi:10.1177/0363546515597218.
80. Laskin RS. Total knee replacement. London: Springer; 1991. p. 41–53.
81. Cottino U, Bruzzone M, Rosso F, Dettoni F, Bonasia DE, Rossi R. The role of the popliteus tendon in total knee arthroplasty: a cadaveric study. Joints. 2015;3(1):15–9.
82. de Simone V, Demey G, Magnussen RA, Lustig S, Servien E, Neyret P. Iatrogenic popliteus tendon injury during total knee arthroplasty results in decreased knee function two to three years postoperatively. Int Orthop. 2012;36(10):2061–5. doi:10.1007/s00264-012-1631-5. Epub 2012 Aug 1.
83. Schwab JH, Haidukewych GJ, Hanssen AD, Jacofsky DJ, Pagnano MW. Flexion instability without dislocation after posterior stabilized total knees. Clin Orthop Relat Res. 2005;440:96–100.
84. Sharkey PF, Hozack WJ, Booth Jr RE, Balderston RA, Rothman RH. Posterior dislocation of total knee arthroplasty. Clin Orthop Relat Res. 1992;278:128–33.
85. LaPrade RF, Engebretsen AH, Ly TV, Johansen S, Wentorf FA, Engebretsen L. The anatomy of the medial part of the knee. J Bone Joint Surg Am. 2007;89(9):2000–10.

86. Wijdicks CA, Ewart DT, Nuckley DJ, Johansen S, Engebretsen L, LaPrade RF. Structural properties of the primary medial knee ligaments. Am J Sports Med. 2010;38(8):1638–46. doi:10.1177/0363546510363465.

87. Griffith CJ, LaPrade RF, Johansen S, Armitage B, Wijdicks C, Engebretsen L. Medial knee injury: Part 1, static function of the individual components of the main medial knee structures. Am J Sports Med. 2009;37(9):1762–70. doi:10.1177/0363546509333852. Epub 2009 Jul 16.

88. Griffith CJ, Wijdicks CA, LaPrade RF, Armitage BM, Johansen S, Engebretsen L. Force measurements on the posterior oblique ligament and superficial medial collateral ligament proximal and distal divisions to applied loads. Am J Sports Med. 2009;37(1):140–8. doi:10.1177/0363546508322890. Epub 2008 Aug 25.

89. Palmer I. On the injuries to the ligaments of the knee joint: a clinical study. 1938. Clin Orthop Relat Res. 2007;454:17–22.

90. Frank CB. Ligament structure, physiology and function. J Musculoskelet Neuronal Interact. 2004;4(2):199–201.

91. Azar FM. Evaluation and treatment of chronic medial collateral ligament injuries of the knee. Sports Med Arthrosc. 2006;14(2):84–90.

92. Woo SL, Vogrin TM, Abramowitch SD. Healing and repair of ligament injuries in the knee. J Am Acad Orthop Surg. 2000;8(6):364–72.

93. Molloy T, Wang Y, Murrell G. The roles of growth factors in tendon and ligament healing. Sports Med. 2003;33:381–94.

94. Chamberlain CS, Crowley E, Vanderby R. The spatiotemporal dynamics of ligament healing. Wound Repair Regen. 2009;17:206–15.

95. Nishimori M, Matsumoto T, Ota S, Kopf S, Mifune Y, Harner C, Ochi M, Fu FH, Huard J. Role of angiogenesis after muscle derived stem cell transplantation in injured medial collateral ligament. J Orthop Res. 2012;30(4):627–33. doi:10.1002/jor.21551. Epub 2011 Sep 12.

96. Robinson JR, Bull AM, Thomas RR, Amis AA. The role of the medial collateral ligament and posteromedial capsule in controlling knee laxity. Am J Sports Med. 2006;34(11):1815–23.

97. Meloni MC, Hoedemaeker RW, Violante B, Mazzola C. Soft tissue balancing in total knee arthroplasty. Joints. 2014;2(1):37–40.

98. Russell N, Stitzlein MD, Alexander L, Neuwirth MD, Tyler R, Morris MD, Neil P, Sheth MD. A systematic approach to soft-tissue balancing in primary varus total knee arthroplasty. University of Pennsylvania Orthopaedic Journal. 2015;25:71–4.

第 2 章
自然膝的软组织平衡与膝关节置换术

2

Joshua D. Roth and Stephen M. Howell

2.1 软组织平衡定义

软组织平衡是一个常用术语；但是它并没有一个被普遍接受的定义。软组织平衡是指在屈曲全程中软组织相对紧张的限制性。当膝关节软组织达到适当的紧张，能提供膝关节稳定，避免僵硬、运动限制或者疼痛时，被视为软组织平衡。

理解自然膝关节的软组织平衡是全膝关节置换平衡的良好开始。在自然状态下，膝关节是稳定的并且足够灵活完成大范围的活动而不产生疼痛、僵硬或者不舒服的感觉。自然状态的改变（由于韧带损伤、关节退变疾病或全膝关节置换）将导致某种程度的膝关节"不平衡"。但是，自然膝关节的软组织平衡的恢复是全膝关节置换术恢复自然膝关节生物力学的目标。

自然膝关节生物力学是由主动（肌肉）和被动（关节面和软组织紧张度）两部分共同决定的 [3~7]。主动部分能够通过术后的物理治疗加以改变 [8~11]，而被动部分是由外科医生在术中通过手术设计、调整软组织完成的 [12, 13]。关节面与软组织紧张度之间的相互作用决定了被动膝关节的生物力学，并且它还是膝关节软组织平衡的基础 [3~6]。这种相互作用决定了每次约束的长度，因此每次约束的张力决定于僵硬度和相关结构的参考长度。

用来衡量软组织平衡的临床方法有很多。从间隙测量器 [14] 到复杂术中压力传感器的应用 [15, 16]。然而，这些技术中没有一项能准确地测量单一软组织的限制度。其实不仅限于目前提及的术中测量，膝关节的松弛可以在术前、术中或术后进行测量。这种多样性的测量允许测量自然和全膝关节置换术中膝关节的松弛度。因此，外科医生能够用自然膝关节的松弛度来参考完成全膝关节置换时软组织的平衡。

2.2 自然膝关节的松弛度：软组织平衡的标准

膝关节的松弛度在解剖学上是指胫骨与股骨的相对位置在应力和非应力状

态下的相对位移 [7, 17, 18]（图 2.1）。由于软组织紧张时的张力决定了膝关节解剖
学上的稳固性，因此解剖学意义上的软组织松弛是软组织平衡的标准。膝关节
的松弛度通常用来描述软组织平衡，包括内翻、外翻，内旋、外旋，前移、后移、
牵引作用下的松弛度（图 2.2）。

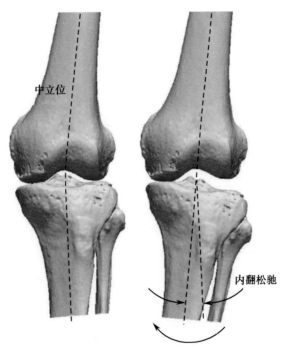

图 2.1　股骨、胫骨腓骨模型显示膝关节的内翻松弛的形成。其余六种松弛也是如此形成，
总之，膝关节的松弛（无论是平移还是旋转）在解剖学上是指胫骨与股骨的相对位置在应力
（无论是剪切应力还是扭转应力）和非应力状态下（例如，膝关节处于中立位及休息位）的相
对位移 [7, 17, 18]

　　大量的研究报道这七种条件下的松弛度。使用的实验装置和应力的不同导
致了研究的不同。这些差异导致了松弛标准的不同，这些研究一致认为膝关节
伸直位松弛度小，忽略不计，而屈曲位时松弛度增加。
　　为了提供定量的研究结果，接下来的一段是阐述体内使用机械应力系统时
自然膝七种松弛度的代表性集合 [17, 18]。分别在 ±5Nm、3Nm、45N、100N 负荷
下做内翻、外翻，内旋、外旋，前移、后移，牵引作用的松弛度的测量。这些负荷
的选择应用保证软组织维持一定应力。

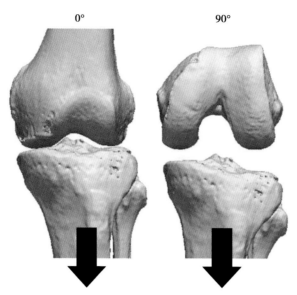

图 2.2　股骨、胫骨及腓骨模型显示牵引力下的中立位置，通常内外翻和内外旋有相似的规律，在 0° 伸直位几乎没有松弛度，而 90° 屈曲时松弛度明显增加

在 0° 屈曲时内翻、外翻膝关节有微小的松弛度，内翻松弛度是 0.7°±0.3°，外翻是 0.4°±0.2°。内翻、外翻松弛度都随膝关节屈曲而增加，但是内翻（屈曲 90° 时比屈曲 0° 时平均增加了五倍多）比外翻（屈曲 90° 时比屈曲 0° 时平均增加了三倍多）松弛度增加得更多（图 2.3a）。

膝关节在 0° 屈曲时内旋、外旋松弛度也是最小的。在 0° 屈曲时，内旋松弛（平均值 ± 标准偏差）是 4.4±1.7。从 0° 屈曲到 45° 屈曲，内旋外旋松弛程度都增加了（增加了平均值的 3 倍多），并且在从屈曲 45° 到屈曲 90° 时保持相对恒定（图 2.3b）。

膝关节在 0° 屈曲时前移、后移有微小松弛度。在 0° 屈曲时，前移（平均值 ± 标准偏差）是 2.1±0.5mm，后移（平均值 ± 标准偏差）是 2.4±1.2mm。前移和后移均在屈曲 45° 时达到最大值，这时前移值是屈曲 0° 时平均值的 3 倍多，后移值较屈曲 0° 并未显著增大。

膝关节在屈曲 0° 时，牵引有轻微松弛，松弛度（平均值 ± 标准偏差）是 0.6±0.1mm。类似于内旋、外旋的松弛度，从屈曲 0° 到 45°，在牵引力作用的松弛度逐渐增大（屈曲 45° 时松弛平均较屈曲 0° 增大三倍），但在接下来的屈曲运动中松弛度近乎保持恒定。

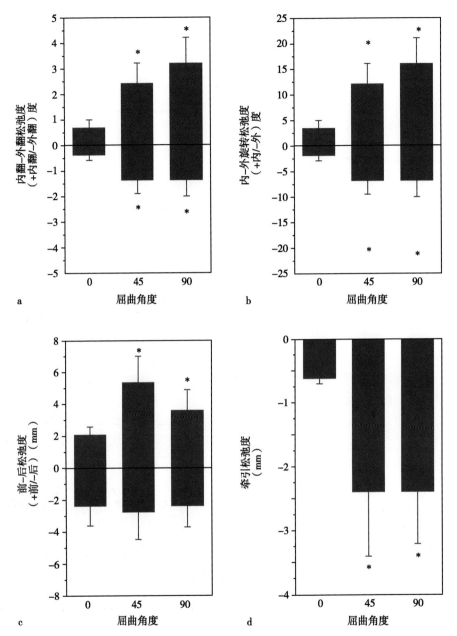

图2.3　自然膝的松弛度（柱状图是均值，误差线是计算方差）在0°、45°、90°屈曲位、内外翻、内外旋、前后移及牵引七个方向力作用下的情况。星号显示45°、90°屈曲位比0°屈曲位的松弛度大

2.3　参考自然膝关节的软组织平衡完成全膝关节置换软组织平衡

　　如果将自然生物力学复原视为全膝关节置换的首要目标，那么参考自然膝关节的软组织平衡完成全膝关节置换的软组织平衡就是合理的选择。前文提到，自然膝关节兼有稳定性和移动性来允许其完成大范围的活动，且没有疼痛、僵硬或者不舒服的感觉。此外，膝关节的松弛度可以在术前、术中、术后进行衡量，并且在临床实践得以参考应用。临床实践时，当描述既往的松弛度时，外科大夫需注意两点。第一点：手术时，患者的软组织平衡已经发生改变，从自然状态向目前退变的关节进行了转变。关节面的退变导致软组织起止点靠近，从而膝关节的松弛度减少了 [34]。骨赘的增生会保持软组织的张力，这也减少了膝关节的松弛度 [35]。软组织限制张力的重塑（无论是软组织延长还是孪缩）也可能改变膝关节的松弛度。第二点：就松弛度而言，自然膝关节的软组织平衡有很大的变异性 [18, 36]。这可能是由软组织限制的力学属性和关节面的形状的变异性共同导致的 [41]。这种变异性证明了，文献中膝关节的平均松弛度可能无法代表某个患者的自然松弛度。因此，努力让所有全膝关节置换患者实现相同的软组织平衡不同于重建某个患者的软组织平衡。需要记住的是，膝关节 0° 的屈曲时的松弛度变异程度不大 [18]。因此，膝关节 0° 屈曲位松弛度的平均值是对特定患者自然膝松弛度的合理估计。

　　想要实现这样的复杂性软组织平衡的重建，就要考虑对侧膝。如果患者的对侧膝没有任何轻微退行性变化，那么对侧膝的松弛程度就可以用来定义自然状态下患者的软组织平衡，因为两侧松弛程度的差距是微不足道的 [42]。但是，如果对侧膝有一定的退行性变化，那么外科医生必须以上文提到的 0° 屈曲时的平均松弛程度时来定义患者的自然状态。膝关节屈曲时相对于 0° 屈曲位时松弛程度相应增加，依次可对软组织平衡做相应检查。

2.4　不恢复自然软组织平衡的后果

　　努力恢复自然软组织平衡很复杂，但是外科医生应该意识到，不这样做至少有三个后果。

　　第一：相对于自然状态，软组织限制过紧会造成异常动力学改变。例如：研究表明，全膝关节置换间隙平衡的患者屈曲时出现了异常动力学改变 [43, 44]。间隙平衡即软组织平衡的目标是屈曲时膝关节变紧，这样屈曲时的松弛程度和伸直时松弛度相匹配。如果全膝关节置换的关节间隙实现了理想的平衡，屈曲时的膝关节，尤其是外侧间室，会很紧。对异常动力学产生的解释是，屈曲时过度紧张的软组织约束可能会限制股骨在胫骨上的后移,外侧间室尤其显著。这种股骨在胫骨上的移动存在于自然状态的膝关节,并且是实现膝关节过屈所必要的。最近的一项临床研究支持了这一结论,研究显示全膝关节置换术后的患者更喜欢较松弛的膝关节。

第二:往往需要做软组织松解。软组织松解对膝关节有些不良的影响。首先,软组织松解使松弛程度倍增。这样,松解所达到的预期改变将增加其他一些不必要的松弛。其次,松解的程度是难以控制的,因此,可能会出现过多或不足的软组织限制[56, 60, 61]。

第三:软组织限制的不自然紧张会让患者感觉不舒服,原因是软组织限制同时受到本体感受器与机械感受器的神经支配。因此,即使轻微的软组织平衡改变也会使患者感到疼痛、僵硬或不舒服的感觉。

2.5 总结

在自然膝关节,软组织是平衡的,原因是关节天生稳定并且有足够可活动性来允许个体进行大范围的活动。因此,自然的软组织平衡是全膝关节置换的合理目标,最好的重建天然的生物力学,并带给患者尽可能自然的感受。没有重建自然的软组织平衡将导致膝关节不舒服、僵硬、活动受限、疼痛等感觉。

关节置换相关运动学实验结果显示,努力重建软组织平衡的好处是显而易见的。膝关节置换手术要恢复动力学力线,对假体做最完美的对线,重建自然关节面,并且最好不要通过做组织松解来争取软组织的平衡[68]。最近的尸体解剖研究表明,恢复下肢力动力学力线,可以根据松弛程度来评判的软组织平衡[69]。经过外科医生努力实现关节间隙平衡后,恢复自然运动学力线的全膝关节置换患者有更好的疼痛缓解、更好的功能、更好的屈曲活动、更自然的关节运动,比恢复机械力线的患者获得自然膝关节感觉的概率提高了三倍。

参考文献

1. Sikorski JM. Alignment in total knee replacement. J Bone Joint Surg Br. 2008;90(9):1121–7. doi:10.1302/0301-620X.90B9.20793.
2. Heesterbeek PJ, Haffner N, Wymenga AB, Stifter J, Ritschl P. Patient-related factors influence stiffness of the soft tissue complex during intraoperative gap balancing in cruciate-retaining total knee arthroplasty. Knee Surg Sports Traumatol Arthrosc. 2015:1–9. doi:10.1007/s00167-015-3694-5.
3. Blankevoort L, Huiskes R, de Lange A. The envelope of passive knee joint motion. J Biomech. 1988;21(9):705–20. doi: 10.1016/0021-9290(88)90280-1.
4. Schipplein OD, Andriacchi TP. Interaction between active and passive knee stabilizers during level walking. J Orthop Res. 1991;9(1):113–9. doi: 10.1002/jor.1100090114.

5. Dyrby CO, Andriacchi TP. Secondary motions of the knee during weight bearing and non-weight bearing activities. J Orthop Res. 2004;22(4):794–800. doi:10.1016/j.orthres.2003.11.003.

6. Wilson DR, Feikes JD, O'Connor JJ. Ligaments and articular contact guide passive knee flexion. J Biomech. 1998;31(12):1127–36. doi: 10.1016/S0021-9290(98)00119-5.

7. Halewood C, Amis AA. Clinically relevant biomechanics of the knee capsule and ligaments. Knee Surg Sports Traumatol Arthrosc. 2015;23(10):2789–96. doi:10.1007/s00167-015-3594-8.

8. Davidson BS, Judd DL, Thomas AC, Mizner RL, Eckhoff DG, Stevens-Lapsley JE. Muscle activation and coactivation during five-time-sit-to-stand movement in patients undergoing total knee arthroplasty. J Electromyogr Kinesiol. 2013;23(6):1485–93. doi:10.1016/j.jelekin.2013.06.008.

9. Meier W, Mizner RL, Marcus RL, Dibble LE, Peters C, Lastayo PC. Total knee arthroplasty: muscle impairments, functional limitations, and recommended rehabilitation approaches. J Orthop Sports Phys Ther. 2008;38(5):246–56. doi:10.2519/jospt.2008.2715.

10. Thomas AC, Judd DL, Davidson BS, Eckhoff DG, Stevens-Lapsley JE. Quadriceps/hamstrings co-activation increases early after total knee arthroplasty. Knee. 2014;21(6):1115–9. doi:10.1016/j.knee.2014.08.001.

11. Petterson SC, Mizner RL, Stevens JE, Raisis L, Bodenstab A, Newcomb W, Snyder-Mackler L. Improved function from progressive strengthening interventions after total knee arthroplasty: a randomized clinical trial with an imbedded prospective cohort. Arthritis Rheum. 2009;61(2):174–83. doi:10.1002/art.24167.

12. Athwal KK, Hunt NC, Davies AJ, Deehan DJ, Amis AA. Clinical biomechanics of instability related to total knee arthroplasty. Clin Biomech (Bristol, Avon). 2014;29(2):119–28. doi:10.1016/j.clinbiomech.2013.11.004.

13. Bull AM, Kessler O, Alam M, Amis AA. Changes in knee kinematics reflect the articular geometry after arthroplasty. Clin Orthop Relat Res. 2008;466(10):2491–9. doi:10.1007/s11999-008-0440-z.

14. Mihalko WM, Saleh KJ, Krackow KA, Whiteside LA. Soft-tissue balancing during total knee arthroplasty in the varus knee. J Am Acad Orthop Surg. 2009;17(12):766–74.

15. Camarata DA. Soft tissue balance in total knee arthroplasty with a force sensor. Orthop Clin North Am. 2014;45(2):175–84. doi:10.1016/j.ocl.2013.12.001.

16. Gustke K. Use of smart trials for soft-tissue balancing in total knee replacement surgery. J Bone Joint Surg Br. 2012;94(11 Suppl A):147–50. doi:10.1302/0301-620X.94B11.30621.

17. Roth JD, Howell SM, Hull ML. Native knee laxities at 0°, 45°, and 90° of flexion and their relationship to the goal of the gap-balancing alignment method of total knee arthroplasty. J Bone Joint Surg Am. 2015;97(20):1678–84. doi:10.2106/jbjs.n.01256.

18. Roth JD, Hull ML, Howell SM. The limits of passive motion are variable between and unrelated within normal tibiofemoral joints. J Orthop Res. 2015;33(11):1594–602. doi:10.1002/jor.22926.

19. Markolf KL, Graff-Radford A, Amstutz HC. In vivo knee stability. A quantitative assessment using an instrumented clinical testing apparatus. J Bone Joint Surg Am. 1978;60(5):664–74.

20. Markolf KL, Mensch JS, Amstutz HC. Stiffness and laxity of the knee–The contributions of the supporting structures. J Bone Joint Surg Am. 1976;58-A(5):583–94.

21. Eagar P, Hull ML, Howell SM. A method for quantifying the anterior load-displacement behavior of the human knee in both the low and high stiffness regions. J Biomech. 2001;34(12):1655–60. doi:10.1016/s0021-9290(01)00142-7.

22. Nowakowski AM, Majewski M, Müller-Gerbl M, Valderrabano V. Measurement of knee joint gaps without bone resection: "Physiologic" extension and flexion gaps in total knee arthroplasty are asymmetric and unequal and anterior and posterior cruciate ligament resections produce different gap changes. J Orthop Res. 2012;30(4):522–7. doi:10.1002/jor.21564.

23. Ghosh KM, Blain AP, Longstaff L, Rushton S, Amis AA, Deehan DJ. Can we define envelope of laxity during navigated knee arthroplasty? Knee Surg Sports Traumatol Arthrosc. 2014;22(8):1736–43. doi:10.1007/s00167-013-2574-0.

24. Wang X, Malik A, Bartel DL, Wickiewicz TL, Wright T. Asymmetric varus and valgus stabil-

ity of the anatomic cadaver knee and the load sharing between collateral ligaments and bearing surfaces. J Biomech Eng. 2014;136(8) doi:10.1115/1.4027662.

25. Moewis P, Boeth H, Heller MO, Yntema C, Jung T, Doyscher R, Ehrig RM, Zhong Y, Taylor WR. Towards understanding knee joint laxity: errors in non-invasive assessment of joint rotation can be corrected. Med Eng Phys. 2014;36(7):889–95. doi:10.1016/j.medengphy.2014.03.017.

26. Haimes JL, Wroble RR, Grood ES, Noyes FR. Role of the medial structures in the intact and anterior cruciate ligament-deficient knee. Limits of motion in the human knee. Am J Sports Med. 1994;22(3):402–9. doi:10.1177/036354659402200317.

27. Delport P, Labey L, De Corte R, Innocenti B, Vander Sloten J, Bellemans J. Collateral ligament strains during knee joint laxity evaluation before and after TKA. Clin Biomech (Bristol, Avon). 2013;28(7):777–82. doi:10.1016/j.clinbiomech.2013.06.006.

28. Okazaki K, Miura H, Matsuda S, Takeuchi N, Mawatari T, Hashizume M, Iwamoto Y. Asymmetry of mediolateral laxity of the normal knee. J Orthop Sci. 2006;11(3):264–6. doi:10.1007/s00776-006-1009-x.

29. Mayman D, Plaskos C, Kendoff D, Wernecke G, Pearle AD, Laskin R. Ligament tension in the ACL-deficient knee: assessment of medial and lateral gaps. Clin Orthop Relat Res. 2009;467(6):1621–8. doi:10.1007/s11999-009-0748-3.

30. Bellemans J, Vandenneucker H, Vanlauwe J, Victor J. The influence of coronal plane deformity on mediolateral ligament status: an observational study in varus knees. Knee Surg Sports Traumatol Arthrosc. 2010;18(2):152–6. doi:10.1007/s00167-009-0903-0.

31. Rudolph KS, Schmitt LC, Lewek MD. Age-related changes in strength, joint laxity, and walking patterns: are they related to knee osteoarthritis? Phys Ther. 2007;87(11):1422–32. doi: 10.2522/ptj.20060137.

32. Brage ME, Draganich LF, Pottenger LA, Curran JJ. Knee laxity in symptomatic osteoarthritis. Clin Orthop Relat Res. 1994;304(7):184–9.

33. Sharma L, Lou C, Felson DT, Dunlop DD, Kirwan-Mellis G, Hayes KW, Weinrach D, Buchanan TS. Laxity in healthy and osteoarthritic knees. Arthritis Rheum. 1999;42(5):861–70. doi:10.1002/1529-0131(199905)42:5<861::AID-ANR4>3.0.CO;2-N.

34. Lewek MD, Rudolph KS, Snyder-Mackler L. Control of frontal plane knee laxity during gait in patients with medial compartment knee osteoarthritis. Osteoarthritis Cartilage. 2004;12(9):745–51. doi:10.1016/j.joca.2004.05.005.

35. Pottenger LA, Phillips FM, Draganich LF. The effect of marginal osteophytes on reduction of varus-valgus instability in osteoarthritic knees. Arthritis Rheum. 1990;33(6):853–8. doi:10.1002/art.1780330612.

36. Cyr AJ, Maletsky LP. Unified quantification of variation in passive knee joint constraint. Proc Inst Mech Eng H. 2014;228(5):494–500. doi:10.1177/0954411914530274.

37. Woo SL, Hollis JM, Adams DJ, Lyon RM, Takai S. Tensile properties of the human femur-anterior cruciate ligament-tibia complex. The effects of specimen age and orientation. Am J Sports Med. 1991;19(3):217–25. doi: 10.1177/036354659101900303.

38. Robinson JR, Bull AM, Amis AA. Structural properties of the medial collateral ligament complex of the human knee. J Biomech. 2005;38(5):1067–74. doi:10.1016/j.jbiomech.2004.05.034.

39. LaPrade RF, Bollom TS, Wentorf FA, Wills NJ, Meister K. Mechanical properties of the posterolateral structures of the knee. Am J Sports Med. 2005;33(9):1386–91. doi:10.1177/0363546504274143.

40. Race A, Amis AA. The mechanical properties of the two bundles of the human posterior cruciate ligament. J Biomech. 1994;27(1):13–24. doi:10.1016/0021-9290(94)90028-0.

41. Smoger LM, Fitzpatrick CK, Clary CW, Cyr AJ, Maletsky LP, Rullkoetter PJ, Laz PJ. Statistical modeling to characterize relationships between knee anatomy and kinematics. J Orthop Res. 2015;33(11):1620–30. doi:10.1002/jor.22948.

42. Shultz SJ, Shimokochi Y, Nguyen AD, Schmitz RJ, Beynnon BD, Perrin DH. Measurement of varus-valgus and internal-external rotational knee laxities in vivo–Part I: assessment of measurement reliability and bilateral asymmetry. J Orthop Res. 2007;25(8):981–8. doi:10.1002/jor.20397.

43. Dennis DA, Komistek RD, Colwell Jr CE, Ranawat CS, Scott RD, Thornhill TS, Lapp MA. In vivo anteroposterior femorotibial translation of total knee arthroplasty: a multicenter analysis. Clin Orthop Relat Res. 1998;356(11):47–57.

44. Dennis DA, Komistek RD, Mahfouz MR, Walker SA, Tucker A. A multicenter analysis of axial femorotibial rotation after total knee arthroplasty. Clin Orthop Relat Res. 2004;428(11):180–9.

45. Babazadeh S, Stoney JD, Lim K, Choong PFM. The relevance of ligament balancing in total knee arthroplasty: how important is it? A systematic review of the literature. Orthop Rev (Pavia). 2009;1(2)e26. doi: 10.4081/or.2009.e26.

46. Bottros J, Gad B, Krebs V, Barsoum WK. Gap balancing in total knee arthroplasty. J Arthroplasty. 2006;21(4 Suppl 1):11–5. doi:10.1016/j.arth.2006.02.084.

47. Griffin FM, Insall JN, Scuderi GR. Accuracy of soft tissue balancing in total knee arthroplasty. J Arthroplasty. 2000;15(8):970–3. doi:10.1054/arth.2000.6503.

48. Pinskerova V, Johal P, Nakagawa S, Sosna A, Williams A, Gedroyc W, Freeman MA. Does the femur roll-back with flexion? J Bone Joint Surg Br. 2004;86(6):925–31. doi: 10.1302/0301-620X.86B6.14589.

49. Dennis DA, Mahfouz MR, Komistek RD, Hoff W. In vivo determination of normal and anterior cruciate ligament-deficient knee kinematics. J Biomech. 2005;38(2):241–53. doi:10.1016/j.jbiomech.2004.02.042.

50. Freeman MA, Pinskerova V. The movement of the knee studied by magnetic resonance imaging. Clin Orthop Relat Res. 2003;410(5):35–43. doi:10.1097/01.blo.0000063598.67412.0d.

51. Freeman MA. Soft tissues: a question of balance. Orthopedics. 1997;20(9):827–31. doi: 10.3928/0147-7447-19970901-24.

52. Kuster MS, Bitschnau B, Votruba T. Influence of collateral ligament laxity on patient satisfaction after total knee arthroplasty: a comparative bilateral study. Arch Orthop Trauma Surg. 2004;124(6):415–7. doi:10.1007/s00402-004-0700-7.

53. Gu Y, Roth JD, Howell SM, Hull ML. How frequently do four methods for mechanically aligning a total knee arthroplasty cause collateral ligament imbalance and change alignment from normal in white patients? J Bone Joint Surg Am. 2014;96(12):e101. doi: 10.2106/JBJS.M.00306.

54. Hunt NC, Ghosh KM, Athwal KK, Longstaff LM, Amis AA, Deehan DJ. Lack of evidence to support present medial release methods in total knee arthroplasty. Knee Surg Sports Traumatol Arthrosc. 2014;22(12):3100–12. doi:10.1007/s00167-014-3148-5.

55. Peters CL, Jimenez C, Erickson J, Anderson MB, Pelt CE. Lessons learned from selective soft-tissue release for gap balancing in primary total knee arthroplasty: an analysis of 1216 consecutive total knee arthroplasties: AAOS exhibit selection. J Bone Joint Surg Am. 2013;95(20):e152. doi:10.2106/JBJS.L.01686.

56. Kwak DS, In Y, Kim TK, Cho HS, Koh IJ. The pie-crusting technique using a blade knife for medial collateral ligament release is unreliable in varus total knee arthroplasty. Knee Surg Sports Traumatol Arthrosc. 2016;24(1):188–94. doi:10.1007/s00167-014-3362-1.

57. Goudie S, Deep K. Collateral soft tissue release in primary total knee replacement. Comput Aided Surg. 2014;19(1–3):29–33. doi:10.3109/10929088.2014.889212.

58. Kanamiya T, Whiteside LA, Nakamura T, Mihalko WM, Steiger J, Naito M. Ranawat Award paper. Effect of selective lateral ligament release on stability in knee arthroplasty. Clin Orthop Relat Res. 2002;404(11):24–31.

59. Saeki K, Mihalko WM, Patel V, Conway J, Naito M, Thrum H, Vandenneuker H, Whiteside LA. Stability after medial collateral ligament release in total knee arthroplasty. Clin Orthop Relat Res. 2001;392(11):184–9.

60. Abdel MP, Haas SB. The unstable knee: wobble and buckle. Bone Joint J. 2014;96-B(11 Supple A):112–4. doi:10.1302/0301-620X.96B11.34325.

61. Parratte S, Pagnano MW. Instability after total knee arthroplasty. J Bone Joint Surg Am. 2008;90(1):184–94.

62. Zimny ML, Wink CS. Neuroreceptors in the tissues of the knee joint. J Electromyogr Kinesiol. 1991;1(3):148–57. doi:10.1016/1050-6411(91)90031-Y.

63. Yan J, Sasaki W, Hitomi J. Anatomical study of the lateral collateral ligament and its circum-

ference structures in the human knee joint. Surg Radiol Anat. 2010;32(2):99–106. doi:10.1007/s00276-009-0547-2.

64. Johansson H. Role of knee ligaments in proprioception and regulation of muscle stiffness. J Electromyogr Kinesiol. 1991;1(3):158–79. doi:10.1016/1050-6411(91)90032-Z.

65. Sojka P, Sjolander P, Johansson H, Djupsjobacka M. Influence from stretch-sensitive receptors in the collateral ligaments of the knee joint on the gamma-muscle-spindle systems of flexor and extensor muscles. Neurosci Res. 1991;11(1):55–62. doi:10.1016/0168-0102(91)90066-8.

66. De Avila GA, O'Connor BL, Visco DM, Sisk TD. The mechanoreceptor innervation of the human fibular collateral ligament. J Anat. 1989;162:1–7.

67. Creaby M, Wrigley T, Lim B-W, Hinman R, Bryant A, Bennell K. Self-reported knee joint instability is related to passive mechanical stiffness in medial knee osteoarthritis. BMC Musculoskelet Disord. 2013;14(1):326. doi: 10.1186/1471-2474-14-326.

68. Nedopil AJ, Howell SM, Hull ML. Does malrotation of the tibial and femoral components compromise function in kinematically aligned total knee arthroplasty? Orthop Clin North Am. 2016;47(1):41–50. doi: 10.1016/j.ocl.2015.08.006.

69. Roth JD. How well does kinematically aligned total knee arthroplasty prevent clinically important changes in passive knee function? An in vitro biomechanical study of tibiofemoral laxities and contact. Dissertation, University of California, Davis; 2016. Publication No. 10124447.

70. Dossett HG, Estrada NA, Swartz GJ, LeFevre GW, Kwasman BG. A randomised controlled trial of kinematically and mechanically aligned total knee replacements: two-year clinical results. Bone Joint J. 2014;96-B(7):907–13. doi:10.1302/0301-620X.96B7.32812.

71. Dossett HG, Swartz GJ, Estrada NA, LeFevre GW, Kwasman BG. Kinematically versus mechanically aligned total knee arthroplasty. Orthopedics. 2012;35(2):e160–9. doi:10.3928/01477447-20120123-04.

72. Howell SM, Hodapp EE, Vernace JV, Hull ML, Meade TD. Are undesirable contact kinematics minimized after kinematically aligned total knee arthroplasty? An intersurgeon analysis of consecutive patients. Knee Surg Sports Traumatol Arthrosc. 2013;21(10):2281–7. doi:10.1007/s00167-012-2220-2.

73. Nam D, Nunley RM, Barrack RL. Patient dissatisfaction following total knee replacement: a growing concern? Bone Joint J. 2014;96-B(11 Supple A):96–100. doi:10.1302/0301-620X.96B11.34152.

第3章
正常膝关节运动学

3

Jan Victor

3.1 什么是膝关节运动学

"运动学"是骨科经常使用的一个词汇,但我们对其含义的理解往往是不确切的。"运动学"一词源于机械工程领域,指的是两个固态物体之间的相对运动。在机械工程领域中,运动学的描述必须是精准的。基于上述概念,膝关节的运动学即是股骨和胫骨之间的相对运动,而这种相对运动难以清楚/精准的描述。原因有以下两点:

1. 正常膝关节天然存在固有的松弛度,从而使其有多种不同的运动学模式。
2. 正常膝关节的运动模式由多轴线旋转运动及平移组成。

3.2 骨科医生为什么要了解膝关节运动学?

正如上一节所讲,膝关节的运动学即是股骨和胫骨之间的相对运动。换句话说,膝关节运动学就是描述正常膝关节如何运动。理解膝关节运动学是讨论膝关节疾病病理生理/疾病诊断及治疗的前提,是临床工作的基础。而且,了解正常膝关节运动学是提高我们膝关节手术技术的必要条件。让我们举一个简单的例子,假设一扇门有三个铰链(图3.1),其中一个铰链损坏(红星标记)。我们都知道门能正常开关是因为三个铰链沿单轴线旋转。如果我们更换新的铰链时将其放置于原有旋转轴线以外;显而易见,除非断开更换的铰链,否则门将无法打开。这个例子可以用来解释骨科中的关节强直以及某些手术失败的原因,同样适用于韧带及关节重建手术。

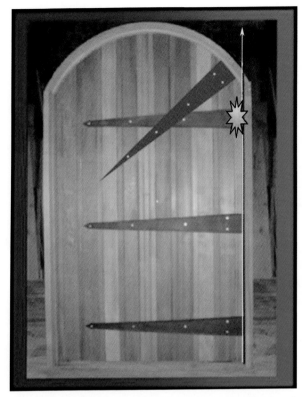

图 3.1 例如：门的旋转轴（黄色箭头所示），损坏的铰链（红星标记），更换的铰链处于旋转轴以外

3.3 膝关节运动学的相关研究历史

对于股骨和胫骨相对运动的研究已经有很长一段历史。有记载的最早的相关研究可追溯到 1836 年，当时 Weber 等描述膝关节内侧运动就像"摇篮"一般。从那时开始，以尸体标本的直观观察为基础，研究者采用了数种观察人类膝关节运动的方法，而 Zupinger 首次采用了影像学观察的研究方法。他提出在屈曲过程中，股骨相对于胫骨会发生向后的滚动，原因是所谓的由前后交叉韧带形成的四连杆机制。1971 年，Frankel 将瞬时旋转中心的概念引入骨科。他强调，当一个物体（固体）围绕另一个物体旋转时，在特定的时间段当某一点的相对移动速度为零时，这个点即是这个时段的瞬时旋转中心（图 3.2）。

他认为：由于骨的形状，韧带以及关节囊／肌肉对活动的限制，在膝关节一系列连续不断地运动下瞬时旋转中心也随之改变。

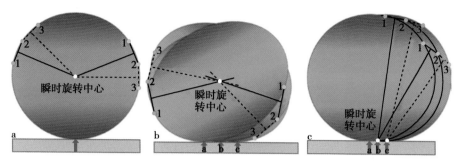

图 3.2　按照 Reuleaux 的方法确定的瞬时旋转中心，方法如下。一个物体相对另一个物体旋转时，旋转物体上的一个点从位置 1 移动到位置 2，再从位置 2 移动至位置 3. 画出相隔两点的中垂线，2 个中垂线的交点位置的移动速度被认为是 0，这个交点即是瞬时旋转中心。两个物体的接触点用蓝色箭头标注。(a) 圆形物体做旋转滑动运动时，圆形物体的瞬时旋转中心及接触点都是固定的。(b) 一个非圆形物体做旋转滑动运动时，瞬时旋转中心是固定的，而接触点是变化的。(c) 一个圆形物体做旋转滚动时，瞬时旋转中心和接触点是重合的，并且这个点随着滚动不断地变化

　　Frankel 的早期研究通过让患者侧躺以拍摄"真正的侧位"膝关节 X 片，从完全伸直位到屈曲 90°，每间隔 10°～20° 拍摄一张 X 线片。膝关节被其当成平面结构来研究。换言之，膝关节的运动被简化为二维投影，而实际上膝关节的运动是三维立体的（图 3.3）。1974 年，Menschik 介绍了四连杆理论的概念：将前后交叉韧带看作二维的两个连杆，将它们的股骨止点的连线及胫骨止点连线看作另外两个连杆，瞬时旋转中心即位于交叉韧带的交点处。这个所谓的"刚性四连杆"理论此后被 Müller 大力推广。

　　之后的数年里，这类分析方法学的局限性越来越明显。最明显的问题是，其无法确定旋转轴线的位置，而无法进行膝关节运动学分析。1983 年 Grood 和 Suntay 创建了一个关节坐标系，对两个固体关节组件间的三维模式下的相对旋转和移动做出了几何描述，同样适用于膝关节的运动学。最重要的进步是对浮动轴线的提出。在这种模型下，膝关节置换不用再受既往假体间的转动和移动模式的理念束缚。

　　随着数学理论的更新，螺旋轴线的概念被提出后，为正确科学的膝关节运动学模型构建打开了一扇大门。然而，随着数学理论精度的提高，膝关节运动学模型的描述变得极其复杂；对指导临床应用来说变的不切实际，导致临床医生和膝关节运动学模型工程师之间难以沟通。

　　Hollister 和之后的 Churchill 都试图解决这个问题。Hollister 构建的模型把膝关节运动学简化为纯粹的双轴线的旋转运动。双轴线即是所谓的屈伸旋转轴线和纵向旋转轴线；这样理解的前提是要明白屈伸旋转轴线不是精确的位于

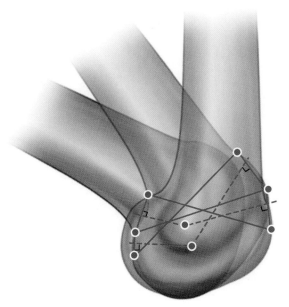

图3.3 Frankel 描述的二维模式下的不断变化的膝关节瞬时旋转中心

冠状面,而纵向旋转轴线也不是精确的位于矢状面。结果当这种简化的旋转运动数学模型应用于实际膝关节屈伸、内外翻、内外旋运动时;还是无法被临床医生很好地理解并应用于临床。Churchill 通过允许膝关节运动学描述中的一个数学计算误差来试图让临床医生更好的理解并应用膝关节运动学数学模型。他构建的模型基于以下装机试验:给予踝关节 100 牛顿的负荷,腘绳肌 30 牛顿的负荷。然后他们使用一种优化技术找出所谓的最优屈曲和纵向旋转轴线。从而得出膝关节运动描述的公式:

$$K = Qof + Qlr + Rq + Rx + Ry + Rz$$

K = 完全的三维运动模型,Qof = 最佳屈曲轴线的旋转,Qlr = 纵向旋转轴线的旋转。他认为最佳屈曲轴线是和通髁线一致的,只要允许以下数学计算误差:Rq 即残余旋转角度 = 29°;Rx + Ry + Rz 即残余移动度 = 3.4mm;活动度限定为5°～90°屈伸。虽然这种运动学模型存在上述数学计算误差和局限性,却将单纯的运动学描述和特定的解剖结构联系起来,从而使临床医生能将其应用于实际工作中。

近期,随着技术的进步,研究者可以利用更先进的研究工具,包括尸体标本的磁共振体外成像、基于 CT 模型应用形状匹配技术的体内 2D 放射透视、X 线立体透视、开放式双线圈磁共振。这些新的研究方法会向我们展示更为完整立体的膝关节形态学和运动学模式(负重状态及不负重状态下)。

3.4　为什么不同研究对膝关节运动学的描述差异显著?

通过对有关膝关节运动学的历史出版资料研究发现,这是一个很有趣的现象,并且值得探讨。Hill 和 Nakagawa 分别做了两个屈曲过程中的运动学研究,先研究负重状态下的膝关节 5°～90° 屈曲过程的运动学,几个月以后,又研究了 90° 到完全屈曲过程中的膝关节运动学,方法是分析研究对象的深蹲过程。我们通常会认为前半部分研究描述的膝关节运动终点将和后半部分研究描述的膝关节运动起点完全重合,但事实并非如此(图 3.4),尽管运动学研究人员是同样细致进行了上述两个实验,细节也一致。为什么会出现这种不一致现象? 因为膝关节的运动学在不同的肌肉活动、不同的运动方式下表现迥异。

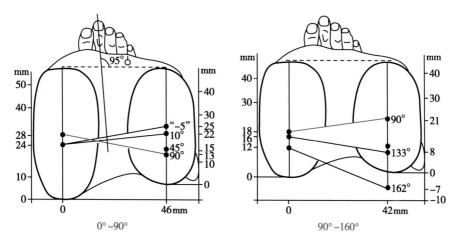

图 3.4　Hill 和 Nakagawa 的研究资料中的膝关节运动学模式图。第一个研究的终点并不能和第二个研究的起点重合

3.5　负荷对膝关节运动学的影响

我们在尸体样本上进行了膝关节被动运动学研究。在被动模式下,随着膝关节屈曲至 35° 的过程中内侧股骨髁会轻微地向前滑动;继续屈曲膝关节内侧股骨髁则会逐渐发生后移。而外侧股骨髁从完全伸直至完全屈曲的过程中只是逐渐发生后移。外侧股骨髁的行程要大于内侧股骨髁,后移也更明显(图 3.5)。

当股四头肌开始起作用时,膝关节的运动学会发生显著改变。股骨相对于胫骨的上述移动会明显减少(图 3.6)。

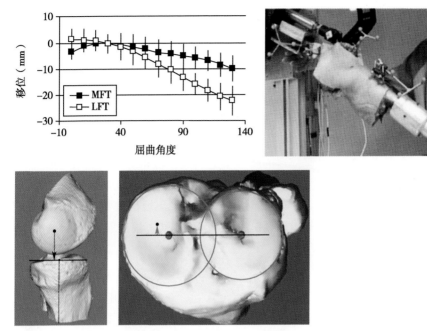

图 3.5　尸体模型上的膝关节被动运动学研究。白方块代表内侧股骨髁相对前后位置的变化过程，黑方块代表外侧股骨髁相对前后位置的变化过程；计算方法为分别测量内外侧股骨髁中点在胫骨平台平面上的投影至胫骨平台冠状面中线的距离

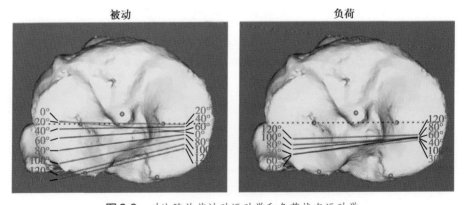

图 3.6　对比膝关节被动运动学和负荷状态运动学

　　股四头肌产生的作用于胫骨矢状面的拉力可以用来解释这一现象。从膝关节完全伸直至屈曲65°的过程中，这一拉力会对胫骨形成一个向前的分矢量（图 3.7）。当屈曲大于65°时，这一矢量方向反转，对胫骨产生向后的拉力，此前的被动运动学从而发生变化，外侧间室的改变更明显。这种运动学研究解释了上述观察到的差异。

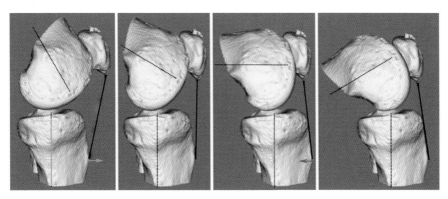

图 3.7　膝关节矢状位力臂分析，表明伸膝装置对膝关节运动学的影响

3.6　总结

膝关节的运动学描述是极为复杂的。精确的运动学数学模型因为难以直观的理解，在外科医生诊断和治疗时，无法帮助理解膝关节功能，但这对于精确地分析手术效果非常重要。直观的运动学图像模型更清晰，更有外科临床价值，但却不能精确的展现真正的运动学过程。但上述这两类研究还是有其学术价值的。

非常重要的一点是要理解膝关节运动学并不是静态的，一成不变的；不同类型的膝关节运动学并不相同。实际上，膝关节的运动学模式取决于关节的几何形态、活动的方式、膝关节力线、体重、肌肉活动和韧带的张力。外科大夫应当从"松弛度"的角度审视这些变量。在正常的膝关节韧带张力应变变化下，股骨相对于胫骨的运动会受到韧带的限制，这是前面讨论的膝关节被动运动学的解剖基础；而在行走和肌肉活动时，运动学方式将在膝关节固有的松弛度限度以内发生改变。

所有的膝关节外科手术都应当遵循膝关节被动运动学，从而使松弛度达到最优并避免过紧或过松。如果违背了膝关节被动运动学，将导致术后关节僵硬、慢性疼痛、关节不稳并最终可能导致手术失败。

参考文献

1. Weber WE, Weber E. Mechanics of the human walking apparatus. Translated by Maquet P and Furlong R Berlin etc: Springer, 1992: 75 (original publication: Mechanik der menschelichen Gehwerkzeuge. Göttingen, 1836).
2. Zuppinger H. Die aktive flexion im unbelasten Kniegelenk: Züricher Habil Schr. Wiesbaden: Bergmann; 1904. p. 703–63.

3. Frankel VH, Burstein AH, Brooks DB. Biomechanics as determined by analysis of the instant centers of motion. J Bone Joint Surg Br. 1971;53-A:945–77.
4. Menschik A. Mechanik des Kniegelenks. Teil 1 Z Orthop. 1974;112:481–95.
5. Soudan K, Van Audekercke R, Martens M. Methods, difficulties and inaccuracies in the study of human joint kinematics and pathokinematics by the instant axis concept. Example: the knee joint. J Biomech. 1979;12:27–33.
6. Grood ES, Suntay WJ. A joint coordinate system for the clinical description of three-dimensional motions: application to the knee. J Biomech Eng. 1983;105:136–44.
7. Blankevoort L, Huiskes R, de Lange A. Helical axes of passive knee joint motions. J Biomech. 1990;23:1219–29.
8. Hollister AM, Jatana S, Singh AK, Sullivan WW, Lupichuk AG. The axes of rotation of the knee. Clin Orthop. 1993;290:259–68.
9. Churchill DL, Incavo SJ, Johnson CC, Beynnon BD. The transepicondylar axis approximates the optimal flexion axis of the knee. Clin Orthop. 1998;356:111–8.
10. Iwaki H, Pinskerova V, Freeman MAR. Tibiofemoral movement 1: the shapes and relative movements of the femur and the tibia in the unloaded cadaver knee. J Bone Joint Surg. 2000;82(8):1189–95.
11. Eckhoff DE, Hogan C, DiMatteo L, et al. Difference between the epicondylar and cylindrical axis of the knee. Clin Orthop. 2007;461:238–44.
12. Banks SA, Hodge WA. Accurate measurement of three-dimensional knee replacement kinematics using single-plane fluoroscopy. IEEE Trans Biomed Eng. 1996;43:638–49.
13. Komistek RD, Dennis DA, Mahfouz M. *In vivo* fluoroscopic analysis of the normal human knee. Clin Orthop. 2003;410:69–81.
14. Lu TW, Tsai TY, Kuo MY, Hsu HC, Chen HL. *In vivo* three dimensional kinematics of the normal knee during active extension under unloaded and loaded conditions using single-plane fluoroscopy. Med Eng Phys. 2008;30(8):1004–12. doi:10.1016/j.medengphy.2008.03.001.
15. Moro-oka T, Hamai S, Miura H, Shimoto T, Higaki H, Fregly BJ, Iwamoto Y, Banks SA. Dynamic activity dependence of *in vivo* normal knee kinematics. J Orthop Res. 2008;26:428–34.
16. Karrholm J, Brandsson S, Freeman MAR. Tibiofemoral movement 4: changes of axial rotation caused by forced rotation at the weight bearing knee studied by RSA. J Bone Joint Surg. 2000;82-B:1201–3.
17. Hill PF, Vedi V, Williams A, Iwaki H, Pinskerova V, Freeman MAR. Tibiofemoral movement 2: the loaded and unloaded living knee studied by MRI. J Bone Joint Surg Br. 2000;82-B:1196–8.
18. Nakagawa S, Kadoya Y, Todo S, Kobayashi A, Sakamoto H, Freeman MAR, Yamano Y. Tibiofemoral movement 3: full flexion in the living knee studied by MRI. J Bone Joint Surg Br. 2000;82-B:1199–200.
19. Johal P, Williams A, Wragg P, Hunt D, Gedroyc W. Tibio-femoral movement in the living knee. A study of weight bearing and non-weight bearing knee kinematics using 'interventional' MRI. J Biomech. 2005;38:269–76.
20. Victor J, Van Glabbeek F, Vander Sloten J, Parizel PM, Somville J, Bellemans J. An Experimental model for kinematic analysis of the knee. J Bone Joint Surg Am. 2009;91:150–63.
21. Victor J, Labey L, Wong P, Innocenti B, Bellemans J. The influence of muscle load on tibio-femoral kinematics. J Orthop Res. 2010;28(4):419–28.

第二部分

手术步骤 1: 初次 TKA

第 4 章
软组织平衡的基本原理

4

Jacobus H. Müller and Willem van der Merwe

  软组织平衡和力线是成功的膝关节置换手术所必要的。在 1985 年已经有报道显示大量的手术失败是由错误的韧带平衡和错误的力线导致 [1]。自 1985 年以来，许多新的改善的膝关节置换操作系统、手术器械、手术方法和计算机辅助手术出现。然而韧带平衡和力线仍旧是影响膝关节置换手术成功结果的首要因素。

  一旦前交叉韧带（和不保留十字韧带膝关节置换中的后交叉韧带）被切除，膝关节的稳定就依赖于剩余的韧带结构和关节表面的几何形态 [2]，在平衡的膝关节中，患者的满意度和临床结果评分是优异的 [3~5]，而关节间隙的恢复也有益于本体感觉和平衡 [6]。膝关节置换不平衡会导致假体磨损、不稳定，关节活动度降低，并且有增加关节疼痛的风险 [3~5]。如果在初次手术中获得最佳的结果，超过 40% 的早期翻修手术可以被避免 [4]。因此领会软组织平衡关节的意义是十分重要的。

  软组织平衡的关节可以被定义为截骨表面在伸膝间隙和屈膝间隙中具有矩形等距离空间，使内外侧副韧带紧张度相同 [3]（图 4.1）。可以通过选取或者联合应用以下几种方法：软组织松解、截骨修整、选择假体大小和旋转股骨假体使其轨迹位于正中等方式。然而这个定义仅提供了构成平衡的几个标准 [5]。从平衡的膝关节这些特点可能更好理解 [7]：

- 平衡的膝关节有完全的活动度
- 屈膝内外侧的平衡是对称的，从而获得一个矩形的股骨胫骨间隙
- 膝关节屈伸间隙的平衡，而内外侧有最小的或没有紧张以及松弛
- 适当的股骨假体旋转，使全范围活动关节过程中的髌骨轨迹正常
- 在深屈膝时没有股骨的过度后滚
- 股骨胫骨假体之间有适当的旋转平衡

  在关节置换中，胫骨和股骨的截骨必须形成矩形的屈曲及伸膝间隙（相同的内侧和外侧软组织张力），不能改变解剖的关节线 [8]。

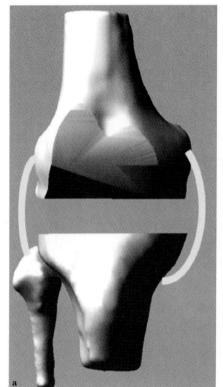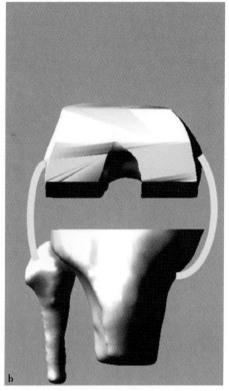

图 4.1　矩形的伸膝间隙（a）和屈曲间隙（b）

　　传统上，股骨和胫骨的截骨可以通过三种方法来完成，即测量截骨技术、间隙平衡技术以及两种技术的结合。两种技术的不同处在于如何确定股骨外旋的方式，在测量截骨技术中，骨性标志（Whiteside 线、外上髁连线、后髁连线、前后轴线）被用来确定股骨外旋，而间隙平衡技术依赖屈曲时内外侧软组织对称的紧张度来确定股骨的外旋。前一项技术因为手术中可重复识别的骨性标志判定困难，只能做到软组织大致平衡 [9]。这样会导致屈曲间隙不对称、髌的脱离。为了弥补这种情况，正确的手术操作要根据如下几点调整：屈曲时关节僵直是明显还是缓解，内外侧软组织不平衡的程度以及其屈曲时的变化 [3]。虽然间隙平衡技术可提供更好的机会使韧带在膝关节完全伸直以及 90° 屈曲达到完全的平衡，但是不能保证中度屈曲稳定性。这是因为胫骨截骨是有错误风险的，根据错误截骨平台决定了屈曲间隙 [9]。其次是因为正确牵引的量级和应用是不确定的 [9]。因为软组织的平衡取决于变化的内外伸膝及屈膝间隙，错误的截骨可以使韧带不平衡，导致不稳定。

　　内翻或外翻的不稳定指的是由于侧副韧带不对称的挛缩与松弛出现一个不

规则四边形的伸膝间隙(图 4.2)。这种情况的松弛可以是对称的或者不对称的[8]，对称的不稳定性是髁部软骨的缺失导致，或者患者在病变前已经出现内翻或者外翻。在这些情况下，即使韧带平衡，一个正常的伸膝间隙也可能出现内翻或者外翻的表现。另一方面，不对称的不稳定性是指一侧副韧带的挛缩或过度的松弛。既往术者用间隙测量块以及牵开器获得适当的软组织平衡[3]。因为这些技术仅仅是凭借术者手感及主观感觉[4, 10]，成功的关键取决于术者的手术技术及经验。如果要规避这些情况，可以用带测量仪的胫骨假体试模和牵开器，可以客观评估各部件内外侧负荷[3]。不幸的是，这些新进展对于达到平衡状态仍然没有多少帮助。

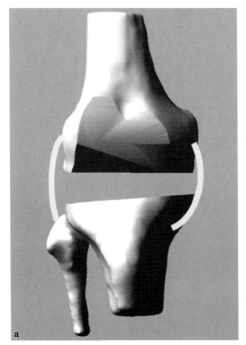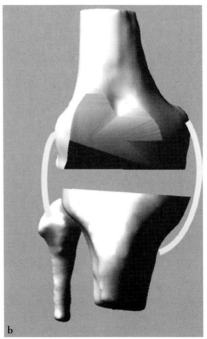

图 4.2　截骨后的内翻和外翻畸形。(a)内翻畸形。(b)外翻畸形

尽管没有明确的指南，并且也不明确多少程度的伸膝间隙可以适度地避免术后患者的屈曲挛缩[2]，但是目前的许多发表的研究显示产生了较好的成果。松弛的程度取决于患者稳定的感觉，内侧伸膝间隙在 1～3mm 已经被证实可以产生稳定感，也不会导致屈曲挛缩。

而外侧可以比内侧松弛 2.5°[2]。内侧屈曲间隙应更接近或等同于伸膝间隙。这样会获得更接近正常的关节、功能以及患者满意度[2]。不幸的是，除了知道可以接受一定范围松弛度外，并没有明确的相关证据指明外侧屈曲间隙的

安全范围 [2]。就以应力值来量化屈伸间隙平衡而言，很有必要应用牵开器及胫骨试模。

　　理想的应力标准值尚未得到验证；内外侧比率建议在 0.5～0.55 范围 [3, 4]。一项病例分析研究显示（n=189），内、外侧力量相差少于 27.5kg（60 磅）会导致良好的结果 [4]，然而，还有一个被认可的更保守的比率——少于 6.8kg（15 磅）[11]。不过在屈曲过程中很难保持这个比率 [3]，此外，在屈曲时是否应保持相同的比率还不明确的 [10]。最近一项 12 例病例分析研究分别测量了屈曲 10°、45°、90° 的区别 [5]。这种差别分别为 2.5kg、4.4kg、2.0kg。自然膝关节的松弛度不统一，需要更多深入研究来确定合适的应力标准值 [12]，幸运的是，已经出现了许多定性的方法与指南，以处理外翻畸形、内翻畸形、屈曲挛缩、膝关节反屈的软组织平衡。

　　膝内翻畸形患者膝需要松解内侧副韧带深层及切除骨赘 [8]，固定挛缩需要松解内侧副韧带浅层远端，后内侧关节囊及半膜肌的附着部 [8]。切除后交叉韧带将显著增加内侧屈曲间隙，但对伸膝间隙影响不大 [13]。固定畸形，可能需要将外侧副韧带前移。已被证实的是，膝关节畸形的严重程度的增加，外侧软组织的松弛度也增加，但是内翻畸形程度持续增加，内侧副韧带并没有明显短缩 [2]。这些结果证明，为安放假体间隙成形时，松解内侧可能不是必需的，甚至在畸形严重的膝关节也是如此。相反，松解内侧副韧带不同部位会导致不同屈曲角度的松弛 [14]。

　　外翻畸形与外侧间隙紧张和不正常的股骨外侧髁的解剖结构有关，对于如何处理这种畸形，没有达成共识 [8]，一般来说，松解顺序从外侧副韧带开始，之后是后外侧关节囊、髂胫束、后交叉韧带、腘肌腱和股二头肌。值得注意的是，一项研究（n=37）中，外翻畸形通过股骨远端截骨和限制性的全膝关节置换手术治疗，在 7.8 年随访中没有病例报告有松动或者不稳定的情况 [15]。这种方法有其优点，也证明松解外侧软组织处理导致产生不对称的屈伸间隙和韧带不稳定性 [16]。外侧的屈曲间隙更多受外侧副韧带的影响，然而髂胫束对于更多影响伸直间隙 [16]。在同一研究中，松解顺序为后交叉韧带、后外侧关节囊、髂胫束、腘肌腱、外侧副韧带，形成了对称的屈曲间隙。然而最好的方法是，不管哪一种顺序，应在松解过程中的每一步后检测屈伸间隙。

　　屈曲挛缩的出现是由于后方关节囊的软组织挛缩 [8]（图 4.3）。解决挛缩的方法通常需要在截骨并去除骨赘后从股骨远端至胫骨近端松解后方关节囊。膝关节反屈（图 4.3）通常是股四头肌无力的一种症状，这些患者走路时靠膝反张，减少伸直间隙以弥补股四头肌的不牢固 [8]。这些在手术中可以通过减少伸膝间隙来处理。值得注意的是，在矫正股四头肌无力的反张畸形时，纠正过于彻底可以导致关节不稳。

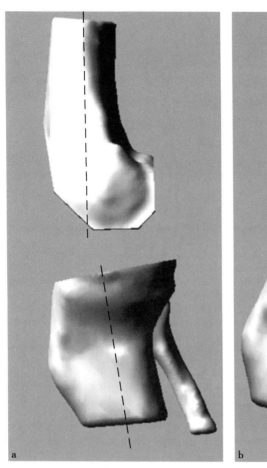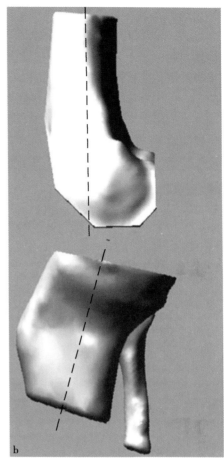

图 4.3　(a)屈曲挛缩。(b)膝反屈畸形

　　在手术中,即使仔细地按照书本中介绍的手术方法操作,仍然难完美地把握软组织平衡,原因是正常的膝盖也存在轻微的差异[17]。手术中发生应力松弛会直接影响到软组织平衡,已经被证实的是,内外松弛每增加 1mm,被动伸直最大的可增加 3°[18]。外侧的间隙比内侧间隙有增大的倾向,而正常情况下伸直间隙正比屈曲间隙大[17]。有利的一面是,大的伸直间隙有助于防止屈曲挛缩和屈曲不稳定。因此如果不能完全实现屈膝和伸膝间隙一致,伸膝间隙比屈膝间隙大一些是有益的[17]。剩下一个需要考虑的问题是软组织平衡对本体感受的影响。屈伸膝平衡的膝关节本体感觉明显改善。

　　Insall[1] 等人在 1985 年提出"新技术是否优良必须与已经建立的骨水泥假体标准相比来判定",这在韧带平衡技术中同样适用。关于应用运动学力线韧带平衡的报告结果仍然不能明确其是否较传统的软组织平衡技术更好。尽管运动学力线的膝关节倾向于有较良好的功能评分（2 年的随访），这能持续多久，还有待观察。令人担忧的是胫骨植入体的耐磨性，由于解剖关节线的倾斜，增加了剪切负荷。另一方面，有必要在软组织平衡研究中产生一些新观点 [21]。太多的患者对膝关节置换术后效果不满意。软组织平衡技术仅要求关注屈膝及伸膝间隙，很少关注或者应用工具来客观地评价中度屈曲时的稳定性。因此，有必要进一步的研究 [12]，比如：对比术中伸膝、屈膝 45° 和屈膝 90° 的松弛度，来明确整个屈膝过程中韧带松弛度标准。

参考文献

1. Insall JN, Binazzi R, Soudry M, Mestriner LA. Total knee arthroplasty. Clin Orthop Relat Res. 1985;192:13–22.
2. Matsuda S, Ito H. Ligament balancing in total knee arthroplasty—medial stabilizing technique. Asia Pac J Sports Med Arthrosc Rehabil Technol. 2015;2(4):108–13.
3. Meere PA, Schneider SM, Walker PS. Accuracy of balancing at total knee surgery using an instrumented tibial trial. J Arthroplasty. 2016;31(9):1938–42.
4. Meneghini RM, Ziemba-Davis MM, Lovro LR, Ireland PH, Damer BM. Can intraoperative sensors determine the "Target" ligament balance? Early outcomes in total knee arthroplasty. J Arthroplasty. 2016;31(10):2181–7.
5. Elmallah RK, et al. Can we really "Feel" a balanced total knee arthroplasty? J Arthroplasty. 2016;31(9 Suppl):102–5.
6. Wodowski AJ, Swigler CW, Liu H, Nord KM, Toy PC, Mihalko WM. Proprioception and knee arthroplasty: a literature review. Orthop Clin North Am. 2016;47(2):301–9.
7. Babazadeh S, Stoney JD, Lim K, Choong PF. The relevance of ligament balancing in total knee arthroplasty: how important is it? A systematic review of the literature. Orthop Rev. 2009;1(2):e26.
8. Gorab RS, Barnett SL. Ligamentous balancing in primary total knee replacement. Curr Opin Orthop. 2002;13(1):14–22.
9. Abdel MP. Measured resection versus gap balancing for total knee arthroplasty. Clin Orthop Relat Res. 2014;472(7):2016.
10. Nodzo SR, Franceschini V, Della Valle AG. Intraoperative load-sensing variability during cemented, posterior-stabilized total knee arthroplasty. J Arthroplasty. 2016;32(1):66–70.
11. Gustke KA, Golladay GJ, Roche MW, Elson LC, Anderson CR. A new method for defining balance: promising short-term clinical outcomes of sensor-guided TKA. J Arthroplasty. 2014;29(5):955–60.
12. Roth JD, Howell SM, Hull ML. Native knee laxities at 0°, 45°, and 90° of flexion and their relationship to the goal of the gap-balancing alignment method of total knee arthroplasty. J Bone Joint Surg Am. 2015;97(20):1678–84.
13. Mihalko W, Miller C, Krackow K. Total knee arthroplasty ligament balancing and gap kinematics with posterior cruciate ligament retention and sacrifice. Am J Orthop (Belle Mead NJ). 2000;29(8):610–6.
14. Whiteside LA, Saeki K, Mihalko WM. Functional medial ligament balancing in total knee arthroplasty. Clin Orthop Relat Res. 2000;380:45–57.
15. Easley ME, Insall JN, Scuderi GR, Bullek DD. Primary constrained condylar knee arthroplasty for the arthritic valgus knee. Clin Orthop Relat Res. 2000;380:58–64.
16. Peters CL, Mohr RA, Bachus KN. Primary total knee arthroplasty in the valgus knee: creating a balanced soft tissue envelope. J Arthroplasty. 2001;16(6):721–9.
17. Griffin FM, Insall JN, Scuderi GR. Accuracy of soft tissue balancing in total knee arthroplasty. J Arthroplasty. 2000;15(8):970–3.

18. Bellemans J, D'Hooghe P, Vandenneucker H, Van Damme G, Victor J. Soft tissue balance in total knee arthroplasty: does stress relaxation occur perioperatively? Clin Orthop Relat Res. 2006;452:49–52.
19. Attfield S, Wilton T, Pratt D, Sambatakakis A. Soft-tissue balance and recovery of proprioception after total knee replacement. Bone Joint J. 1996;78(4):540–5.
20. Dossett H, Estrada N, Swartz G, LeFevre G, Kwasman B. A randomised controlled trial of kinematically and mechanically aligned total knee replacements. Bone Joint J. 2014;96(7):907–13.
21. Delanois RE, Elmallah RK. A fresh look at soft-tissue balancing. J Bone Joint Surg Am. 2015;97(20):e69.

第5章

后交叉韧带保留型 TKA 中的测量
（解剖标志参考）截骨技术

5

Shaw Akizuki and Hiroshi Horiuchi

5.1 引言

后交叉韧带（PCL）是膝关节中最粗最强壮的韧带，它被认为是矢状面和垂直面上的首要稳定结构，是冠状面的第二稳定结构。接受了后交叉韧带保留型全膝关节置换术（CR-TKA）的膝关节运动可与正常完好膝关节相似，这种假设就是基于所谓的软组织引导的运动理念，与其相对应，接受后稳定型全膝关节假体置换术是基于假体引导的运动理念[1]。

以软组织引导运动、与正常完好膝关节的运动模式相似，这是后交叉韧带保留型假体（CR 假体）的特征，以下几点对其起到有效的作用是非常重要的。首先，假体必须使用前参考方式[2]，依据患者的解剖标志放置，避免旋转错误。其次，必须尽量做到最少的切除软组织。再次，当需要行 PCL 松解时，在 PCL 胫骨止点行 V 形截骨松质骨移植术（VOCG），韧带的张力由松质骨移植调整。前参考方式具有避免形成股骨前方切迹的优点，不形成切迹从而没有骨折风险，并且在顾及旋转的情况下选择股骨假体大小。但是，有可能导致屈膝间隙较伸膝间隙略大。如果 TKA 手术使用后稳定性假体（PS 假体），由于屈膝间隙大使得屈膝不稳可导致在深屈膝时膝关节脱位，也可能发生后方结构破坏。而 CR-TKA 由于保留了 PCL 这些问题则可以避免。测量（依据解剖参考）截骨技术不但可以在内外翻膝关节畸形应用，还可以在翻修术中使用。对 PCL 完整的患者我们选择使用 CR 假体，这大约在我们的 TKA 患者中占到 95% 以上。本章介绍我们在 CR-TKA 中使用测量（依据解剖参考）截骨技术的合理性和要点。

5.2 骨赘的显露与切除

我们在初次膝关节置换时使用皮肤直切口和经股内侧肌入路（trivector approach）。从股骨远端到胫骨结节完全显露，所有的骨赘包括内侧副韧带深面隐藏的骨赘都彻底切除。胫骨平台内缘的切除应尽量最小，仅仅切除骨赘（图 5.1）。

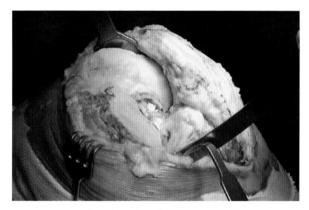

图 5.1　紧张的内侧副韧带深面的股骨骨赘的切除

5.3　股骨的准备

5.3.1　股骨假体旋转对线的定位

　　股骨假体的旋转对线对于 TKA 的效果具有巨大的影响。不正确的旋转对线导致屈伸时内外侧不平衡，带来诸如术后活动受限、髌股关节不协调等问题 [3, 4]。还可以导致为了取得足够的软组织平衡而做出的过度软组织松解。有许多方法确定股骨假体的旋转对线 [2, 5, 6]。在这些方法中，外科上髁轴线（SEA）具有不被关节面及股骨髁畸形影响的优点。另外，因为它在屈曲和伸直时均以直角交叉穿过股骨和胫骨轴线，更能兼顾胫骨截骨和软组织平衡 [2]。目前有各种不同的确定 SEA 的方法，例如：术前影像资料的评估。虽然术中识别 SEA 困难 [7, 8]，我们仍然认为术者术中触摸识别是最易于操作的方式。事实上，术后依据 CT 扫描测量在 SEA 和股骨假体之间的旋转角度的差异时，显示在我们的患者中大约 80% 只有 ±1° 的差别。内上髁能够在内侧副韧带止点处或在马蹄状骨性突起中心的凹陷处被观察和触摸到而确定（图 5.2a）。在另一侧，外上髁却很难通过肉眼观察到，因为它是外侧副韧带的止点，软组织比内上髁厚。为了触摸到，需要拉开髌骨，骨性高处的顶部被确认为外上髁（图 5.2b）。内外上髁确认后，使用钉子使 SEA 夹具（SA 原创）固定在上髁（图 5.3a）。然后股骨的前表面使用前参考方式平行于 SEA 切除（图 5.3b），这一平面用来作为后续一系列截骨参考，也作为前参考方式中被用来选择合适的股骨假体大小。

图 5.2　（a）内上髁能够在马蹄状骨性突起中心的凹陷处被触摸到（中心的蓝点）。（b）髌骨被牵开，外上髁在骨性突起的顶部被触摸到（蓝点）

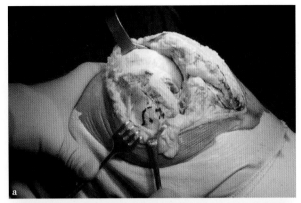

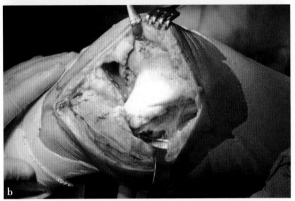

5.3.2　前参考测量股骨假体大小

在平行于 SEA 的股骨前方截骨面（参考截骨平面）测量的内侧髁前后的大小与外侧髁前后的大小是有差别的，因此，分别测量内侧髁和外侧髁，并且以小的一侧参考选择假体尺寸（图 5.4）。

5.4　胫骨的准备

5.4.1　胫骨后倾和 PCL 保留

CR-TKA 术需要在矢状面上加一个后倾截骨，因为这可以增加术后屈曲。因此，胫骨后方的骨缺损也会减少。PCL 必须同被保护的骨组织一起被保留，保留方法此前提到过（V 形截骨松质骨移植术，VOCG）。胫骨的前后轴线必须

图 5.3 （a）SEA 夹具（SA 原创）被贴合在两上髁，可确认 Whiteside 线。（b）髓内定位杆置于 SEA 夹具上，使用前参考方式平行于 SEA 行股骨前方截骨

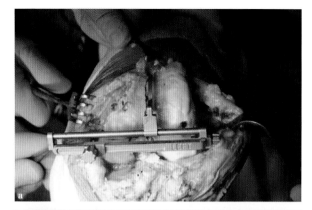

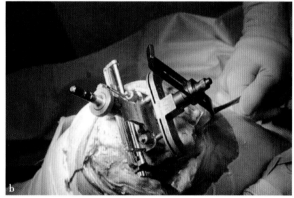

仔细确认，因为胫骨后倾影响截骨平面的内外翻倾斜。关于如何确定胫骨前后向轴线已有许多报道发表，但这一问题仍存在争议 [9, 10]。为了保持良好的髌骨轨迹，避免内旋位放置胫骨假体非常关键。我们以连接 PCL 止点中心点和胫骨结节内缘稍外侧的点的连线来确定 AP 轴线，并据此调整确定假体的旋转。这样最终旋转位置确定后，膝关节伸直时，试模仍保留在可接受的范围内。

使用一个形状精确的夹具紧贴骨面做胫骨近端截骨，截骨线在正常关节面下 8mm 以内（图 5.5）。如果做 8mm 的截骨后存在骨缺损，则需要行自体骨移植。

为了避免截骨切到 PCL 止点，在胫骨截骨以前，在 PCL 周边行 V 形骨切割，用一个骨凿保护。此时，PCL 前束纤维附着的骨组织可能由于 PCL 的张力而被扯离胫骨表面，此时需要在胫骨假体和 PCL 附着点之间进行松质骨移植。后倾角度尽可能接近每个患者的原始后倾角度。有一个观点认为胫骨后倾可影响术后假体屈曲的远期效果，因为在膝关节完全伸直时它可引发假体的过伸。虽然在不同品牌假体部件之间的可接受过伸范围不尽相同，可是我们没有发现它在非骨水泥性 CR-TKA 系列假体置换术后长期随访结果中有任何影响 [11]。

图 5.4　平行于 SEA，从股骨前方截骨面（参考截骨面）起测量内侧髁的前后尺寸。股骨内外髁的前后尺寸通常是不同的

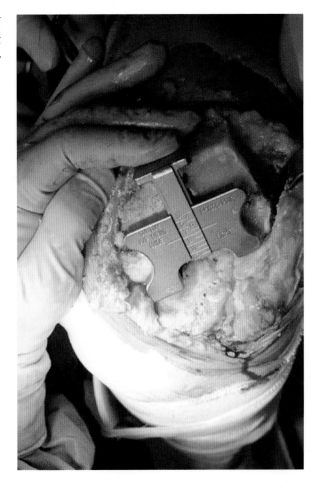

图 5.5　胫骨的前后轴线通过连接 PCL 止点的中心和胫骨结节内侧缘略偏外侧的点来确定，相当于胫骨轴线（蓝线）。在轴线确定后，胫骨近端截骨线设置与缺损表面尽可能越近，距正常关节面 8mm 以内

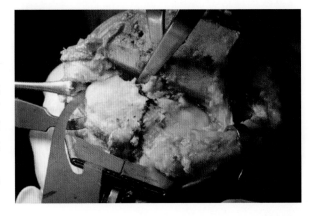

5.4.2　调整屈伸间隙和内外侧间隙

股骨和胫骨截骨面的中心被认为必须在 Mikulicz 线。就软组织平衡来说，当使用一个张力测试器在大约 40 磅力量下测试膝关节 0°伸直位和 90°屈曲位的张力时，轻度的内侧紧张(3°以内)是可以接受的(图 5.6)。轻度的内侧紧张被认为可以形成术后以内侧为轴心的转动[1]。相反，内侧松弛是不可接受的，因为会导致术后不稳。然而，屈曲间隙比伸直间隙大 2~3mm 是可以接受的。

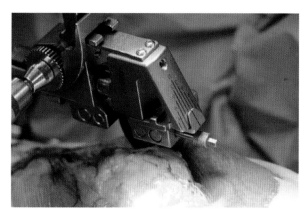

图5.6　在 0°伸直位和 90°屈曲位时使用张力装置确定间隙和软组织平衡

如有股骨假体平行于 SEA，除了膝外翻畸形的患者外，通常不会发生膝关节内侧松弛。甚至有一些患者在伸膝位时有轻度内侧紧张，但如果在安装试模后切除后髁凸出的部分，后关节囊可能会失效，这时就常常需要合适的软组织平衡。如果内侧过紧，便有指征行鹅足区或半膜肌腱的松解，但很少这么做。

如果屈曲间隙太小，或通过"拔出/抬离(pull-out/lift-off)"试验(POLO)发现 PCL 挛缩和过紧，这时就需要 PCL 松解，即使后倾角度合适。

5.4.3　V 形截骨并松质骨移植(VOCG)松解 PCL

VOCG 用来松解 PCL 挛缩是因为骨组织是唯一没有瘢痕形成可以一期愈合的组织。在我们 TKA 患者中约 95% 使用的是 CR 假体，其中大概 10% 的患者需要实施 VOCG。这一技术用来调节 PCL 合适的张力，截骨块在新的位置上一期愈合。首先，从 PCL 胫骨止点至胫骨后方骨皮质骨膜做 V 形截骨，PCL 连同胫骨骨块一起被掀起(图 5.7a)。胫骨后方骨膜的完整性对于术后骨愈合非常重要。当试模安装、关节复位后，连接 PCL 的骨块浮起，但骨膜是完整的，这样降低了 PCL 的张力。此时还应当再次使用张力装置确定软组织平衡。然后，移植松质骨填充骨间隙以促进早期骨愈合(图 5.7b)。

图 5.7　(a)保护骨膜完整下,于 PCL 胫骨止点处做 V 形截骨至胫骨后方骨皮质,以允许 PCL 带着胫骨止点骨块浮起。(b)松质骨移植填充空隙(VOCG)

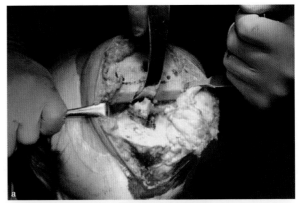

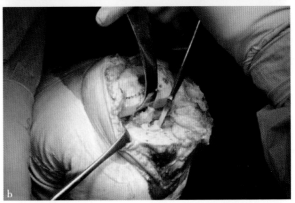

5.5　假体的固定

胫骨托安好,固定好聚乙烯衬垫后,屈曲关节以滑动的方式安放股骨假体,那么就可以精准地获得膝关节由伸到屈的偏移程度。这在使用非骨水泥假体时更容易做到,而我们几乎在所有的患者手术中都这么做。我们已经在非骨水泥 CR-TKA 的应用中获得了非常优良的结果,使用的假体具有羟基磷灰石涂层,有助于早期固定[12, 13]。这种操作也可以应用在骨水泥假体,但要注意在股骨假体后髁的背面涂抹一薄层骨水泥膜。

5.6　引流和关闭切口

当所有的假体(包括髌骨假体)安放固定后,我们放置 1 根引流管在膝关节内,使用氨甲环酸和纤维蛋白凝胶止血控制术后出血[14]。常规关闭切口(包括髌下脂肪垫)。

参考文献

1. Horiuchi H, Akizuki S, Tomita T, Sugamoto K, Yamazaki T, Shimiz N. In vivo kinematics of cruciate-retaining total knee arthroplasty during weight-bearing and non-weight bearing deep knee bending. J Arthroplasty. 2013;27:1196–202.
2. Berger RA, Rubash HE, Seel MJ, Thompson WH, Crossett LS. Determining the rotational alignment of the femoral component in total knee arthroplasty using the epicondylar axis. Clin Orthop Relat Res. 1993;286:40–7.
3. Berger RA, Crossett LS, Jacobs JJ, Rubash HE. Malrotation causing patellofemoral complications after total knee arthroplasty. Clin Orthop Relat Res. 1998;356:144–53.
4. Insall JN, Scuderi GR, Komistek RD, Math K, Dennis DA, Anderson DT. Correlation between condylar lift-off and femoral component alignment. Clin Orthop Relat Res. 2002;403:143–52.
5. Stiehl JB, Abbott BD. Morphology of the transepicondylar axis and its application in primary and revision total knee arthroplasty. J Arthroplasty. 1995;10:785–9.
6. Olcott CW, Scott RD. The Ranawat Award. Femoral component rotation during total knee arthroplasty. Clin Orthop Relat Res. 1999;367:39–42.
7. Jenny JY, Boeri C. Low reproducibility of the intra-operative measurement of the transepicondylar axis during total knee replacement. Acta Orthop Scand. 2004;75:74–7.
8. Kinzel V, Ledger M, Shakespeare D. Can the epicondylar axis be defined accurately in total knee arthroplasty? Knee. 2005;12:293–6.
9. Dalury DF. Observations of the proximal tibia in total knee arthroplasty. Clin Orthop Relat Res. 2001;389:150–5.
10. Akagi M, Oh M, Nonaka T, Tsujimoto H, Asano T, Hamanishi C. An anteroposterior axis of the tibia for total knee arthroplasty. Clin Orthop Relat Res. 2004;420:213–9.
11. Watanabe H, Akizuki S, Takizawa T. Survival analysis of a cementless, cruciate-retaining total knee arthroplasty. Clinical and radiographic assessment 10 to 13 years after surgery. J Bone Joint Surg Br. 2004;86:824–9.
12. Akizuki S, Takizawa T, Horiuchi H. Fixation of a hydroxyapatite-tricalcium phosphate-coated cementless knee prosthesis. Clinical and radiographic evaluation seven years after surgery. J Bone Joint Surg Br. 2003;85:1123–7.
13. Gejo R, Akizuki S, Takizawa T. Fixation of the NexGen HA-TCP-coated cementless, screwless total knee arthroplasty: comparison with conventional cementless total knee arthroplasty of the same type. J Arthroplasty. 2002;17:449–56.
14. Akizuki S, Yasukawa Y, Takizawa T. A new method for hemostasis for cementless total knee arthroplasty. Bull Hosp Jt Dis. 1997;56:222–4.

第6章
PS假体：间隙平衡技术

6

Myung Chul Lee

全膝关节置换术是一种治疗膝关节骨性关节炎技术要求高的外科技术[1]，获得 TKA 的成功需要下肢力线的恢复、精确的假体位置、最佳的间隙平衡[2]。

全膝关节置换术中，股骨或胫骨假体放置位置不佳会导致早期松动，增加聚乙烯衬垫的磨损，以及发生髌股轨迹不良[3~7]。间隙平衡影响最终的膝关节运动学和功能，屈伸间隙的平衡也是非常必要的[2, 8~10]。

间隙平衡技术要求先韧带松解，再截骨。考虑股骨假体旋转之前，先松解韧带纠正固定畸形，改善下肢力线[11]。间隙平衡的概念首先由 Freeman 等人在30 多年前提出[12]。最开始，间隙平衡技术要求先行多种多样的胫骨截骨，然后做后髁截骨以形成屈曲间隙。接着，膝关节伸直，做股骨髁远端截骨，形成一个相等的伸直间隙。一般来说，伸直间隙依靠韧带松解，屈曲间隙依靠合适的股骨尺寸和股骨旋转[7]。

基本上，存在两种做间隙平衡先后顺序，这要看是首先做哪个间隙。第一种是首先做屈曲间隙，接着做伸直间隙，使其宽度匹配屈曲间隙的宽度。这称为"间隙平衡技术"[12~14]。第二种为首先做伸直间隙，然后做屈曲间隙，使其宽度匹配伸直间隙的宽度。这称为"改良间隙平衡技术"[15~18]。

6.1 操作步骤：屈曲间隙优先（间隙平衡技术）

屈膝位做皮肤切口，接着骨膜下剥离前内侧关节囊和内侧副韧带（MCL）深层，直至膝关节后内侧角，显露膝关节内侧。

屈膝位可去除前交叉韧带和内外侧半月板前角，以及可能导致假体位置不良和软组织不平衡的骨赘。半月板后角可在股骨和胫骨截骨后再行切除。后交叉韧带（PCL）也可以在这时予以切除，还可以在做股骨髁间"方盒"截骨时一并切除[19]。

胫骨截骨采用髓内或髓外定位，垂直于胫骨机械轴截骨。后倾的大小取决于所采用的假体系统要求或术者的喜好。一个精确的胫骨截骨是非常关键的，因为股骨截骨是参照胫骨截骨面来操作的[20]。在做任何软组织松解之前，先切除附着于胫骨和股骨的全部骨赘。切除后髁的骨赘，因为这些骨赘妨碍屈膝，而且在伸膝时撑起后方软组织结构，引起屈曲挛缩[21]。当关节在屈曲位张力精确平衡时，胫骨截骨应平行于股骨通髁轴（TEA）、垂直于胫骨前后轴（AP）。如果这些轴线对线不良，这时就需要进行软组织松解进行纠正。内翻畸形可以通过内侧松解纠正，外翻畸形可以通过外侧松解纠正（软组织松解细节在第 13 章讨论）。一旦关节在屈曲位时张力准确平衡，股骨前髁和后髁就可以通过 AP 截骨模块（图 6.1）进行截骨。屈曲间隙内置入间隙测量块或张力测量器来确定获得的为一个对称的屈曲间隙（图 6.2）。

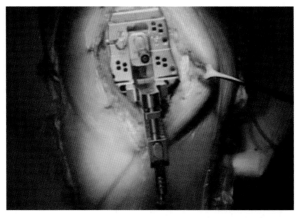

图 6.1　如果膝关节在屈曲位张力平衡，使用 AP 截骨模块做股骨前髁和后髁的截骨

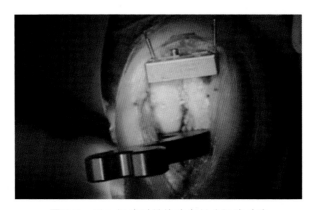

图 6.2　置入间隙测量块确定屈曲间隙对称

当膝关节屈曲位精确平衡后，伸直间隙将相应的被平衡。伸直膝关节，置入伸直间隙内一间隙测量块来检查伸直间隙是否合适，需要使得其张力水平与

屈曲间隙相同（图 6.3）。髓内或髓外定位杆装在张力夹上，下肢对线平行机械轴。此时可以进一步做一些软组织平衡以保证获得精确的对线。

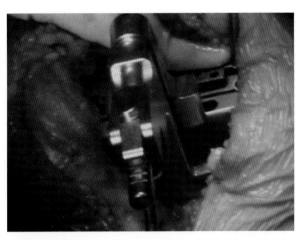

图 6.3　膝关节伸直，以相同的张力水平置入间隙测量块检查伸膝间隙

　　一旦获得了对称的屈曲和伸直间隙，就可以安置股骨远端截骨导向器，进行股骨远端截骨。间隙测量块或张力测量器置入伸膝间隙内检查伸膝间隙和屈膝间隙是否对称。

6.2　操作步骤：伸直间隙优先（改良间隙技术）

　　改变操作顺序，术者先进行伸直间隙的平衡，再平衡屈膝间隙。在胫骨近端垂直于胫腓骨长轴截骨后，使用髓内定位进行股骨远端截骨。然后切除包括股骨侧和胫骨侧在内的所有骨赘。骨赘的切除必须在任何的软组织松解之前进行，因为这些骨赘可以增加它们周围韧带结构的张力[21]。

　　在伸直间隙截骨和骨赘切除操作完毕后，置入伸直间隙测量块或张力测量器来评估间隙对称、软组织平衡和下肢力线（图 6.4）。检查韧带平衡时，对于紧张的韧带结果要进行松解，直至伸直间隙对称。

　　膝关节伸直位对称平衡后，下一步就要平衡屈曲间隙和伸直间隙。膝关节屈曲 90°，使用间隙测量块施加等量的张力于两侧的侧副韧带。画出股骨的 TEA 和 AP 轴线，作为股骨假体旋转的第二参考。只要膝关节伸直位平衡良好，且胫骨截骨是精确的，那么，胫骨近端截骨面应当是平行于 TEA 且垂直于 AP 轴线的（图 6.5）。安置合适的股骨前后截骨模板，放置时需要使其平行于胫骨近端截骨面（图 6.6）。

图6.4　胫骨截骨后，置入间隙测量块评估伸直间隙对称性和下肢力线

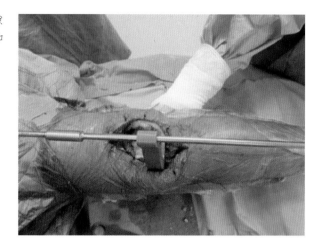

图6.5　当膝关节伸直位平衡良好且胫骨截骨精确，胫骨近端截骨面（虚线）应当平行于TEA且垂直于AP轴（直线）

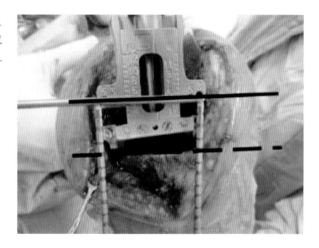

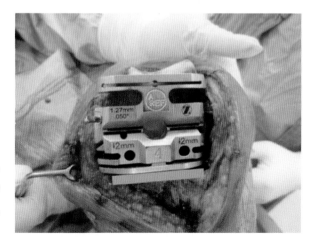

图6.6　平行于胫骨近端截骨面放置股骨前后髁截骨模块后，两侧的侧副韧带张力作用下形成一个矩形屈曲间隙

通过向前或向后调整股骨前后髁截骨模块，获得一个与伸直间隙宽度相同的屈曲间隙。为了确认屈伸间隙的对称性，在股骨后髁截骨前，将之前检查伸直间隙时使用的那个间隙测量块放于前后截骨模块下、胫骨截骨面上方的间隙内，再次评估屈膝间隙的张力是否合适。

参考文献

1. Laskin RS. The Genesis total knee prosthesis: a 10-year followup study. Clin Orthop Relat Res. 2001;388:95–102.
2. Insall JN. Presidential address to The Knee Society. choices and compromises in total knee arthroplasty. Clin Orthop Relat Res. 1988;226:43–8.
3. Berger RA, Rubash HE, Seel MJ, Thompson WH, Crossett LS. Determining the rotational alignment of the femoral component in total knee arthroplasty using the epicondylar axis. Clin Orthop Relat Res. 1993;286:40–7.
4. Boldt JG, Stiehl JB, Hodler J, Zanetti M, Munzinger U. Femoral component rotation and arthrofibrosis following mobile-bearing total knee arthroplasty. Int Orthop. 2006;30(5):420–5. doi:10.1007/s00264-006-0085-z.
5. Berger RA, Crossett LS, Jacobs JJ, Rubash HE. Malrotation causing patellofemoral complications after total knee arthroplasty. Clin Orthop Relat Res. 1998;356:144–53.
6. Romero J, Stahelin T, Binkert C, Pfirrmann C, Hodler J, Kessler O. The clinical consequences of flexion gap asymmetry in total knee arthroplasty. J Arthroplasty. 2007;22(2):235–40. doi:10.1016/j.arth.2006.04.024.
7. Fehring TK. Rotational malalignment of the femoral component in total knee arthroplasty. Clin Orthop Relat Res. 2000;380:72–9.
8. Hananouchi T, Yamamoto K, Ando W, Fudo K, Ohzono K. The intraoperative gap difference (flexion gap minus extension gap) is altered by insertion of the trial femoral component. Knee. 2012;19(5):601–5. doi:10.1016/j.knee.2011.08.001.
9. Katz MA, Beck TD, Silber JS, Seldes RM, Lotke PA. Determining femoral rotational alignment in total knee arthroplasty: reliability of techniques. J Arthroplasty. 2001;16(3):301–5.
10. Baldini A, Scuderi GR, Aglietti P, Chalnick D, Insall JN. Flexion-extension gap changes during total knee arthroplasty: effect of posterior cruciate ligament and posterior osteophytes removal. J Knee Surg. 2004;17(2):69–72.
11. Insall J, W Norman Scott. Insall & Scott surgery of the knee. Elsevier, The Netherlands. 4th ed. 2006.
12. Freeman MA, Samuelson KM, Levack B, de Alencar PG. Knee arthroplasty at the London Hospital. 1975-1984. Clin Orthop Relat Res. 1986;205:12–20.
13. Scott RD, Thornhill TS. Posterior cruciate supplementing total knee replacement using conforming inserts and cruciate recession. effect on range of motion and radiolucent lines. Clin Orthop Relat Res. 1994;309:146–9.
14. Daines BK, Dennis DA. Gap balancing vs. measured resection technique in total knee arthroplasty. Clin Orthop Surg. 2014;6(1):1–8. doi:10.4055/cios.2014.6.1.1.
15. Dennis DA, Komistek RD, Kim RH, Sharma A. Gap balancing versus measured resection technique for total knee arthroplasty. Clin Orthop Relat Res. 2010;468(1):102–7. doi:10.1007/s11999-009-1112-3.
16. Minoda Y, Iwaki H, Ikebuchi M, Yoshida T, Nakamura H. The flexion gap preparation does not disturb the modified gap technique in posterior stabilized total knee arthroplasty. Knee. 2012;19(6):832–5. doi:10.1016/j.knee.2012.03.007.
17. Minoda Y, Sakawa A, Aihara M, Tada K, Kadoya Y, Kobayashi A. Flexion gap preparation opens the extension gap in posterior cruciate ligament-retaining TKA. Knee Surg Sports Traumatol Arthrosc. 2007;15(11):1321–5. doi:10.1007/s00167-007-0394-9.
18. Moro-oka TA, Shiraishi H, Iwamoto Y, Banks SA. Modified gap-balancing technique in total

knee arthroplasty: evaluation of the post-operative coronal laxity. Knee Surg Sports Traumatol Arthrosc. 2010;18(3):375–80. doi:10.1007/s00167-009-0977-8.

19. Canale ST, Beaty JH. Campbell's operative orthopaedics. 12th ed. Philadelphia: Elsevier Mosby; 2013.

20. Bottros J, Gad B, Krebs V, Barsoum WK. Gap balancing in total knee arthroplasty. J Arthroplasty. 2006;21(4 Suppl 1):11–5. doi:10.1016/j.arth.2006.02.084.

21. Sugama R, Kadoya Y, Kobayashi A, Takaoka K. Preparation of the flexion gap affects the extension gap in total knee arthroplasty. J Arthroplasty. 2005;20(5):602–7. doi:10.1016/j. arth.2003.12.085.

第 7 章

双十字韧带保留型 TKA：如何获得接近正常的生物力学

7

Rob Middleton and Andrew Price

7.1 关节重建理论

全膝关节置换术（TKA）已被广泛认为是终末期骨性关节炎的成功疗法，依靠长期植入的假体，它能够缓解疼痛，改善功能。TKR 的成功之处表现在日益增长的手术需求上。英国在 2015 年完成了大约 8.5 万例初次全膝关节置换术，美国在 2009 年完成了超过 62 万例初次全膝关节置换术 [1, 2]。从多个国家现今趋势来看，这些数字仍在不断增长。到 2030 年，仅仅是美国的 TKR 数量预计就将增至 348 万 [3~6]。

然而值得关注的是，大约 10%～20% 的患者在行初次 TKR 后对疗效仍然不满意，患者术后通常伴有疼痛、僵硬或者患者自我感觉到膝关节不正常 [7~10]。其原因尚不清楚，可能是多因素的，但全球疗效不满意的患者数量越来越多。过去 40 年即使全膝关节置换术中假体不断升级设计和开发，但就患者满意度方面，仍没有缩小与全髋关节置换术之间的差距 [11, 12]。

在谈及假体设计问题的时候，理解膝关节的力学特征和弄清假体的要求是至关重要的。Goodfellow 和 O'Connor 经典地描述了这些特征，强调假体设计应当保证膝关节的滑动和滚动运动，假体下骨界面承受均匀压力。软组织，特别是掌控关节运动和维持关节牵张的韧带，应当保持其自然张力 [13]。牛津膝关节单髁置换术（UKA）的设计就体现了这样的原理，UKA 使所有韧带维持生理张力并且使膝关节生物力学恢复到接近正常生理状态 [14~16]。除此之外，应该认识到膝关节韧带不仅提供简单的机械限制，而且在膝关节作用于本体感觉 [17~19]。

TKA 两个关键的设计特征是假体约束性和假体一致性。一致性是指股骨和胫骨假体在几何上相互匹配的程度，可以最简单地理解为胫骨托的凹度与股骨的凸起相匹配的程度。高度一致的股骨和胫骨假体的益处是减少磨损，因为力传递的表面积更大。约束性是指假体设计提供的稳定性。低限制性的假体（例如：双十字韧带保留型 TKA）依赖于软组织包膜和韧带来维持稳定性。而高限制性假体（例如：旋转铰链）因其固有的稳定性特征，可用于所有韧带存在缺陷者。然而，高限制性假体会将全部应力转移到骨水泥界面进而导致出现松动的问题。

理想的初次全膝关节置换术应该使用高度一致的表面紧密连接来减少假体聚乙烯的磨损，但是低限制性假体可以让患者韧带控制自然膝的运动从而避免全部应力通过膝关节。这种平衡的建立有赖于对上文所述膝关节正常解剖的理解。然而，大量目前应用的 TKA 假体证实了实现这种平衡的困难，另外的困难在于，为了实现这种平衡，假体有各种不同设计思路。在单髁假体设计中通过变化的衬垫实现了这种平衡。例如：在牛津 UKA 中，通过两个面的衬垫设计实现了完美的一致性。球形的股骨假体与上表面为半球形凹陷的衬垫相匹配。衬垫下表面是平坦的，与平坦的胫骨托相连。这种设计也是非限制性的，衬垫可以活动，膝关节受肌肉和韧带限制。

在行 TKA 期间保留所有膝关节韧带的价值自 20 世纪 60 年代以来就已经得到了认可，即便具体的生物力学原因尚不清楚。胫骨侧的一个特殊问题是不要损伤 ACL 附件。这就要保证单独重建内侧和外侧胫骨平台，或者在 ACL 前方切割骨桥，从而容纳单个胫骨托。现代保留双十字韧带的假体是这些原始假体设计的演变产物。

尽管双十字韧带保留型 TKA 是有效的，但目前绝大多数膝关节置换术并不保留 ACL。最常见的 TKA 系统是"保留十字韧带"（CR）或"后稳定"（PS）设计，均与后十字韧带（PCL）相关，而舍弃了前十字韧带（ACL）。尽管这样，我们发现在行 TKA 时 80% 左右的膝关节 ACL 完好无损 [20, 21]。因此，在行 TKA 期间韧带保留原理与现代 TKA 实践之间存在冲突。要理解这个冲突，就需要回顾 BCR TKA（双十字韧带保留型 TKA）发展的历史和早期假体的结果。

7.2　双十字韧带保留型 TKA 的发展史

20 世纪 40 年代就已提出了保留双十字韧带的 TKA 的概念，随后在 20 世纪 60～80 年代之间开发了一些假体。第一个例子是在 20 世纪 60 年代后期由 Frank Gunston 和他的同事 Sir John Charnley 设计的多中心膝关节假体（图 7.1）。Gunston 认识到股骨髁的可变半径，膝关节的复合运动以及屈曲轴的"多中心"性质。他的设计保留了侧副韧带和十字韧带，承认了骨水泥固定假体的重要性，并做关节的两个面置换。这种多中心膝关节假体，其股骨髁为半圆形不锈钢结构，可滑动，粘合到每个髁上，还有相应的高分子聚乙烯滑轨粘合在胫骨平台上做沟槽上。由于制造工艺上的困难，股骨假体不是精确地复制股骨几何形状而是设计成半圆形的，其直径被设计成最利于自然屈曲的形态 [22]。

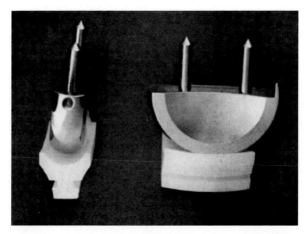

图 7.1　Gunston 多中心膝关节假体（来自 Gunston[22]）

　　20 世纪 70 年代，推出了几款双十字韧带保留型假体（BCR TKA）。Coventry Geomedic 膝关节假体由单个股骨假体组成，其中有一个连接内侧和外侧髁假体的桥，并且不需要股骨滑车成形（图 7.2a）。

　　该假体中的胫骨假体也是由高密度聚乙烯制成的单独组件，呈凹面状以容纳股骨髁，并起半限制作用。为了使 ACL 能够保留下来，胫骨假体制成 U 形，并且需要做胫骨平台前方截骨成形安放假体桥[23]。特种外科医院的双髁型膝关节假体其股骨假体与上述假体类似，也无需做滑车成形（图 7.2b）。不过，假体的胫骨部分由一个整件变为两个独立的高密度聚乙烯组件。冠状面是向下凹形的，这就提供了内外侧方向上的稳定性，但在矢状面上的运动没有限制[24]。

　　Townley 解剖型全膝关节假体是第一个保留双十字韧带的三间室膝关节置换系统，并且不限制活动。其他保留双十字韧带系统假体设计的演变都可以追溯到这些早期设计。Robinson[25] 向我们完美地介绍了这些假体发展历史。

　　"牛津膝"的发展伴随着这些全髁置换术的发展，其假体与目前使用的假体高度相似，不过是双间室分别植入（图 7.3）。这种设计使膝关节在假体置换前后保持完全一致、无限制，并且无需破坏或松解韧带。在单间室假体选择上慢慢转向牛津膝关节假体是因为认识到破坏 ACL 的假体置换术后出现的不良后果，而保留 ACL 的置换术后遗症仅仅局限在内侧间室[26~28]。

　　BCR TKA 由于其手术难度大并且它的寿命不确切，临床收益较并不比 CR 和 PS TKA 明显，因此被后两者迅速取代[29]。

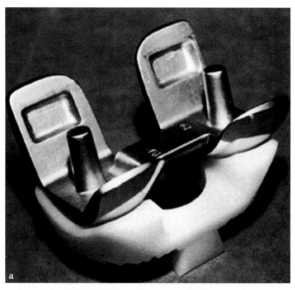

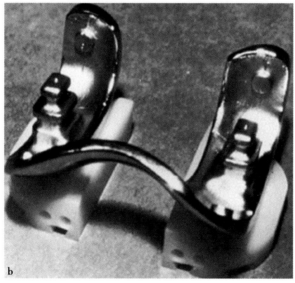

图 7.2　（a）Geomedic 膝关节假体。（b）双髁型膝关节假体

7.3　结果

Gunston 关于多中心型膝关节假体的初始报告，对 22 例患者随访 1～2.5 年。所有这 22 名患者均有疼痛改善，平均运动范围为 8.4°～101°。除 1 名患者外，其他所有人均有运动水平的提高。3 例因"延迟愈合"需要在麻醉下进行进一步

图 7.3　最先由 Goodfellow 和 O'Connor 阐述的双间隔型牛津假体，尸体上植入 [13]

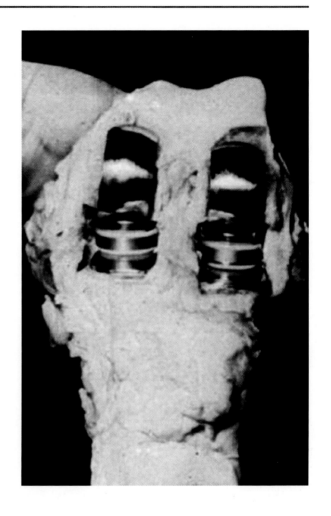

手术。1 例由于缺乏功能锻炼而成为僵直膝（该患者曾行膝关节手术，假体位置不理想，导致膝关节不稳定）[22]。1984 年 Lewallen 等人报道了对 209 例多中心型膝关节假体置换术患者 10 年的随访结果。10 年来，按照患者不需辅助即可活动、轻微不适、不需要医疗服务的定义标准，只有 42% 被评估为"成功"。另有 24% 的报道 10 年以内"成功"，此后患者或因死亡失访。有 34% 患者归类为失败，其中 13% 假体不稳定，7% 感染松动，3% 感染，4% 髌股疼痛，2% 关节僵硬，另外的 5% 是在翻修手术时发现松弛。值得注意的是，任何程度的内翻或大于 8° 的外翻都会导致患者手术失败率增加 1 倍 [30]。

Skolnick 等人报道了 119 例几何形假体 TKA 手术 2 年随访结果（8 例失访）。同多中心膝关节假体比，92% 患者疼痛得到缓解，93% 患者因步行距离增加和减少用于步行辅助的需求而感到满意。患者的运动范围临床回顾结果是 7° ～

87°。据报道，尽管在 TKA 术后韧带有明显的延长，但是术后膝关节屈曲与术前没有显著差异。据报道深度感染率为 1.8%，11.8% 影像学显示胫骨假体松动，9.1% 因此需要再次手术。大约 80% 在骨水泥 - 骨界面可见一条透亮线影 [31]。Insall 等人报道了使用几何型膝关节置换假体（50 例）2～3 年的随访结果，其平均运动范围是 90°，特种外科医院全膝关节置换术后评分，在骨关节炎和类风湿性关节炎患者中分别为 69% 和 85%。报道有 11 例（其中 9 例是类风湿性关节炎患者）脱位，2 例晚期感染，2 例髌股关节疼痛，2 例胫骨松动，2 例活动范围受限。值得注意的是，类似 Skolnick 等人的报道，虽然只有 8% 病例松动，但是 80% 病例影像学检查可在骨水泥 - 骨界面可见一条透亮线影 [32]。Riley 和 Woodyard 对 71 例 Geomedic TKA 术后患者 8.5 年随访中，其中 18.3% 因严重的疼痛或需再次手术而宣告失败 [33]。Van Loon 等报道，在平均随访 11 年的时间里，70% 病例在保持无痛状态，并且平均活动范围为 100°。其失败率为 18%，与 Riley 和 Woodyard 的报道相似，最常见的失败原因是胫骨松动。假体 13 年优良率（按假体取出时间计算）为 78%，如果把影像学检查判定假体松动也考虑进去，优良率则下降至 58% [34]。

Ranawat 等人报道了他们对 94 例双髁置换术后患者 2～4 年的随访结果，疼痛减轻的占 88.7%，其中有 40.2% 疼痛完全消失。他们的平均活动度为 102°。在 3 年内发现有 76% 病例影像学检查中骨水泥 - 骨界面可见一条透亮线影，其中 26% 的病例病情出现进展。5～7 例患者需要翻修松动的胫骨假体 [35]。

Townley 报道了他对 532 例行解剖全膝关节置换术患者 2～11 年随访的结果。其中 89% 预后良好，他们膝关节活动度均超过 90°，疼痛以及活动受限均十分轻微，而且不需要步行辅助器具。有 2% 患者出现胫骨假体松动 [36]。Pritchett 报道了他对 Townley 解剖型全膝关节置换术 23 年随访的结果，这期间假体优良率为 89%。膝关节屈曲度由术前的平均 104° 增加至术后的 117°。美国膝关节协会评分（KSS）从术前的平均 42 分增加至术后的平均 91 分。其中 5.6% 需要行翻修术，聚乙烯磨损是最常见的原因，而胫骨松动较为罕见 [37]。

Cloutier 等人报道了 107 例 Hermes 2C 膝关节假体置换 9～11 年的随访，有 97% 患者预后优良。这些病例平均活动范围为 107°±12.6°，89% 有正常的前后稳定性，平均膝关节得分 91±8.4 分，平均功能评分 82±21 分。以需要行翻修手术为标准判断假体 10 年生存率为 95%±2%。91% 患者影像检查未见骨水泥 - 骨界面透亮线影。原始的 163 例队列研究中的 4% 患者行翻修术，其中 3 人因为深部感染，1 位类风湿关节炎患者因为 ACL 断开导致的不稳定，1 人因为股骨假体松动，2 人因为聚乙烯磨损 [20]。对这同一队列 22 年的随访结果也有报道，不过病例数量只剩 163 个原始队列病例中的 20%。其平均屈曲度为 103°，KSS 评分 87 分，功能评分 68 分。以膝关节行翻修手术（无论任何原因引起的）

为判定标准，22 年的假体优良率为 82.1%，而仅以假体出现远期无菌性松动为判定标准，这一数字增加到 96.1%[38]。

以上研究结果中的假体松动尤其是胫骨假体的松动问题凸显了 BCR TKA 早期设计的难度。一个对最近设计假体的置换术后患者 10～20 年的随访研究显示在这些方面有了很大的改进，较之广为流传的 CR 和 PS TKA，这个假体设计更具可比性。然而，患者的满意度而不是假体优良率是另一个需要考虑的重要因素。一个对做过双侧全膝关节置换术且双侧使用不同假体的患者的前瞻性随机试验表明，患者对 BCR TKA 预后效果更满意。选取的 440 例患者，最少随访 2 年，其中 89.1% 患者与行 PS TKA 相比更青睐于行 BCR TKA。当然，在这项研究中植入的是内侧支点膝关节设计，与 BCR TKA 同样受欢迎[39]。与 CR 或 PS TKA 相比，大家更偏爱 BCR TKA 的原因可能是由于其能实现更正常的运动功能。这一点通过在体 X 线透视下的运动力学分析中已经证明。BCR TKA 组在膝关节过屈时，股骨可如置换前正常向后滚动，而 CR TKA 组股骨则向前运动[40]。不同的研究表明，与 CR TKA 相比，BCR TKA 术后的膝关节韧带前后松弛程度也更接近正常[41]。

最近设计的 BCR TKA 注重远期疗效，考虑到患者的喜好以及可以实现更好的膝关节功能，BCR TKA 确实是一种切实可行的手术方案。随着现代的发展，对于某些患者，BCR TKA 可能会是最佳选择，不满意患者数量有望减少 10%～20%。

不过，BCR TKA 仍然存在着需要解决的技术和设计挑战。植入假体技术要求很高，有明显的学习曲线，其经验要缓慢积累。因为保留前十字韧带所以无法使胫骨前脱位，胫骨近端的可视范围减小，可能造成截骨、试模植入困难。仍然有胫骨岛骨折或 ACL 撕裂的顾虑，然而，对于经验丰富的术者来说，胫骨岛骨折率在 2% 以下[37, 42]。还有截骨不充分可能导致膝关节僵硬，活动范围缩小的顾虑。为尽量减少胫骨岛骨折和关节僵硬的发生，需要对膝关节软组织平衡以及股骨、胫骨截骨对此的影响均有一个深刻的理解。

BCR TKA 中股骨假体与制造商现有的 CR 或 PS 假体系统中的非常相似，甚至某些情况下是相同的。这与胫骨假体决然不同，因为保留 ACL，所以要将胫骨平台假体做成"U"形，以容纳胫骨岛。这样在前方只剩一个窄的连接梁，将会导致假体疲劳，令人担心手术因此失败。针对这一情况，制造商采用了更先进的替代制造技术或抗疲劳合金。大家更加关注胫骨托的固定与松动情况。正如上面所讨论的，先前的设计中总会出现早期松动问题，而新近的设计在短期随访观察中影像学往往表现出意义不明的透亮线影[32, 42]，后续胫骨无法半脱位也是一个巨大挑战，因为这减少了胫骨假体插入的空间，限制了固定钉子的大小。与标准 TKA 假体设计相比，BCR TKA 假体的胫骨托的固定结构要小得多或需要螺钉固定。同时，安装假体和骨水泥的操作空间也小。大家要关注影像上渐进的透亮线影，而"稳定"的透亮线的影响短期内不清楚。也许如牛津膝关节一样，这些"透亮线影"很常见，但并不预示着失败[43]。影像学出现透亮线影的比例与不同的假体设计有关，例如：Cloutier 等人报道 9～11 年里的发生率为 9%，Christensen 等人报道在平均为 18 个月的随访时间内有 30% 的患者出现透亮线影[20, 42]。这表明，胫骨托的设计对这些透亮线影的形成有重大影响。

　　问题在于透亮线的存在是否对手术结果有影响或是否特定的设计会产生相似的结果。这些新兴假体设计存在的问题只有长期随访研究才能回答。最后，由于胫骨平台通常是两个独立的聚乙烯假体构成，那么问题是不同尺寸的胫骨平台是否会带来额外的软组织平衡要求。

7.4　当代双十字韧带保留型 TKA

　　随着认识到全膝关节置换术后有 20% 患者对疗效不满意，以及人们对恢复膝关节功能的期望值提高，对 BCR TKA 感兴趣的人越来越多也就不足为奇了。有些人可能认为 BCR TKA 早已尝试过，与 CR 或 PS TKA 的设计相比，其临床收益聊胜于无，但我们觉得现在放弃这个概念还为时过早。从第一个 BCR TKA 假体设计出现到现在已经过去了 50 年，我们对膝关节、植入物和假体制造的理解已经走过了漫长的道路。制造商与多家公司合作，如今有几种 BCR TKA 假体可供选择使用，包括 Zimmer Biomet Vanguard XP、BioPro Total Knee Original、Ceraver Hermes 2C Smith & Nephew Journey II XR。以上这些假体的设计包含了先前出现的假体设计的特点，并且逐渐向几何学和新材料方向改进。

　　以 Vanguard XP 为例，我们可以了解这些设计步骤。Vanguard CR 膝关节假体系统拥有滑车沟设计来减少髌骨剪切力，而股骨假体就是以这一系统为基础设计的。后髁几何设计目标是增加屈曲度而假体边缘不受力。不对称髁也是特征性变化，这使得假体具有较大的外侧髁以允许外侧有更大的后滚。胫骨托由钴 - 铬 - 钼合金锻造的典型的 U 形托构成，附带 2 根螺钉和 2 根龙骨。用 4 枚螺钉固定胫骨假体似乎是一种确保假体生存率的方法，而牛津膝关节假体只用 1 根龙骨固定[44]。假体设计融和现代科技的另一个例子是使用合并维生素 E 的衬垫，这可能减少因聚乙烯衬垫磨损而需行翻修术的患者数量（在先前假体的长期随访中可以看到）。这些衬垫适应特定间室的几何形状，可以区别内侧和外侧间室的运动学差异（图 7.4）。

　　不过，新的假体虽然在试图解决先前设计存在的问题，但不能保证成功。Christensen 等人报道，在对 78 例采用新型 BCR TKA 假体的患者的回顾性研究中发现，其翻修率要高于早前 294 例采用 CR TKA 假体的患者[42]。上文讨论过的透亮线影，也有 30% 的患者出现。

　　毫无疑问,随着实验室和临床研究的不断推进,BCR TKA 假体设计也会逐渐进步。

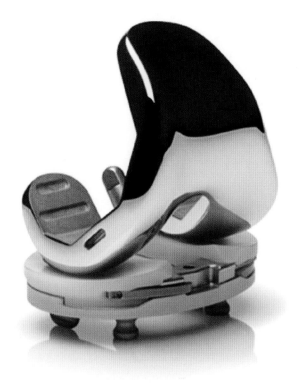

图 7.4　Vanguard XP BCR TKA 假体

7.5　双十字韧带保留型 TKA 如何应用

　　随着全膝关节置换术率的增加和初次手术的年龄下降,制订手术方式以优化手术效果就更有必要了。我们认为保留膝关节韧带,包括 ACL,都应当尽可能的成为我们的目标。我们提倡采用一种阶梯式的方法来治疗膝关节骨性关节炎。

　　对患有孤立的内侧间室骨性关节炎和 ACL 完整保留的患者,单踝置换术(unicompartmental arthroplasty)是我们的首选方案。如果采用牛津的选择标准的话,我们只有 50% 关节置换手术的患者符合这一情况。相比 ACL 牺牲全膝关节置换,这种手术减少了手术创伤,降低了死亡率,并且给患者提供更好的功能恢复。

当膝关节其他面损伤的时候，我们可以用双十字韧带保留型 TKA 来代替部分膝关节置换术，ACL 仍然是完整的。它既有处理多个病变关节面，同时又有保留 ACL 的优点。对于一个专做膝关节部分置换手术的外科医生来说，他的患者数量估计又会增加 25%，如果他们选择不做部分膝关节置换手术，那患者还要更多，这样在减轻患者痛苦的同时也在最大程度上保持了膝关节运动力学并获得完美的功能恢复。

在患有膝关节 ACL 缺损和多室病的剩余的 25% 的患者中，传统的 CR 或者 PS TKA 可以选择，当在保留 ACL 中，它是不可取的。

上述比例只是个估计值，并且取决于牛津的内侧 UKA 手术治疗的应用。以牛津的 UKA 适应证为例，大约有仅 50% 的病例有资格行单踝置换术，其中 25% 适合 BCR TKA，剩余的 25% 适合 CR 或者 PS TKA。对内侧 UKA 来说有更多的限制性的指征，这些比例每个大约下降到原来的 1/3。

7.6　总结

BCR 关节置换术是解决患者全膝关节置换术后不满意的另一潜在途径，20 世纪 40 年代人们就开始认识到对软组织保护的重要性和对控制膝关节运动韧带的重要性，保留 ACL 的潜在好处包括改善运动力学、本体感觉和减少假体磨损。虽然功能结果报道不一，但从可获得的长期随访数据分析，选择 BCR 对全膝关节置换术后恢复有好的结果。现代设计都是基于此前的膝关节假体创新，将来需要进一步研究来确定这些假体是否能改善临床结果。

参考文献

1. National Joint Registry for England and Wales. No Title. National Joint Reports - Knees - Primary procedures types by type of provider. http://www.njrreports.org.uk/knees-all-procedures-activity/K02v2NJR?reportid=B5FEC459-C763-4354-A5CD-1F2FCAE75C1B&defaults=DC__Reporting_Period__Date_Range="MAX",JYS__Filter__Calendar_Year__From__To="max-max",R__Filter__Country="All",H__Filter__Joint="Kne. Published 2015. Accessed 28 Oct 2016.
2. Weinstein AM, Rome BN, Reichmann WM, et al. Estimating the burden of total knee replacement in the United States. J Bone Joint Surg Am. 2013;95(5):385–92. doi:10.2106/JBJS.L.00206.
3. Kurtz S, Ong K, Lau E, Mowat F, Halpern M. Projections of primary and revision hip and knee arthroplasty in the United States from 2005 to 2030. J Bone Joint Surg Am. 2007;89(4):780–5. doi:10.2106/JBJS.F.00222.
4. Kurtz SM, Ong KL, Lau E, et al. International survey of primary and revision total knee replacement. Int Orthop. 2011;35(12):1783–9. doi:10.1007/s00264-011-1235-5.
5. Singh JA, Vessely MB, Harmsen WS, et al. A population-based study of trends in the use of total hip and total knee arthroplasty, 1969-2008. Mayo Clin Proc. 2010;85(10):898–904. doi:10.4065/mcp.2010.0115.

6. Culliford DJ, Maskell J, Beard DJ, Murray DW, Price AJ, Arden NK. Temporal trends in hip and knee replacement in the United Kingdom: 1991 to 2006. J Bone Joint Surg Br. 2010;92(1):130–5. doi:10.1302/0301-620X.92B1.22654.

7. Baker PN, van der Meulen JH, Lewsey J, Gregg PJ. National Joint Registry for England and Wales. The role of pain and function in determining patient satisfaction after total knee replacement. Data from the National Joint Registry for England and Wales. J Bone Joint Surg Br. 2007;89(7):893–900. doi:10.1302/0301-620X.89B7.19091.

8. Bourne RB, Chesworth BM, Davis AM, Mahomed NN, Charron KDJ. Patient satisfaction after total knee arthroplasty: who is satisfied and who is not? Clin Orthop Relat Res. 2010;468(1):57–63. doi:10.1007/s11999-009-1119-9.

9. PROMs Team (Health and Social Care Information Centre). Finalised Patient Reported Outcome Measures (PROMs) in England April 2013 to March 2014. 2015.

10. Nam D, Nunley RM, Barrack RL. Patient dissatisfaction following total knee replacement: a growing concern? Bone Joint J. 2014;96-B(11 Supple A):96–100. doi:10.1302/0301-620X.96B11.34152.

11. Anakwe RE, Jenkins PJ, Moran M. Predicting dissatisfaction after total hip arthroplasty: a study of 850 patients. J Arthroplasty. 2011;26(2):209–13. doi:10.1016/j.arth.2010.03.013.

12. Bourne RB, Chesworth B, Davis A, Mahomed N, Charron K. Comparing patient outcomes after THA and TKA: is there a difference? Clin Orthop Relat Res. 2010;468(2):542–6. doi:10.1007/s11999-009-1046-9.

13. Goodfellow J, O'Connor J. The mechanics of the knee and prosthesis design. J Bone Joint Surg Br. 1978;60-B(3):358–69. http://www.ncbi.nlm.nih.gov/pubmed/581081.

14. Jefferson RJ, Whittle MW. Biomechanical assessment of unicompartmental knee arthroplasty, total condylar arthroplasty and tibial osteotomy. Clin Biomech. 1989;4(4):232–42. doi:10.1016/0268-0033(89)90008-9.

15. Price AJ, Rees JL, Beard DJ, Gill HS, CAF D, Murray DW. Sagittal plane kinematics of a mobile-bearing unicompartmental knee arthroplasty at 10 years: a comparative in vivo fluoroscopic analysis. J Arthroplasty. 2004;19(5):590–7. http://www.ncbi.nlm.nih.gov/pubmed/15284980.

16. Jones GG, Kotti M, Wiik AV, et al. Gait comparison of unicompartmental and total knee arthroplasties with healthy controls. Bone Joint J. 2016;98-B(10 Supple B):16–21. doi:10.1302/0301-620X.98B10.BJJ.2016.0473.R1.

17. Johansson H. Role of knee ligaments in proprioception and regulation of muscle stiffness. J Electromyogr Kinesiol. 1991;1(3):158–79. doi:10.1016/1050-6411(91)90032-Z.

18. Bali K, Prabhakar S, Dhillon M. Proprioception in anterior cruciate ligament deficient knees and its relevance in anterior cruciate ligament reconstruction. Indian J Orthop. 2011;45(4):294. doi:10.4103/0019-5413.80320.

19. Katayama M, Higuchi H, Kimura M, et al. Proprioception and performance after anterior cruciate ligament rupture. Int Orthop. 2004;28(5):278–81. doi:10.1007/s00264-004-0583-9.

20. Cloutier JM, Sabouret P, Deghrar A. Total knee arthroplasty with retention of both cruciate ligaments. A nine to eleven-year follow-up study. J Bone Joint Surg Am. 1999;81(5):697–702. http://www.ncbi.nlm.nih.gov/pubmed/10360698.

21. Johnson AJ, Howell SM, Costa CR, Mont MA. The ACL in the arthritic knee: how often is it present and can preoperative tests predict its presence? Clin Orthop Relat Res. 2013;471(1):181–8. doi:10.1007/s11999-012-2505-2.

22. Gunston FH. Polycentric knee arthroplasty. Prosthetic simulation of normal knee movement. J Bone Joint Surg Br. 1971;53(2):272–7. http://www.ncbi.nlm.nih.gov/pubmed/5578223.

23. Coventry MB, Finerman GA, Riley LH, Turner RH, Upshaw JE. A new geometric knee for total knee arthroplasty. Clin Orthop Relat Res. 1972;83:157–62. http://www.ncbi.nlm.nih.gov/pubmed/5014807.

24. Ranawat CS, Shine JJ. Duo-condylar total knee arthroplasty. Clin Orthop Relat Res. 1973;(94):185–95. http://www.ncbi.nlm.nih.gov/pubmed/4743449.

25. Robinson RP. The early innovators of today's resurfacing condylar knees. J Arthroplasty. 2005;20(1 Suppl 1):2–26. doi:10.1016/j.arth.2004.11.002.

26. Goodfellow J, O'Connor J. The anterior cruciate ligament in knee arthroplasty. A risk-factor

with unconstrained meniscal prostheses. Clin Orthop Relat Res. 1992;276:245–52. http://www.ncbi.nlm.nih.gov/pubmed/1537161.

27. White SH, Ludkowski PF, Goodfellow JW. Anteromedial osteoarthritis of the knee. J Bone Joint Surg Br. 1991;73(4):582–6. http://www.ncbi.nlm.nih.gov/pubmed/2071640.

28. Goodfellow J, O'Connor J, Pandit H, Dodd C, Murray D. Unicompartmental arthroplasty with the oxford knee. 2nd ed. Goodfellow Publishers Ltd, Oxford, United Kingdom; 2015.

29. Scuderi GR, Insall JN, Windsor RE, Moran MC. Survivorship of cemented knee replacements. J Bone Joint Surg Br. 1989;71(5):798–803. http://www.ncbi.nlm.nih.gov/pubmed/2584250.

30. Lewallen DG, Bryan RS, Peterson LF. Polycentric total knee arthroplasty. A ten-year follow-up study. J Bone Joint Surg Am. 1984;66(8):1211–8. http://www.ncbi.nlm.nih.gov/pubmed/6490696.

31. Skolnick MD, Coventry MB, Ilstrup DM. Geometric total knee arthroplasty. A two-year follow-up study. J Bone Joint Surg Am. 1976;58(6):749–53. http://www.ncbi.nlm.nih.gov/pubmed/956218.

32. Insall JN, Ranawat CS, Aglietti P, Shine J. A comparison of four models of total knee-replacement prostheses. J Bone Joint Surg Am. 1976;58(6):754–65. http://www.ncbi.nlm.nih.gov/pubmed/956219.

33. Riley D, Woodyard JE. Long-term results of Geomedic total knee replacement. J Bone Joint Surg Br. 1985;67(4):548–50. http://www.ncbi.nlm.nih.gov/pubmed/4030848.

34. van Loon CJ, Hu HP, Van Horn JR, De Waal Malefijt MC. The Geomedic knee prosthesis. A long-term follow-up study. Acta Orthop Belg. 1993;59(1):40–4. http://www.ncbi.nlm.nih.gov/pubmed/8484320.

35. Ranawat CS, Insall J, Shine J. Duo-condylar knee arthroplasty: hospital for special surgery design. Clin Orthop Relat Res. 1976;120:76–82. doi:10.1097/00003086-197307000-00023.

36. Townley CO. The anatomic total knee resurfacing arthroplasty. Clin Orthop Relat Res. 1985;(192):82–96. http://www.ncbi.nlm.nih.gov/pubmed/3967443.

37. Pritchett JW. Bicruciate-retaining total knee replacement provides satisfactory function and implant survivorship at 23 years. Clin Orthop Relat Res. 2015;473(7):2327–33. doi:10.1007/s11999-015-4219-8.

38. Sabouret P, Lavoie F, Cloutier J-M. Total knee replacement with retention of both cruciate ligaments: a 22-year follow-up study. Bone Joint J. 2013;95-B(7):917–22. doi:10.1302/0301-620X.95B7.30904.

39. Pritchett JW. Patients prefer a bicruciate-retaining or the medial pivot total knee prosthesis. J Arthroplasty. 2011;26(2):224–8. doi:10.1016/j.arth.2010.02.012.

40. Stiehl JB, Komistek RD, Cloutier JM, Dennis DA. The cruciate ligaments in total knee arthroplasty: a kinematic analysis of 2 total knee arthroplasties. J Arthroplasty. 2000;15(5):545–50. http://www.ncbi.nlm.nih.gov/pubmed/10959990.

41. Halewood C, Traynor A, Bellemans J, Victor J, Amis AA. Anteroposterior laxity after bicruciate-retaining total knee arthroplasty is closer to the native knee than ACL-resecting TKA: a biomechanical cadaver study. J Arthroplasty. 2015;30(12):2315–9. doi:10.1016/j.arth.2015.06.021.

42. Christensen JC, Brothers J, Stoddard GJ, et al. Higher Frequency of Reoperation With a New Bicruciate retaining Total Knee Arthroplasty. Clin Orthop Relat Res. 2017;475(1):62–69. doi:10.1007/s11999-016-4812-5.

43. Gulati A, Chau R, Pandit HG, et al. The incidence of physiological radiolucency following Oxford unicompartmental knee replacement and its relationship to outcome. J Bone Joint Surg Br. 2009;91(7):896–902. doi:10.1302/0301-620X.91B7.21914.

44. Schwartz AJ, Della Valle CJ, Rosenberg AG, Jacobs JJ, Berger RA, Galante JO. Cruciate-retaining TKA using a third-generation system with a four-pegged tibial component: a minimum 10-year followup note. Clin Orthop Relat Res. 2010;468(8):2160–7. doi:10.1007/s11999-010-1360-2.

45. Beard DJ, Holt MD, Mullins MM, Malek S, Massa E, Price AJ. Decision making for knee replacement: variation in treatment choice for late stage medial compartment osteoarthritis. Knee. 2012;19(6):886–9. doi:10.1016/j.knee.2012.05.005.

第8章
运动学对线的全膝关节置换术中平衡质量保障的五个步骤

8

Stephen M. Howell and Alexander J. Nedopil

8.1 引言

运动学对线的全膝关节置换术（TKA）现在已经获得了广泛关注，因为有两项随机试验和一项全国的多中心研究表明，在置换了相似假体术后 2 年、3 年和 6 年后，在疼痛缓解、膝关节功能、膝关节屈曲度和膝关节本体感觉方面上，接受运动学对线方式的全膝关节置换术治疗的患者明显好于接受机械力学对线手术的患者 [1~5]。这一章节介绍了运动学对线的全膝关节置换术的三个目标：①还原自然的胫股关节面；②还原自然的膝关节和下肢力线；③还原自然的膝关节松紧度。因为运动学对线的全膝关节置换术相对较新，不像机械力学对线的全膝关节置换术那么容易理解，我们提出了手术中应用的质量保障五个步骤，来确保股骨假体和胫骨假体与自然关节线的运动学力线，纠正膝关节的平衡。我们还展示了一些运用运动学对线的全膝关节置换术治疗严重内外翻畸形的病例。

8.2 目标一：还原自然的胫股关节面

运动学对线的全膝关节置换术（TKA）的第一个目标是设置前方 - 后方、近端 - 远端、内侧 - 外侧移动，以及股骨和胫骨假体的屈曲 - 伸直、内翻 - 外翻、内旋 - 外旋六个活动。安装股骨和胫骨假体后，还原自然的胫股关节面，并且需要让假体的轴线尽可能接近正常膝关节的三条轴线 [2, 3, 6]（图 8.1）。第一条轴线是胫骨的屈曲轴，它贯穿股骨后髁 20°～120°圆形部分的圆心，就像穿过两个车轮的车轴。这条轴线决定了胫骨在股骨上屈伸活动的弧线 [6~10]。第二条轴线是髌骨屈曲轴，它与胫骨屈曲轴平行，位于其前方平均 10mm，近端平均 12mm。这条轴决定了髌骨在股骨上屈伸活动的弧线 [11, 12]。膝关节屈曲 - 伸直的活动平面就位于膝关节中央，并垂直于这两条运动轴线。第三条轴线是胫骨的纵向旋转轴线,它恰好垂直于胫骨和髌骨的屈曲轴。这条轴线决定了胫骨对于股骨内外旋转的自然弧线[10, 11]。这些轴线几乎都平行于或垂直于正常的胫股关节面[6, 10~14]。因此,假体位置在六个方向活动中任何一个或多个方向的的变化,都会引起胫股关节面的变化。而关节面的变化,会使假体的旋转轴线与膝关节三条运动轴线排列紊乱,从而改变副韧带、支持带和后交叉韧带的静息长度。这些韧带结构静息长度的改变会导致韧带的非正常紧缩和(或)松弛,还有非正常的胫股和髌股关节运动,这最终导致患者感觉疼痛、活动受限、僵直和关节不稳[6, 10, 15, 16]。

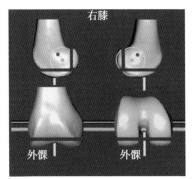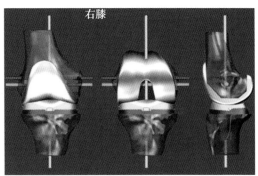

图 8.1 右侧股骨(左图)和运动学对线的 TKA(右图)表示了三条膝关节运动学周线的关系,股骨远端和后髁截骨的关节线,还有六个方向活动时假体的位置[3]。胫骨的屈曲轴线用绿色线表示,髌骨的屈曲轴线用紫色线表示,胫骨的纵向旋转轴线用黄色线表示。三条轴线几乎都平行或垂直关节线。膝关节屈曲 - 伸直的活动平面就位于膝关节中央,并垂直于胫骨和髌骨的屈曲运动轴线。在假设股骨假体髁和胫骨屈伸平面相一致的情况下,通过使股骨假体的轴线与胫骨屈曲轴重合,从而达到运动学对线股骨假体,最终达到弥补的软骨磨损的厚度和股骨远端、后髁截骨一起与股骨假体的髁在厚度上是一致的

8.3 目标二:还原自然的膝关节和下肢力线

运动学对线的 TKA 的第二个目标是还原自然的膝关节和下肢力线[3, 4, 15, 17]。有一些研究反对在行 TKA 手术时建立处在中位的机械力线,支持纠正到自然的或"生理的"力线(图 8.2)[15, 18~20]。对一些先天内翻、外翻力线的患者建立机械力线是非生理性的,还会引起膝关节交叉韧带和侧副韧带很大的张力偏差[15, 18, 21, 22]。对术前内翻的患者,将力线放在自然内翻位置相对于放在过度纠正的中间位,患者在临床症状和功能评分上的结果要更好,而假体 7 年生存率并无差异[19]。运动学对线的 TKA 术后平均 6 年,膝关节、下肢和胫骨的自然力线的恢复并没有反过来影响假体的生存,还带来了良好的功能,说明运动学对线的 TKA 可以作为初次 TKA 时除了机械对线的另一选择[4]。

现存的证据表明，下肢自然力线并不能导致膝骨关节炎。一些临床上的发现像一侧内翻畸形另一侧外翻畸形的双侧骨关节炎（"顺风腿"），还有大部分严重先天内翻的亚洲患者却只有很轻的骨关节炎，这些都表明自然力线在骨关节炎的发展中起到很小的作用。反而，骨关节炎的发病，众所周知，与随着年龄增长而发生的软骨新陈代谢的变化有关。关节软骨是一种机械敏感性组织，当它健康时，负重会增加合成反应并变厚。软骨细胞随着年龄增长会降低合成反应，增厚减少，这导致了骨关节炎，意味着能够代偿、抵消运动和肥胖带来的高负担的能力逐渐消失了 [23]。

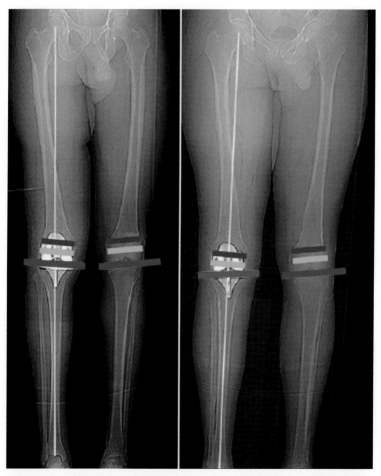

图 8.2　展示：①运动学对线的 TKA（左侧患者）还原了自然的胫股关节面（蓝线），自然的下肢力线（白线），匹配完好的股骨假体胫骨屈曲轴（绿线）和髌骨屈曲轴（紫线）；②机械力线的 TKA（右侧患者）改变了自然的胫股关节面（红线），自然的下肢力线，排列不齐的股骨假体胫骨屈曲轴和髌骨屈曲轴。研究表明运动学力线相对机械力线拥有相同的下肢和膝关节力线的平均值，却有着更少的下肢内翻和膝内翻的离群值 [2, 34, 35]

8.4　目标三：还原自然的膝关节松紧度

　　运动学对线的 TKA 的第三个目标是还原自然的膝关节松紧度，膝关节松紧度在屈曲 0°时要比屈曲 45°和 90°时更紧[16, 24]（图 8.3）。屈曲 0°时，胫股关节自然表现像刚体，因为在应力下受到软组织的限制，胫骨相对股骨平均内翻（0.7°）、外翻（0.5°）、内旋（4.6°），外旋（4.4°），这都是可以忽略不计的[16, 24, 25]。屈曲 45°和 90°时，内翻平均松弛度（3.1°）比屈曲 0°增加 5 倍，牵拉时增加 4 倍，外翻（1.4°）、内旋（14.6°）和外旋（14.7°）都是增加 3 倍，前移运动时增加 2 倍[16, 24]。膝关节这些不同屈曲位置时松弛度自然差异的保持，需要侧副韧带、后交叉韧带和支持带自然静息长度的稳定。间隙平衡技术的 TKA 对线，会依据伸直间隙，把屈曲 45°和屈曲 90°相对松弛的间隙做紧，这样患者可能会感觉疼痛、僵直和（或）屈曲受限[6, 16]。

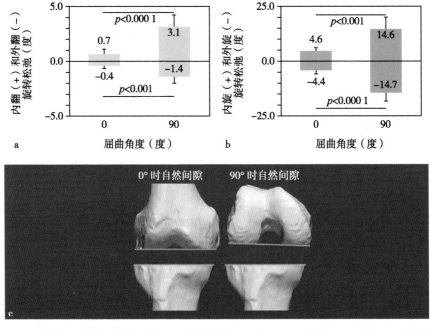

　　图 8.3　图中是一组复合柱状图描述在自然内翻（+）、外翻（-）、内旋（+）、外旋（-）位膝关节屈曲 0°和屈曲 90°时的松弛度（图 8.3a 和 8.3b），还有右膝关节经过运动力线方法截骨后，屈曲 0°和屈曲 90°的自然间隙（图 8.3c）[24, 36]。那些成对的柱状图 P 值小于 0.05，表明屈曲 90°时要比屈曲 0°时更加松弛。截骨后的右膝关节表明屈曲 0°时内外侧间隙相等的对称间隙，而屈曲 90°时内侧间隙较外侧小的不对称间隙。因此，TKA 间隙平衡的手术目标使屈曲间隙过紧（错误条指 ±1 个标准误差）

还原膝关节伸直位的自然松弛度需要切除所有骨赘,膝关节伸直至 0°,调整内外翻角度,调整胫骨假体厚度直至内翻、外翻、内旋、外旋时的松弛度可以忽略(松弛度合适)[3]。屈曲膝关节至 90°,调整胫骨假体的前后坡度(后倾)和厚度,直至胫骨前缘至股骨远端髁中心在的偏移在术中暴露时与装上试模后相匹配,然后在胫骨内外旋大约 14° 时还原膝关节屈曲 90° 时的自然松弛度(图 8.4)[3]。运用运动力线的 TKA 来还原自然的膝关节、下肢力线和膝关节的松弛度,可以解释来自一项随机临床实验和一项全国多中心研究的报道,这项报道描述了接受运动学对线的 TKA 的患者比接受传统机械力线的 TKA 的患者获得了更好的疼痛缓解、更好的功能、更好的屈曲度,膝关节本体感觉也得到改善[2, 5]。

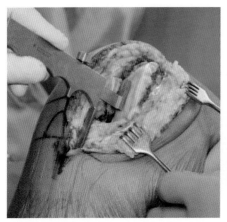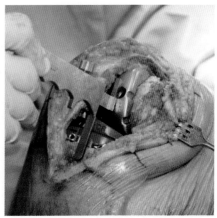

图 8.4　内翻畸形的右膝关节屈曲 90° 位的术中照片,展示了在术中暴露时测量胫骨前缘和股骨远端磨损的软骨表明中心的自然偏移(左图),和安装试模后偏移的减少(右图)。弥补 2mm 股骨远端软骨中心的磨损,调整胫骨假体的前后坡度(后倾)和厚度,直至胫骨前缘至股骨远端髁中心在的偏移在术中暴露时与装上试模后相匹配,然后在胫骨内外旋大约 14° 时还原膝关节屈曲 90° 时的自然松弛度

8.5　股骨假体运动学对线的技巧

运动对线将股骨假体放置在膝关节远端(屈曲 0°)和后端(屈曲 90°)关节线的自然地角度和水平。手术技术首先开始于应用偏置卡尺测量胫骨前缘和屈曲 90° 时股骨远端中心的偏移(图 8.4)。如果股骨髁远端中心的软骨磨损,要从偏移测量中减去 2mm。测量出的偏移随后作为参考用于完成质量保障的五个步骤,来恢复自然的 F-E 角和胫骨关节线的后倾。一旦术中膝关节被完全暴露出来,股骨远端软骨磨损的位置就可评估确定。用环形刮匙清除磨损的软骨。

股骨假体的屈伸位置是靠一根 8～10cm 的定位杆来确定,将定位杆插入钻好的孔中,使定位杆平行于股骨远端前方平面,垂直于远端关节面(图 8.5)。这个孔位于股骨髁间凹槽的顶端和股骨前方皮质之间,以减少股骨假体相对股骨解剖轴屈曲超过 5° 的风险,否则将造成髌股关节的不稳定[26]。减少股骨假体的屈曲,就是质量保障的第一步。

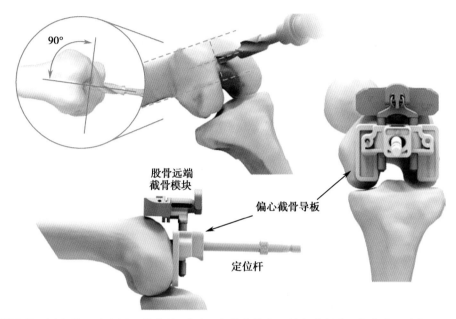

图 8.5　图中展示了应用可调装置(蓝色)来做截骨定股骨假体屈伸、内外旋运动力线的方法。垂直股骨远端关节面钻洞,然后平行股骨前方插入一根 8～10cm 的定位杆,以此来定股骨假体的屈伸旋转。在定位杆上装入股骨远端截骨模块及偏心截骨导板组件,来定位内外翻并调节股骨远端截骨量,偏心截骨导板要紧贴股骨远端安放,但要预留 2mm 间隙,来补偿股骨髁的软骨磨损

　　股骨假体的内外旋和远端截骨量是通过一个远端可调节定位模块设定,这个模块可以补偿内翻膝股骨内侧髁远端 2mm 的软骨磨损,也可以补偿外翻膝股骨外侧髁远端 2mm 的软骨磨损。远端截骨靠一个卡尺进行测量。股骨假体的前后距和内外旋选择通过放置一个 0° 旋转的后定位模块紧贴股骨后髁来达成(图 8.6)。这个模块的位置很少要求精确,因为在内翻性和外翻性骨关节炎中膝关节股骨后内侧髁和后外侧髁完全的软骨缺损很少见[27]。后方截骨量也靠一个卡尺进行测量。大多数的膝骨关节炎在 0° 和 90° 屈曲时很少需要骨缺损的纠正[3, 27]。在补偿软骨磨损和锯片的厚度之后,调整远端和后方截骨的厚度去适应股骨假体的厚度,从而完成质量保障的第二步。

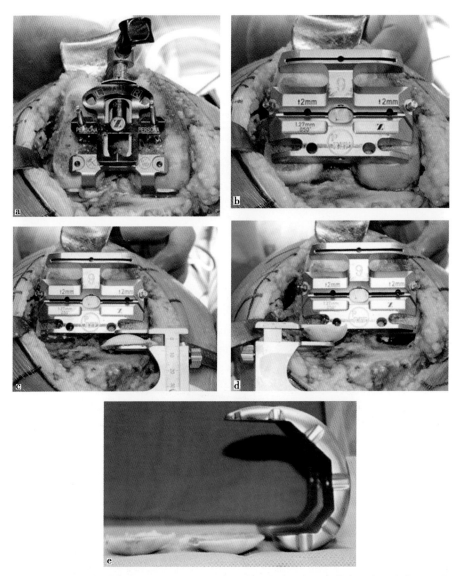

图 8.6 一个右侧内翻膝的一组图表现了股骨假体屈曲 90° 时运动学确立力线的步骤。将一个 0° 旋转的后方定位模块插入胫股间隙，紧贴股骨后髁，钉子固定（a）。将合适型号的截骨模块插入钉孔（b）。用卡尺测量股骨后内侧髁（c）和股骨后外侧髁的厚度（d）。这些步骤确定了股骨假体的内外旋和前后径，以达到股骨后方原本的关节表面（e）

8.6　胫骨假体运动学对线的技巧

运动学对线的 TKA 通过应用一个髓外的胫骨模块来确定胫骨假体恢复原本胫骨关节面的内外旋、内翻外翻、屈伸位置和截骨量（图8.7～图8.9）[3]。胫骨假体的内外旋被设置成与膝关节屈伸平面平行，可以应用胫骨外侧髁的中轴，也可以应用运动学的胫骨底板方法 [3, 28, 29]。当运用胫骨外侧髁中轴的方法时，胫骨外侧髁关节面的椭圆形边界要辨认清晰，然后画出中轴线（图8.7）[3, 28, 29]。有专门的模块用于在胫骨内侧关节面钻两个孔，这两个孔与画在胫骨外侧髁的中轴平行。胫骨截骨之后，胫骨假体的前后轴与这两个孔平行。这个技术运用的基本原理与 Cobb 的方法类似，他通过胫骨内外侧髁的圆形运动轨迹提出了膝关节的屈伸平面 [30]。相对于机械力线的 TKA，内侧边缘和胫骨结节内三分

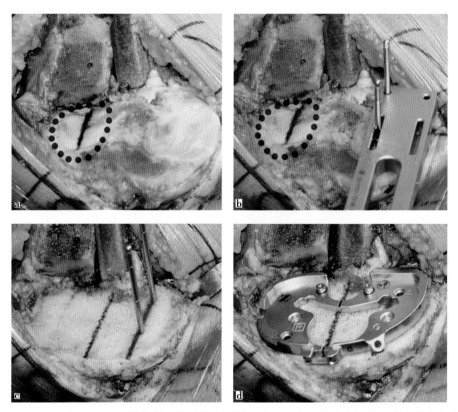

图 8.7　右膝关节的一组图表现运用胫骨外侧髁中轴线的方法来确定胫骨假体试模的内外旋，先确定胫骨外侧髁关节面类椭圆形边界（黑点）的前后轴（蓝色线）(a)。有专用模块在胫骨内侧关节面打入两枚定位钉，与之前中轴线平行(b)。截去胫骨关节面，确定两个钉孔，画线与之平行(c)。标记（绿色箭头）指出胫骨平台试模的前后轴与这些线平行(d)

之一也是相对有用的标记。一项有关一系列运动力线的 TKA 的研究表明, 靠胫骨内侧边缘或胫骨结节内三分之一的方法定位胫骨假体, 有 70% 的膝关节出现相对于膝关节屈伸平面 5° 的旋转不良。有 80% 的膝关节出现 5° 或更多的旋转不良 [3, 31, 32]。胫骨外侧髁中轴线的方法是可重复的, 在胫骨假体前后轴和膝关节屈伸平面之间表现出了一点微不足道的偏差 (内旋了 −1°) 和能够接受的精

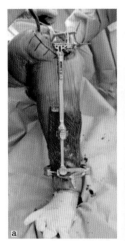
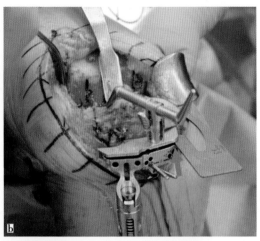
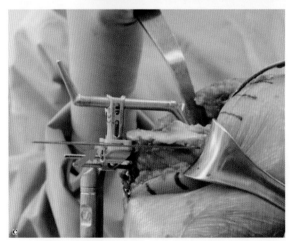

图 8.8 右膝关节的一组图表现了运动学方式确立胫骨假体力线的步骤。传统的髓外定位胫骨截骨导板有一个 10mm 偏置的胫骨截骨测量器, 飞镖翼 (绿色箭头) 贴敷在髁上 (a)。胫骨截骨的内外翻定位通过向内外调整导杆末端滑块来实现, 直到锯片位置平行于弥补了软骨和骨磨损的胫骨关节面。胫骨的截骨量通过调整锯片位置的高度实现, 直到胫骨截骨板比针和未磨损的胫骨髁中心接触 (b)。胫骨假体的屈伸旋转度 (后倾) 靠调整飞镖倾斜至平行于内侧关节线的斜度来实现 (c)。这些步骤决定了胫骨的截骨量, 胫骨假体的内外翻和后倾, 使其平行于胫骨生理性的关节面

确度（±5.4°），还有胫骨假体在股骨假体上最小限度的旋转不良[28, 29]。将胫骨假体前后轴平行于膝关节屈伸平面，从而完成质量保障的第三步[28, 29, 32]。

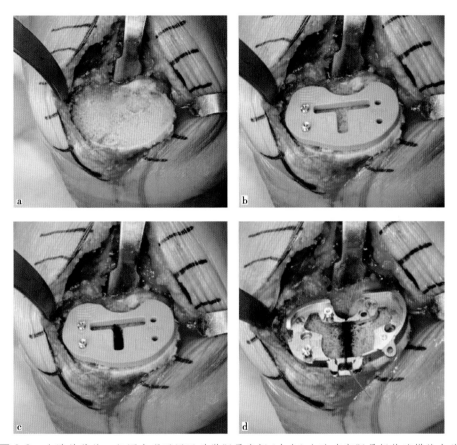

图 8.9　右膝关节的一组图表现了用运动学胫骨底板（灰色）方法确定胫骨假体试模的内外旋，平行于膝关节屈伸平面的步骤。显露胫骨截骨后的皮质轮廓（a）。从七个运动学胫骨底板中选择适合该皮质轮廓的最大号底板（b）。标记运动学胫骨基板的前后轴（蓝线）（c）。胫骨平台试模上的标记（绿色箭头）表明其前后轴与蓝线平行（d）

接下来，应用传统的髓外定位胫骨截骨模块，其中的飞镖定位锯片的位置（图 8.8）。胫骨假体的内外翻定位通过调整模块终端的内侧可调滑块来实现，直到锯片位置看上去平行于弥补了软骨和骨磨损的胫骨关节面。胫骨假体的屈伸或后倾通过调整飞镖倾斜来实现，直到锯片位置平行于弥补了磨损后的内侧关节线的斜率，在暴露膝关节后首先抵消测量值。胫骨截骨量通过调整锯片位置的高度来实现，直到 10mm 胫骨截骨比针接触未磨损的胫骨髁中心[3]。保护后交叉韧带止点的胫骨截骨被认为是保守的。当运用运动学胫骨底板设置胫骨假体内外旋时，要选择适合胫骨截骨后皮质轮廓的七个可用尺寸中最大一个，而且最适合前内侧皮质边缘（图 8.9）。运动学胫骨底板应用的可重复性通过体外实验验证，经五位关节置换外科医生、三位矫形外科主治医师 / 住院医师和三位学生进行的 166 例胫骨截骨评估，结果显示，运动学胫骨底板前后轴和膝关节屈伸平面之间有微不足道的偏差（0.7° 外旋），可接受的精确度（±4.6°）。其体内应用的可重复性经一位关节置换外科医生进行的 63 例运动学对线的 TKA 评估，结果显示，胫骨和股骨假体前后轴之间有微不足道的偏差（0.2° 外旋），可接受的精确度（±3.6°）（未公开发表的研究）。

8.7　平衡运动学力线的全膝关节置换术

　　运动学对线的 TKA 恢复运动和平衡的法则简单，有着合理的进程、明确的终点，这在开始完成的质量保障第一至第三步中是可以明确的（图 8.10）。膝关节要用试模测试，来决定恢复膝关节运动和平衡中需要哪个型号。当膝关节屈曲伸直均受限，但在整个运动过程中前后和内外翻均稳定，要多切除点胫骨。当膝关节伸直受限但可以完全屈曲，而且在整个运动过程中前后和内外翻均稳定，要切除后方骨赘，松解后方关节囊。如果后方骨赘切除和后方关节囊松解无效，就减少胫骨后倾。股骨远端增加截骨并不推荐用于恢复伸直，除非远端截骨比后方截骨要薄 2mm 或更薄，或者后交叉韧带被无意截断。增加股骨远端截骨的后果就是股骨假体向近端位移。这使原始的股骨横轴向近端移位，而股骨横轴的前后位置没有位移，这使侧副韧带在伸直位松弛而屈曲时没有变化。这限制了膝关节屈曲，使膝关节运动学力线紊乱。当膝关节屈曲受限但能够完全伸直，而且在整个运动过程中前后和内外翻均稳定，要增加胫骨后倾。运动学对线的股骨假体不需要切断或松解后交叉韧带来增加屈曲。

　　当膝关节在整个运动过程中内侧过紧而屈伸良好，要切除股骨和胫骨内侧骨赘。若内侧仍然过紧，再次增加 1°～2° 内翻截胫骨，直到膝关节装上试模在完全伸直位由微不足道的内外翻松弛。当膝关节在整个运动过程中外侧过紧而屈伸良好，要切除股骨和胫骨外侧骨赘。若外侧仍然过紧，再次增加 1°～2° 外翻截胫骨，直到膝关节装上试模在完全伸直位由微不足道的内外翻松弛。膝关节在完全伸直位微不足道的内外翻松弛恢复自然地肢体力线，从而完成质量保障的第四步 [3, 16, 24]。

　　最后，调整胫骨的屈 - 伸（后倾）截骨，屈曲 90° 时胫骨前方到装上试模的股骨远端内侧髁的前后偏移要与膝关节手术暴露时相等，而且还有接近 14° 的被动内外旋活动度。恢复前后偏移和生理性的被动内外旋活动度是质量保障的第五步 [3, 16, 24]。

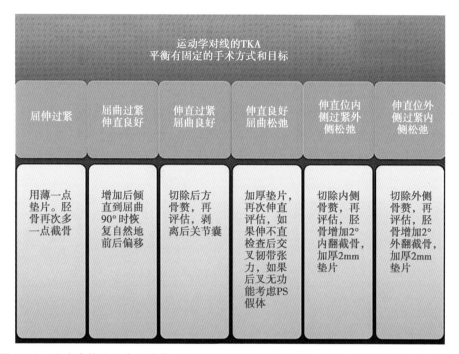

图 8.10　这个表格是平衡运动学对线的 TKA 的阶梯式法则。上面一行列出了六种力线紊乱情况，下面一行列出了相应的纠正方式。注意那些要求再次截骨的纠正方式，是通过调节合适的胫骨截骨截骨量、内外翻、后倾，而不是股骨再次截骨

由于意外切断或原本功能较差引起的后交叉韧带功能不全，会导致膝关节屈曲 90° 时前后不稳，而完全伸直时稳定，要么用增加前方坡度的衬垫，要么选用后稳定型假体。

8.8　运用运动学对线的全膝关节置换术治疗严重内外翻畸形的病例

运动学对线的 TKA 可用于任一严重内翻畸形（图 8.11）。能够恢复生理性的关节线，也能完整保持周围软组织松弛度。举例说明，一例外伤后严重内翻畸形的膝关节伴随屈曲挛缩和慢性后交叉韧带功能丧失。因为后交叉韧带功能丧失，我们选择后交叉韧带替代假体。

对严重外翻固定畸形的患者行运动学对线的 TKA 时有一些特殊的考虑（图 8.12）。我们估计在调整内外翻角度和胫骨假体厚度直到膝关节伸直位时有着微不足道的内外翻松弛后，有 15% 的外翻固定畸形仍残存 2°～3° 过度外翻畸形（图 8.12）。在这一小部分外翻膝中，我们通过"派皮技术"小心地延长外侧副

韧带 2～3mm（用腰穿针，在膝关节屈曲 90° 时椎板撑开器撑开外侧间室进行操作）（图 8.13）。在完成延长之后，用截骨模块再次增加 2°～3° 内翻胫骨截骨，更换加厚 2mm 垫片。对长度正常的胫骨，膝关节每纠正 1° 的内翻或外翻都会引起踝关节向内侧或外侧 6～7mm 的移位。因此，膝关节 3° 的内翻纠正就会引起踝关节内移 18～21mm，因而纠正了下肢和膝关节的外翻畸形。在罕见的情况下，这些纠正方案不能减少慢性髌骨外侧半脱位或脱位，要做外侧支持带松解。

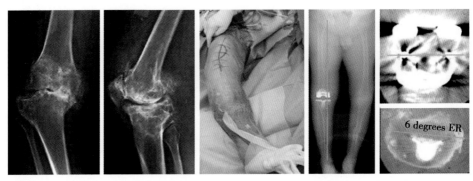

图 8.11　这一组图表现了外伤后严重内翻畸形、屈曲挛缩和慢性后交叉韧带功能丧失的膝关节的术前影像学照片，内翻畸形的术中照片，术后下肢 CT 扫描和股骨、胫骨假体的轴向位照片。运动学对线的 TKA 恢复了膝关节自然的力线和松紧度，该膝关节没有内侧副韧带的松弛，因为后交叉韧带的损伤而选择后交叉韧带替代型假体

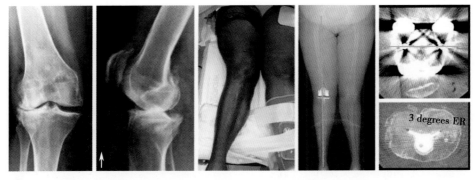

图 8.12　这一组图表现了严重外翻畸形膝关节的术前影像学照片，严重外翻畸形、屈曲挛缩的术中照片，术后下肢 CT 扫描和股骨、胫骨假体的轴片片。运动学对线的 TKA 恢复了自然地力线和松紧度，该膝关节没有外侧副韧带的松弛，而且有着完整的后交叉韧带

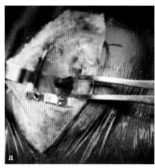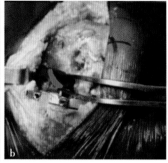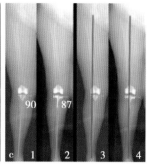

图 8.13　这一组图表现了层状拉片在右膝关节外侧用"派皮技术"增加延长外侧副韧带 3mm 之前（a）和之后（b），还有对另一个患者用"派皮技术"纠正膝关节和下肢力线，其在初次运动学对线的 TKA 后残存过度外翻（c）。胫骨假体在初次手术时最初放置与胫骨机械轴成 90°角（1），残存了过度外翻（3）。根据纠正外翻畸形的阶梯式法则，调整胫骨假体的内外翻力线，保留股骨假体（图 8.10）。纠正胫骨假体的内外翻力线，通过延长外侧副韧带 3mm 胫骨假体与胫骨机械轴之间夹角为 87°（2），更换更厚的垫片使踝关节偏内 20mm，使下肢力线恢复正常（4）

8.9　总结

　　运动学对线的 TKA 是一项有前途的手术技术，相对于机械力线的 TKA，假体生存率接近，在 2 年、3 年和 6 年后，患者在疼痛缓解、功能、屈曲活动度、本体感觉几方面有更显著的改善 [1, 2, 4, 5, 33]。运动学对线的 TKA 的三个目标：①还原自然的胫股关节面；②还原自然的膝关节和下肢力线；③还原自然的膝关节松紧度。我们提出了在术中股骨和胫骨假体安置质量保障的五个步骤，来确保股骨假体和胫骨假体与自然关节线的运动学对线，纠正膝关节的平衡，即使对严重内翻、外翻畸形和屈曲挛缩的患者也是如此。下面的三个链接，为对运动学对线的 TKA 感兴趣，想要更多学习的外科医生，提供视频和动画指导。

　　1. YouTube 实录 2015 年法国里昂 ISAKOS 上运动学对线的 TKA 手术指导（http://www.youtube.com/watch?v=VW9-GdUYBcs）。

　　2. TouchSurgery 免费动画手术应用，学习运动学对线的 TKA 手术技术和术中决策，可以下载至智能手机、iPad 或平板电脑（http://www.touchsurgery.com）。

　　3. Dr. Stephen M Howell 的网页，包含其发表论文的 PDF（http://www.drstevehowell.com/）。

参考文献

1. Calliess T, Bauer K, Stukenborg-Colsman C, Windhagen H, Budde S, Ettinger M PSI kinematic versus non-PSI mechanical alignment in total knee arthroplasty: a prospective, randomized study. Knee Surg Sports Traumatol Arthrosc Off J ESSKA. 2016:1–6. doi:10.1007/s00167-016-4136-8.

2. Dossett HG, Estrada NA, Swartz GJ, LeFevre GW, Kwasman BG. A randomised controlled trial of kinematically and mechanically aligned total knee replacements: two-year clinical results. Bone Joint J. 2014;96-B(7):907–13. doi:10.1302/0301-620X.96B7.32812.

3. Howell SM, Papadopoulos S, Kuznik KT, Hull ML. Accurate alignment and high function after kinematically aligned TKA performed with generic instruments. Knee Surg Sports Traumatol Arthrosc Off J ESSKA. 2013;21(10):2271–80. doi:10.1007/s00167-013-2621-x.

4. Howell SM, Papadopoulos S, Kuznik K, Ghaly LR, Hull ML. Does varus alignment adversely affect implant survival and function six years after kinematically aligned total knee arthroplasty? Int Orthop. 2015;39(11):2117–24.

5. Nam D, Nunley RM, Barrack RL. Patient dissatisfaction following total knee replacement: a growing concern? Bone Joint J. 2014;96-B(11 Supple A):96–100. doi:10.1302/0301-620X.96B11.34152.

6. Eckhoff DG, Bach JM, Spitzer VM, Reinig KD, Bagur MM, Baldini TH, Flannery NM. Three-dimensional mechanics, kinematics, and morphology of the knee viewed in virtual reality. J Bone Joint Surg Am. 2005;87(Suppl 2):71–80. doi:10.2106/JBJS.E.00440.

7. Pinskerova V, Iwaki H, Freeman MA. The shapes and relative movements of the femur and tibia at the knee. Orthopade. 2000;29(Suppl 1):S3–5.

8. Iwaki H, Pinskerova V, Freeman MA. Tibiofemoral movement 1: the shapes and relative movements of the femur and tibia in the unloaded cadaver knee. J Bone Joint Surg Br. 2000;82(8):1189–95.

9. Weber WE, Weber EFM. Mechanik der menschlichen Gehwerkzeuge. Göttingen: Verlag der Dietrichschen Buchhandlung; 1836.

10. Hollister AM, Jatana S, Singh AK, Sullivan WW, Lupichuk AG. The axes of rotation of the knee. Clin Orthop Relat Res. 1993;290:259–68.

11. Coughlin KM, Incavo SJ, Churchill DL, Beynnon BD. Tibial axis and patellar position relative to the femoral epicondylar axis during squatting. J Arthroplasty. 2003;18(8):1048–55.

12. Iranpour F, Merican AM, Baena FR, Cobb JP, Amis AA. Patellofemoral joint kinematics: the circular path of the patella around the trochlear axis. J Orthop Res Off Pub Orthop Res Soc. 2010;28(5):589–94. doi:10.1002/jor.21051.

13. Eckhoff D, Hogan C, DiMatteo L, Robinson M, Bach J. Difference between the epicondylar and cylindrical axis of the knee. Clin Orthop Relat Res. 2007;461:238–44. doi:10.1097/BLO.0b013e318112416b.

14. Howell SM, Howell SJ, Hull ML. Assessment of the radii of the medial and lateral femoral condyles in varus and valgus knees with osteoarthritis. J Bone Joint Surg Am. 2010;92(1):98–104. doi:10.2106/JBJS.H.01566.

15. Gu Y, Roth JD, Howell SM, Hull ML. How frequently do four methods for mechanically aligning a total knee arthroplasty cause collateral ligament imbalance and change alignment from normal in white patients? AAOS Exhibit Selection. J Bone Joint Surg Am. 2014;96(12):e101.

16. Roth JD, Howell SM, Hull ML. Native knee laxities at 0 degrees , 45 degrees , and 90 degrees of flexion and their relationship to the goal of the gap-balancing alignment method of total knee arthroplasty. J Bone Joint Surg Am. 2015;97(20):1678–84. doi:10.2106/JBJS.N.01256.

17. Hutt J, Masse V, Lavigne M, Vendittoli PA. Functional joint line obliquity after kinematic total knee arthroplasty. Int Orthop. 2016;40(1):29–34. doi:10.1007/s00264-015-2733-7.

18. Ji HM, Han J, Jin DS, Seo H, Won YY. Kinematically aligned TKA can align knee joint line to horizontal. Knee Surg Sports Traumatol Arthrosc Off J ESSKA. 2016;24(8):2436–41. doi:10.1007/s00167-016-3995-3.

19. Vanlommel L, Vanlommel J, Claes S, Bellemans J. Slight undercorrection following total knee

arthroplasty results in superior clinical outcomes in varus knees. Knee Surg Sports Traumatol Arthrosc Off J ESSKA. 2013;21(10):2325–30. doi:10.1007/s00167-013-2481-4.

20. Victor JM, Bassens D, Bellemans J, Gürsu S, Dhollander AA, Verdonk PC. Constitutional varus does not affect joint line orientation in the coronal plane. Clin Orthop Relat Res. 2014;472(1):98–104.

21. Bellemans J, Colyn W, Vandenneucker H, Victor J. The Chitranjan Ranawat award: is neutral mechanical alignment normal for all patients? The concept of constitutional varus. Clin Orthop Relat Res. 2012;470(1):45–53. doi:10.1007/s11999-011-1936-5.

22. Delport H, Labey L, Innocenti B, De Corte R, Vander Sloten J, Bellemans J. Restoration of constitutional alignment in TKA leads to more physiological strains in the collateral ligaments. Knee Surg Sports Traumatol Arthrosc Off J ESSKA. 2015;23(8):2159–69. doi:10.1007/s00167-014-2971-z.

23. Blazek K, Favre J, Asay J, Erhart-Hledik J, Andriacchi T. Age and obesity alter the relationship between femoral articular cartilage thickness and ambulatory loads in individuals without osteoarthritis. J Orthop Res Off Pub Orthop Res Soc. 2014;32(3):394–402. doi:10.1002/jor.22530.

24. Roth JD, Hull ML, Howell SM. Rotational and translational limits of passive motion are both variable between and unrelated within normal tibiofemoral joints. J Orthop Res Off Pub Orthop Res Soc. 2015;33 (11):n/a–n/a. doi:10.1002/jor.22926

25. Freeman MA, Pinskerova V. The movement of the normal tibio-femoral joint. J Biomech. 2005;38(2):197–208. doi:10.1016/j.jbiomech.2004.02.006.

26. Nedopil AJ, Howell SM, Hull ML. What clinical characteristics and radiographic parameters are associated with patellofemoral instability after kinematically aligned total knee arthroplasty?. Int Orthop. 2016. [Epub ahead of print]. PMID: 27619673.

27. Nam D, Lin KM, Howell SM, Hull ML. Femoral bone and cartilage wear is predictable at 0 degrees and 90 degrees in the osteoarthritic knee treated with total knee arthroplasty. Knee Surg Sports Traumatol Arthrosc Off J ESSKA. 2014;22(12):2975–81. doi:10.1007/s00167-014-3080-8.

28. Nedopil AJ, Howell SM, Hull ML. Does malrotation of the tibial and femoral components compromise function in kinematically aligned total knee arthroplasty? Orthop Clin North Am. 2016;47(1):41–50. doi:10.1016/j.ocl.2015.08.006.

29. Nedopil AJ, Howell SM, Rudert M, Roth J, Hull ML. How frequent is rotational mismatch within 0±10 in kinematically aligned total knee arthroplasty? Orthopedics. 2013;36(12):e1515–20.

30. Cobb JP, Dixon H, Dandachli W, Iranpour F. The anatomical tibial axis: reliable rotational orientation in knee replacement. J Bone Joint Surg Br. 2008;90(8):1032–8. doi:10.1302/0301-620X.90B8.19905.

31. Brar AS, Howell SM, Hull ML. What are the bias, imprecision, and limits of agreement for finding the flexion-extension plane of the knee with five tibial reference lines? Knee. 2016; doi:10.1016/j.knee.2016.01.005.

32. Howell SM, Chen J, Hull ML. Variability of the location of the tibial tubercle affects the rotational alignment of the tibial component in kinematically aligned total knee arthroplasty. Knee Surg Sports Traumatol Arthrosc Off J ESSKA. 2013;21(10):2288–95. doi:10.1007/s00167-012-1987-5.

33. Howell SM, Howell SJ, Kuznik KT, Cohen J, Hull ML. Does a kinematically aligned total knee arthroplasty restore function without failure regardless of alignment category? Clin Orthop Relat Res. 2013;471(3):1000–7. doi:10.1007/s11999-012-2613-z.

34. Dossett HG, Swartz GJ, Estrada NA, LeFevre GW, Kwasman BG. Kinematically versus mechanically aligned total knee arthroplasty. Orthopedics. 2012;35(2):e160–9. doi:10.3928/01477447-20120123-04.

35. Nunley RM, Ellison BS, Zhu J, Ruh EL, Howell SM, Barrack RL. Do patient-specific guides improve coronal alignment in total knee arthroplasty? Clin Orthop Relat Res. 2012;470(3):895–902. doi:10.1007/s11999-011-2222-2.

36. Roth JD, Howell SM, Hull ML. Native knee laxities at 0°, 45°, and 90° of flexion and their relationship to the goal of gap-balancing a TKA. J Bone Joint Surg. 2015;97(20):1678–84. (In Press).

第三部分
手术步骤 2: 初次 TKA

第9章

内翻膝手术步骤

9

David Figueroa and Francisco Figueroa

9.1 引言

人工全膝关节置换术（TKA）治疗骨性关节炎（OA）的内翻畸形，手术的目标在于恢复下肢力线，并且要兼顾软组织平衡及稳定。某些情况下，需要通过紧缩外侧结构才能实现。膝关节置换术的关键就在于正常的软组织平衡[1]。

当软组织的限制结构不阻碍膝关节的正常运动时，我们认为此时膝关节的软组织达到了平衡，这样一般的膝关节正常运动轨迹都保持在一定的周围软组织套内。另外，得保持适度的韧带张力，只有这样才能维持关节稳定。如果软组织平衡破坏将会有一系列并发症出现，包括关节不稳，聚乙烯衬垫的过度磨损，无菌性松动，髌骨轨迹不良及疼痛[1]。

内侧松解是术中间隙平衡技巧的标准步骤，但内侧松解程序及程度因人而异，但根据最近的一系列研究揭示，76%～88%的骨性关节炎内翻畸形病例都需要进行内侧松解[2~4]。

我们在本书中将分享自己的TKA术纠正内翻膝的治疗体会，目前没有统一的手术标准指南，结构松解的先后顺序也非固定不变，松解程序完全依赖于术中所需要进行处理平衡的间隙，屈曲间隙或是伸直间隙的不同决定了松解操作的顺序。

9.2 步骤1：后叉韧带保留假体（CR）及后方稳定假体（PS）

人工全膝关节置换治疗内翻膝首要考虑的因素是保留还是切除后交叉韧带。后交叉韧带既是偏后侧结构又是偏内侧结构，因此在下肢存在内翻畸形时后交叉韧带往往是挛缩的。在做后交叉韧带保留假体置换（CR）时，要评估后交叉韧带条件并要维持其张力平衡。要松解该韧带可以从髁间其切迹入手，也可以松解其胫骨止点。

由于后交叉韧带维持屈曲间隙张力，因此松解后屈曲间隙的张力变化较伸

87

直间隙的张力变化大。因此做完后交叉韧带松解后，屈曲间隙增大，需要通过
股骨远端截骨来增大伸直间隙，以达到屈曲及伸直间隙相似[5]。

当应用后方稳定（PS）假体时，往往把后交叉韧带切除，这样通常仅需稍作
内侧松解即可获得较好的软组织平衡，因此我们建议在解决严重内翻畸形时应
用PS假体，操作更简便（图9.1）。

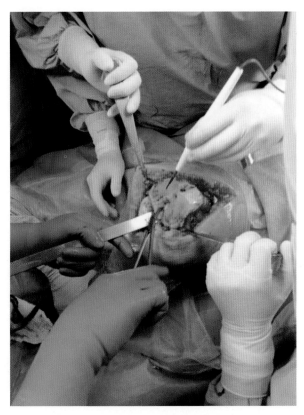

图9.1   PS假体术中切除后交叉韧带

9.3   步骤2：骨赘

在膝关节软组织袖套中的骨赘往往分布于胫骨平台内侧面，股骨内侧髁，
这些骨赘的存在增加了软组织袖套张力，因此我们建议在做软组织松解前要把
所有骨赘切除。对于轻度的内翻膝来说，仅仅切除影响软组织袖套张力的这些
骨赘即可获得良好的屈曲及伸直间隙平衡。

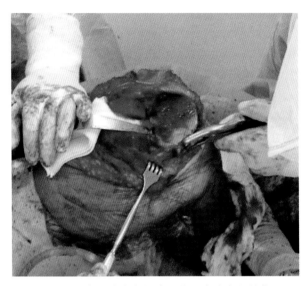

图9.2 内翻膝术中切除胫骨平台的内侧骨赘

9.4 步骤 3: 内侧副韧带浅层

稳定膝关节内侧的关键结构有前后两部分, 前部为内侧副韧带浅层的纤维束(sMCL), 后部包括后斜韧带(POL)及半膜肌肌腱织入后关节囊的部分纤维束[6]。内侧副韧带浅层(sMCL)起自股骨内侧髁, 胫骨止点在胫骨内侧面上部, 其对屈曲及伸直间隙都有重要作用, 关节屈曲时仅前部纤维束紧张, 在伸直时后部纤维束也紧张, 因此前部纤维束对屈曲间隙的平衡有重要作用, 对于伸直间隙的平衡除了前部纤维束, 后部纤维束也有作用。对内侧副韧带胫骨止点骨膜下剥离达到松解目的, 剥离面紧贴鹅足止点的内侧, 位于胫骨内侧面上部(图 9.3)。术者先做轻度松解, 然后再次评估屈曲伸直间隙的张力, 以达到最适宜的松解程度, 不至于矫枉过正, 导致关节不稳。

9.5 步骤 4: 后斜韧带

后斜韧带(POL)起自内侧副韧带浅层(sMCL)的上后部, 斜向下方走行, 止于胫骨内侧面上部, 成扇形分布于胫骨后内侧面。内翻膝置换术中如果发现只有伸直间隙紧, 而屈曲间隙正常, 首要松解的结构就是该韧带。

另外还有一种情况需要松解后斜韧带, 就是当内侧副韧带后部松解完成后仍然存在伸直间隙紧张时, 从胫骨切骨面的最内侧点开始松解, 斜向后下方成45°松解, 松解也要在后斜韧带骨附着点部贴骨膜下剥离。

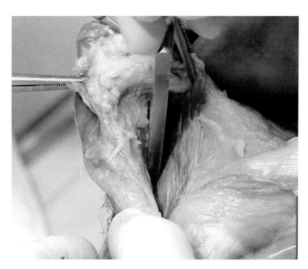

图 9.3 松解内侧副韧带浅层（sMCL）

9.6 步骤5: 半膜肌

半膜肌（SM）在胫骨后内侧面的止点部较为复杂，一般描述分为五部分。由于该肌腱成弯曲态织入关节囊，这种特定的结构，使得松解该肌腱对于伸直间隙的影响较屈曲间隙更大。如果在松解 sMCL 和 POL 后，伸直间隙仍然紧张，就该考虑松解半膜肌止点了，同样是胫骨内侧面的骨膜下剥离。对于明显的内翻畸形及内翻畸形合并屈曲挛缩这两种情况，最经典的方法是松解 SM，然而目前有些观点与此指南意见相左。Koh[7] 认为 SM 的松解是他们手术步骤中的第二步，他们一般第一步先松解内侧副韧带深层，然后是 SM，最后是松解内侧副韧带浅层 sMCL，并且认为很少需要做到第三步，因为仅仅 6.7% 的患者需要做到第三步松解 sMCL 后才能达到软组织平衡，这样好处就是不松解 sMCL 就不会导致关节不稳（图 9.4）。

9.7 步骤6: 鹅足腱，股骨内侧髁截骨，胫骨平台内侧骨切除，外侧副韧带滑移

其他少见的非常规松解方式，这些手段仅仅适用于某些特定情形。

鹅足腱的松解仅仅在处理重度内翻膝时使用，往往对屈曲间隙比对伸直间隙作用更显著一些。股骨内上髁截骨既往被认为可以对间隙平衡作用，另外也有助于屈曲挛缩的内侧膝的术野显露，但是最近的文献报道让我们质疑了这种

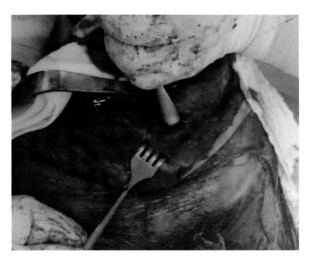

图 9.4　胫骨平台后内侧角松解半膜肌

松解方式，Mihalko WM[8] 等人在实验室中对尸体标本做了研究，认为相较常规松解 sMCL 而言，做内上髁截骨后屈曲间隙的松弛度更大，并且仍然存在关节不稳的风险。

　　另外，重度内翻膝的处理还有一种选择，就是沿胫骨平台内侧做一定量的骨切除，这种方式可选择小一假体型号的胫骨平台托，而且不会出现偏侧。这样的结果就是胫骨结节居中，有利于重建良好的髌骨轨迹。近来，Ahn[9] 等将此处理方法与传统方式做了个比较研究，共计 40 例患者，其结果发现这种胫骨平台内侧骨的切除可以缩短手术时间，获得适宜的软组织平衡，不失为一种良好选择。

　　最后，治疗重度内翻膝，如果在完成了上述内侧结构的松解后仍然有软组织的不平衡，内侧间隙较紧，可以考虑做外侧副韧带的松解滑移，通过关节腓侧的截骨，将腓骨近段截断，向远端滑移，达到外侧副韧带紧缩的目的。

9.8　最新的循证医学证据

　　Hunt[1] 等人对近期的相关文献做了荟萃分析，探讨内翻膝关节置换术中是否需要广泛的内侧松解，认为目前尚缺乏证据支持广泛松解术。这些文献中无论是已经应用过的还是推演出手术方法，还是松解程度的测量依据标准偏倚度都大，各个术者手术操作不一，并且在文献中对自己的操作细节描述有限，因此不同术者间无法交流达成共识。更重要的是，在文献中分享经验的术者们做内侧松解都是凭借"个人感觉"，评价松解程度的主观性太大，没有统一的量化指标, 在描述中往往都是说感觉关节获得了稳定, 这样不利于初学者的掌握, 初学者没有精确的参照标准, 并不能明确知道自己术中是否获得了软组织平衡。

至于松解技巧, Goudarz[10] 等人把经典的骨膜下松解和 Bellemans 介绍的 Pie-crusting (拉花) 技术两者做了个比较, Bellemans[11] 拉花松解术选择前内还是后内结构, 是根据其不同的紧张程度而定的。Goudarz 认为 Pie-crusting 技术能获得更好的稳定性, 并且更低的限制性 (8% 对比 18%), 术后一年的效果仍然良好。

Mihalko 等人随后将 TKA 内侧松解 Pie-crusting 技术的应用做了生物力学验证, 他们认为, Pie-crusting 技术的应用对于伸直间隙和屈曲间隙的韧带松解后, 均有确切的动力学改变, 而经典的松解术导致了屈曲间隙的增大, 因此出现了关节不稳。所以, 相比较与经典的松解术, 他们强烈推荐应用 Pie-crusting 技术。

总结

内翻膝的 TKA 术中要获得软组织平衡, 做内侧松解是标准程序。关于松解方式, 目前并没有出版严格的指南, 就松解方法的选择也没有达成共识。Pie-crusting 技术是近来推崇的一项技术, 既安全地松解了内侧结构又避免了松解过度造成的畸形矫枉过正。

参考文献

1. Hunt NC, Ghosh KM, Athwal KK, Longstaff LM, Amis AA, Deehan DJ. Lack of evidence to support present medial release methods in total knee arthroplasty. Knee Surg Sports Traumatol Arthrosc. 2014;22(12):3100–12.
2. Aunan E, Kibsgård T, Clarke-Jenssen J, Röhrl SM. A new method to measure ligament balancing in total knee arthroplasty: laxity measurements in 100 knees. Arch Orthop Trauma Surg. 2012;132(8):1173–81.
3. Griffin FM, Insall JN, Scuderi GR. Accuracy of soft tissue balancing in total knee arthroplasty. J Arthroplasty. 2000;15(8):970–3.
4. Whiteside LA, Saeki K, Mihalko WM. Functional medical ligament balancing in total knee arthroplasty. Clin Orthop Relat Res. 2000;380:45–57.
5. Mihalko WM, Saleh KJ, Krackow KA, Whiteside LA. Soft-tissue balancing during total knee arthroplasty in the varus knee. J Am Acad Orthop Surg. 2009;17(12):766–74.
6. Meloni MC, Hoedemaeker RW, Violante B, Mazzola C. Soft tissue balancing in total knee arthroplasty. Joints. 2014;2(1):37–40.
7. Koh HS, In Y. Semimembranosus release as the second step of soft tissue balancing in varus total knee arthroplasty. J Arthroplasty. 2013;28(2):273–8.
8. Mihalko WM, Saeki K, Whiteside LA. Effect of medial epicondylar osteotomy on soft tissue balancing in total knee arthroplasty. Orthopedics. 2013;36(11):e1353–7.
9. Ahn JH, Back YW. Comparative study of two techniques for ligament balancing in total knee arthroplasty for severe varus knee: medial soft tissue release vs. bony resection of proximal medial tibia. Knee Surg Relat Res. 2013;25(1):13–8.

节 60°～90°的屈曲稳定性，并有内旋胫骨的作用[5]。

股二头肌是腓总神经的重要体标志之一，做外侧广泛松解[6, 7]或肌肉从腓骨近侧剥离时容易损伤。

后方的关节囊在膝关节伸直时紧张，其位于腓肠肌外侧头前方，可以对其进行骨膜下的剥离松解以防屈曲畸形。

简言之，外侧结构可分为两组：止点靠近同髁线的肌腱，如外侧副韧带和腘肌腱，在屈伸时稳定关节；而止点偏远的结构，如髂胫束、后外侧关节囊、二头肌腱、腓肠肌外侧头只有在伸直的时候起到稳定膝关节的作用[8]。

单独切除任一这些此前的结构并不会造成外侧不稳，但外侧间室开口程度有所不同，尤其是外侧副韧带切除最明显，然而做这些结构的广泛松解可以导致外侧间隙的增大，尤其是在切除后交叉韧带之后[8~11]，尤其对于屈曲的影响大于伸直，这就对于屈伸间隙平衡的获得提出了更高要求。

关于股骨外髁的发育不良的作用尚存在争议。Brihault等人强调了股骨外翻对于发育不良的重要性，然而股骨髁的型号减小意味着可以用较大的假体安放在外侧空间，会导致过度充填，结果在做外侧入路的时候对于闭合关节囊就造成了困难（图 10.4）。

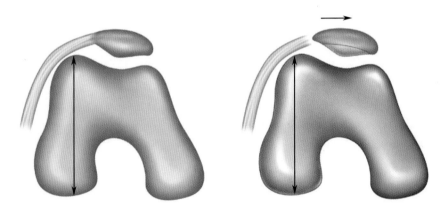

图 10.4　外翻膝有外侧髁发育不良或是磨损，外侧髁的修正对假体的安放有指导价值

10.4　膝关节炎外翻畸形的放射影像评估

膝关节外翻畸形基本的影像学检查包括伸膝负重位的前后位平片，以及屈膝 30°的侧位平片检查。Rosenberg（Schuss）像评估胫骨股骨间隙大小，下肢负重位全长片上测量胫骨股骨角（HKA），后者测量了胫骨股骨的机械轴，并且确定了外翻畸形的精确位置。严重的屈曲畸形及下肢旋转畸形能影响 HKA 的准

确测量，但有报道认为下肢高达 20° 的旋转畸形对于 HKA 的测量影响并不大 [13]。内外翻应力试验用于评估畸形的可复性以及估计韧带的松弛程度，侧位片可以观察胫骨有无后移。Merchant 位的髌骨轴位像可以评估同时合并的髌股关节炎，要求屈曲 30°。髌骨外侧半脱位的发生频度，以及关节炎进展期髌骨逐渐变薄的情况也可以得到评估，这样就能决定是否需要做髌骨置换。

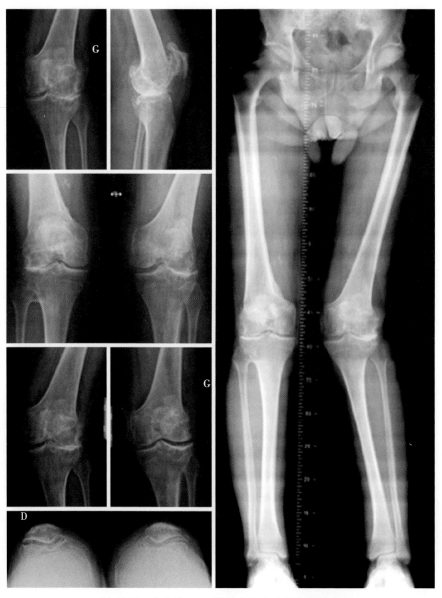

图 10.5　外翻膝 TKA 置换术前全套影像学检查

另外,影像学检查也能评估骨赘形成的严重程度及游离体分布范围,也能明确是否合并其他病理情况,并且对骨量条件也有一定了解。

10.5 外翻畸形矫正 THA 的一般关注点

制定一台外翻膝关节置换手术计划时,术者必须明确如下几点:

- 手术入路的选择,内侧或外侧,需不需要做胫骨结节截骨。
- 软组织松解程度及顺序,以及股骨髁截骨量。
- 内植假体限制性的选择,选用哪种级别的假体,如非限制性,半限制性还是限制性假体。
- 关节外畸形的矫正,一期还是二期。

很多因素影响到手术方案的决策,包括畸形的严重程度及位置,关节僵直的程度,是否合并有内侧松弛,骨量的丢失,此前屈曲挛缩畸形及髌股关节情况。

根据 Krachkow[10] 等人的研究,膝关节外翻畸形表面上至少有三种类型。

第一型胫股关节外侧间室磨损,分为可复性及不可复性,内侧间室完好,内侧软组织结构无松弛。

第二型胫股关节外侧间室磨损,合并内侧软组织结构松弛。

第三型外侧关节磨损,合并股骨或胫骨的关节外畸形,之前接受过截骨术,创伤后残留畸形。

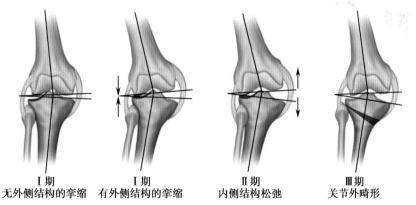

Ⅰ期
无外侧结构的挛缩　　　　Ⅰ期
有外侧结构的挛缩　　　　Ⅱ期
内侧结构松弛　　　　Ⅲ期
关节外畸形

图 10.6 关节炎外翻畸形的分类:一期—外侧间室磨损,有或无外侧结构的挛缩。二期—外侧间室磨损合并内侧结构松弛。三期—合并关节外畸形(例如:外翻截骨术后)

10.6 手术入路选择

手术入路的选择仍存在争议,术者可选择内侧入路也可以选择外侧入路。

10.6.1　内侧入路

膝关节内侧入路由于其自身优点因此成为最常用的手术入路, 也是做 TKA 最为广知的入路。适用于无外侧结构挛缩的膝外翻畸形, 并且如果没有屈曲挛缩, 这个入路还是较为方便操作的。而且做外翻畸形手术, 通过关节内及由内向外对于外侧结构的松解操作, 使得该手术入路有了进一步的改良。

Ranawat 等 [1] 人对该手术入路做了详细的描述, 先做髌骨旁关节切开, 然后紧贴骨膜下方做轻度内侧结构的松解, 这样膝关节显露好后, 再进行交叉韧带及半月板的切除。

做骨赘清理, 然后垂直胫骨机械轴做胫骨平台截骨, 内侧未磨损的平台截骨量不应过多, 不要超过 6~8mm。

股骨髁的远端截骨要用髓内定位杆, 股骨外翻角要从通常的 6° 减到 3°, 这样做到股骨髁的内翻截骨。截骨量要最小化, 内髁的截骨不要超过 10mm, 这样外髁尽量不截或稍微修个薄片下来。

做韧带平衡首先从伸直位开始, 采用阶梯式的松解, 逐渐减少外侧韧带结构的紧张度, 具体做松解的顺序及程度各家观点不一 [1, 9~11, 14~16]。Ranawat 等人 [1] 推荐的松解次序是最为推崇的。

伸直位的胫股间隙用 Meaty 撑开器撑开, 这样触诊查体确认外侧结构, 包括后外侧角、髂胫束及外侧副韧带的松紧程度。

可以先做后外侧关节囊的松解, 具体做法是以髂胫束后部和腘肌腱为边界, 在胫骨截骨平面进行松解, 从最初的切口做关节囊的"馅饼皮"技术松解 (图 10.7)。然后, 根据 Elkus 的研究, 此时就能够延长外侧副韧带了 [16]。可以保留腘肌腱, 除非它太紧了。如果需要的话, 亦可以用"馅饼皮"技术做髂胫束的延长, 或把髂胫束从 Gerdy 结节上松解开。

至少要保留一种外侧结构以维持外侧稳定, 如果伸直位韧带平衡不良, 内外侧松弛差异 >5mm, 应该选用相对限制性的假体。

屈曲间隙的平衡要靠调整股骨后髁的截骨量, 以及调整植入假体的旋转度, 屈膝 90° 做牵引, 然后根据胫骨平台安放股骨截骨导板, 导板后缘必须平行于胫骨截骨面。对后髁非对称地截骨可以获得一个对称性的间隙。要想获得一个合适的股骨外旋, 除了用 Whiteside 线, 通髁线也要参考, 并且要使得屈曲位关节间室内保持充分的韧带张力 [16]。参考后髁连线是有偏差的, 可以导致安置的股骨假体内旋。

选用小号或大号的假体可帮助获得间隙均衡, 在膝关节不同屈曲位时内外侧稳定后, 并且确定股骨前方皮质没有 notching, 就可以确定截骨板安放然后完成截骨了。

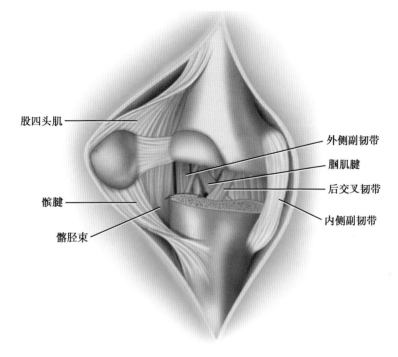

图 10.7 右膝模式图显示内侧入路的特定结构，红箭头代表截骨平面，显示的是股骨和胫骨截骨后外侧组织

内侧手术入路的优点是可以对松解结构进行选择，而且可以决定松解的次序，不利之处在于牺牲了内侧结构的强度，并且由于伸膝装置的外侧半脱位，无法对后外侧面进行操作，这样的结果会造成胫骨外旋。然而，通过该入路还是能做股骨外侧髁的滑移截骨（SLCO）的[17]。而且，由于切口邻近内侧结构，因此内髁截骨较容易，并且也可根据需要能轻松地对内侧副韧带做松解。

10.6.2 外侧入路

外侧入路常常会困扰手术者，手术操作也比较困难，因为与常规入路相比，解剖习惯标记正好是反转的，另外通过该入路处理软组织及髌骨比较困难。但是也由于直接显露外侧，正好可以顺理成章的处理较紧的外侧结构，同时对内侧结构有一个保护。另外该入路对其他一些外侧技术操作十分便利，比如：外髁滑移截骨术（SLCO）。该入路不能完成内侧副韧带的紧缩手术，尽管这种紧缩手术很少做[12]。

Keblish[19]，Buechel[17] 等人推广了这个手术入路，关节的手术切口延续到髌腱远端外侧，Keblish 提出的平行于髌骨的关节切口，在闭合关节囊时，用髌后脂肪垫做髌股韧带的修复成形。Mertl 等人研究了该手术入路中胫骨结节截骨

的系列问题 [20]。

　　手术的皮肤切口沿膝关节中线，以髌骨为中心或略偏一点，沿着髌骨外侧。经股四头肌做关节囊切开，近端以股四头肌外侧头和股直肌之间进入，向远端延伸至髌骨外上侧角，继而做外侧支持带的"Z"型切开，分离外侧支持带和关节囊。外侧支持带要在髌骨外侧 3cm 切开，同时做关节囊切开时要紧贴髌骨，髌后脂肪垫从髌腱后方分离后要与关节囊切开后的外侧部分做缝合 [7, 19]。继续切开关节囊至 Gerdy 结节。然后分离髂胫束，但要注意保护腓肠肌腱膜前部的完整性，此后一直向远端做骨膜下的软组织剥离，直至上胫腓关节。上述操作要特别小心保护腓总神经。通过这些操作可松解髂胫束，如果需要，根据松紧程度可以做外侧结构，如：外侧副韧带、腘肌腱、关节囊后外侧角的松解（图 10.8）。刚开始不要同时对外侧副韧带和腘肌腱做松解，过度容易导致松弛，但对于严重的屈曲畸形，同时对这两种结构做松解是必不可少的步骤。

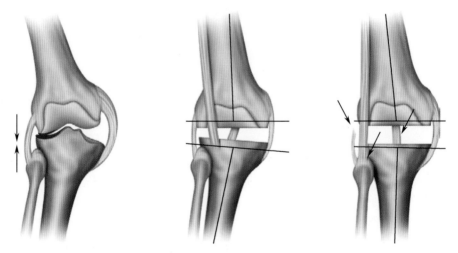

图 10.8　一期磨损外侧间室磨损并外侧结构挛缩，松解先从髂胫束开始，此后做后侧结构如外侧副韧带，腘肌腱，最后是后交叉韧带

　　通常说来，髌骨反转后极少会脱位，但是在一些情况下，如低位髌骨或有伸膝装置撕裂的风险，为避免出现髌腱止点的撕脱，最好还是要考虑做胫骨结节截骨，或是切断股四头肌减张，因为一旦出现髌腱撕脱，后果是灾难性的。

　　外侧入路，假体的定位要充分考虑到参考解剖标志的变化，例如：胫骨假体的中心要正好定位在腘肌腱前方，以免安置后有过度的外旋，同样评估股骨假体外旋时也要考虑到这一点。

　　总之，内侧入路用于轻度的畸形，没有合并内侧结构功能不全的情况，解决严重的屈曲畸形时，如：外翻角大于 10° 或同时存在内侧松弛时要选用外侧入路（图 10.9）。

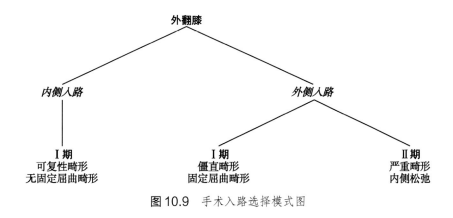

图 10.9　手术入路选择模式图

10.7　外翻畸形的截骨

通常，通过胫骨近端及股骨远端截骨完成伸直间隙，此后确定屈曲间隙，屈曲间隙的决定要依据测量截骨（非依赖性截骨）或间隙平衡（依赖性截骨）技术。

为了矫正肢体骨额面上的外翻畸形，要垂直于相应节段机械轴，并且倾斜多做内髁的截骨。相对于外侧多截内髁以后，内侧胫股间隙必然更大一些，这种内侧结构的松散，被称为"截骨后获得松弛"，为了避免出现这种情况，截内髁要相对保守一些。胫骨平台侧截骨高度不能超过 6～8mm，在股骨远端，通过髓内定位杆截骨，通常设定的外翻角 6°～7° 要减少到 3°～4°，这样轻度内翻截骨，减少了股骨截骨量，通常截骨厚度不超过 10mm（图 10.10）。保留内侧截骨的同时，外髁截骨量更少或直接没有截骨。在严重磨损的情况下，一般有骨的缺损，根据需要时还要植骨进行重建。

测量截骨技术应用时，首先根据定位股骨后髁的截骨导板测量进行前髁及后髁的截骨，然后根据解剖标记，如：Whiteside 线、通髁线及后髁连线做外旋定位。由于外侧部分骨磨损，外髁发育不良，滑车轨迹不良等原因，这些解剖标记并不是太可靠。截骨后之后，置入间隔块，检查伸直间隙及屈曲间隙余留的内侧及外侧空隙大小，来判断截骨厚度以及内外侧的均衡，随后根据需要可以做内外侧韧带松解。

在应用非依赖性截骨及间隙平衡截骨技术时，首先要做胫骨近端截骨，然后应用测量器来评估屈曲间隙的对称性，即"屈曲优先"技术，或用测量器评估伸直间隙的对称性，即"伸直优先"技术。在两个涉及的位置都要做软组织平衡，以达到胫股间隙内外侧均等。当所有的间隙对称后，安装相应的股骨定位杆做股骨截骨。张力测量器的应用有助于确定股骨假体件的充分旋转，尽管测量器的精准度并不一致 [21]。与内翻畸形相比，外翻畸形外髁发育不良往往导致下肢的扭转畸形，因此股骨假体不可能以一个固定的旋转角度来安置。旋转平衡与屈曲90°位的韧带张力大小无关，并且个性差异较大[22]。

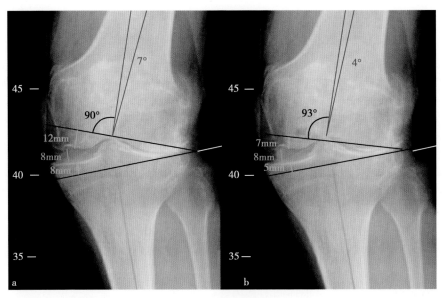

图10.10　（a）股骨解剖轴与机械轴的切骨外翻角测定为7°时的冠状位股骨，胫骨的截骨厚度，伸直间隙内侧较大。（b）股骨解剖轴与机械轴的截骨外翻角减少3°调整后，最少地截骨，结果获得内侧间隙较此前有所减小

10.8　髌骨的处理

关于术前髌骨的处理上文已经有所阐述。股骨滑车的发育不良以及髌骨外侧脱位经常合并有外侧支持带的过紧[23]。因此股骨假体旋转不够时，没能获得良好的髌骨轨迹，伸膝装置还是不能获得正常对线。

如果做内侧入路，常常需要松解外侧支持带以改善髌骨轨迹[16, 24, 25]，而且要加做内侧支持带的分离。这有个潜在的风险，就是会影响髌骨血运，除非内侧入路是从股内侧肌下方切开。当然，如果选择外侧入路就不会有这个风险。

韧带对前方髌股关节的改变，例如，增加了关节间隙或改变了关节线，都会影响到髌骨支持带的张力及对称性。使用过厚的聚乙烯垫片会降低髌骨高度，而偏远放置股骨假体又会升高髌骨，这都会导致髌骨支持带的张力增加，引起疼痛[21]。

如此前提到的，髌骨轨迹受到股骨假体旋转的影响，也受胫假体托相对于自然胫骨平台位置的影响。

如果做髌骨表面修整后髌骨过薄的话，会有骨折的风险，有时会需要做髌骨成形术，即切除髌骨外侧面。

10.9　截骨后韧带平衡及匹配

韧带平衡的目标在于实现关节伸直位及屈曲 90° 位时均等间隙，并且恢复正常的下肢力线，纠正髌骨位置不良。有伸直位及屈曲位这两个位置做参考，就能明确股骨截骨（远端及后侧），和胫骨截骨（近端）是否满意。值得指出的是，手术过程中在做韧带平衡时，骨赘的清除是至关重要的，尤其是内侧，外侧及后侧骨赘务必彻底清除，除非使用个体化定制假体。

一般情况下，膝关节的韧带平衡要以中心为轴，依靠侧副韧带的结构来维持。保留后交叉韧带，限定了外侧松解的作用，而且如果内侧副韧带松弛需要做紧缩 [9, 10]。以下情况时是可以做保留后交叉韧带的置换手术的：外翻畸形不严重，屈曲畸形不超过 10°，外侧间室磨损不严重同时没有内侧结构松弛 [26, 27]。

然而，保留后交叉韧带后如果残留有内侧松弛，置换术后的翻修率很高 [28, 29]。因此，如果先把后交叉韧带切断，不考虑后交叉韧带影响，再做软组织平衡相对容易一些。

术后韧带如果拉紧会引起疼痛，并且会断裂或持续保持拉伸。做高张力结构的松解比做松弛组织的紧缩要好得多，因为这些松弛结构即使做了紧缩，后期也会逐渐松弛 [28]。软组织松解的顺序引进手术者想要达到的目标，并且常常需要在恢复下肢力线与保持关节稳定之间做出妥协。

大多数情况下，用外侧入路做关节囊切开，完全能完成骨赘切除，松解软组织，从而达到外侧间室的软组织平衡。而内侧入路，需要从伸直位到屈曲位，由内及外逐渐进行外侧结构的松解，来达到软组织平衡。要避免做广泛的软组织松解，因此首先要确定需要松解结构，然后再做相应松解，这样才能控制松解程度，继而完成此后的操作。

可以做松解的结构有髂胫束、外侧副韧带、腘肌腱及外侧关节囊，很少需要做股二头肌肌腱远端部分，或腓肠肌外侧头近端的松解。髂胫束的松解可以从关节外也可以从关节内进行 [1, 30]，松解的位置可以从髂胫束止点——Gerdy 结节开始，也可以从髂胫束中部腱性部分应用"馅饼皮"技术或是"Z"字成形技术进行松解。从外侧部分松解才能做到充分松解，邻近结构的结缔组织根据需要可以做有选择性的松解。

髂胫束的松解本身就是外侧入路操作技术的内容之一，不同于内侧入路，外侧切开的同时即对髂胫束进行了松解，而内侧入路操作时，应用 Ranawat 等人推行的"馅饼皮"技术做松解是一个额外独立的操作过程。

往往做外侧关节囊切开，松解髂胫束，并不能达到膝关节韧带平衡，而且对关节的显露也并不充分。

当外侧间隙不够大时，就需要松解外侧及后外侧结构了，此时一些手术者建议先做腘肌腱的切断，但要保留外侧副韧带的股骨止点[31]，而另外一些学者，如：Lootvet 等人则建议松解外侧副韧带而保留腘肌腱。此后根据 Kanamya[33]等人的研究，我们总结，外侧副韧带在整个膝关节屈伸活动中都起到作用，而腘肌腱对屈曲功能的影响要大于伸直功能影响，因此我们建议在做合并屈曲僵直畸形外侧膝时，首先要松解腘肌腱。

由内向外的松解其实能起到的作用有限，如果内侧副韧带松弛，即使是完全做外侧副韧带松弛还是不能做到韧带平衡。比如：纠正 20° 的畸形，需要延长3cm[7, 18]，这个量的韧带延长势必造成外侧血管神经牵拉。另一个韧带过度松解的不良后果是导致低位髌骨，而且造成肢体延长。

外侧韧带松解的替代治疗是做外侧髁的滑移截骨术（SLCO），这个手术最先由 Brilhanlt 等人提出[34]。紧张的外侧结构做截骨后向远向后滑移，一般滑移1cm，这项操作对屈曲畸形的纠正效果更好（图 10.11）。是否需要外髁的滑移截骨，在松解外侧副韧带及腘肌腱之前，做韧带评估时就能知道。

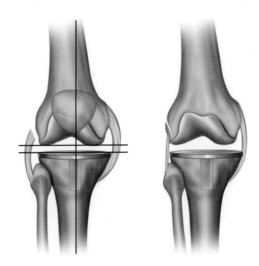

图 10.11 外侧结构松解完成软组织平衡，骨膜下剥离外侧髁止点，或是做外侧髁滑移截骨（SLCO）

总之，在做韧带平衡时，做组织松解比紧缩更可靠。要采用逐步松解的技术以避免过度的组织延长，否则会导致不良后果，甚至不得不选用限制度更高的假体。软组织松解受到手术入路选择的影响。外侧入路，松解自前向后逐步

进行 [19, 20]，而内侧入路松解前后顺序不一 [1, 10, 11, 15, 16, 35]。

软组织松解的替代治疗方法是做外髁滑移截骨术（SLCO），这样可以保证外侧副韧带 - 腘肌腱复合体的止点完整。

大部分的截骨导板参考两个间隙，这两个间隙是指截骨完成和韧带平衡调整好后的。间隙必须是矩形以维持运动过程中的均衡。

在没有外侧结构挛缩的情况下，无论你选择内侧还是外侧入路，或是保留不保留后交叉韧带，软组织平衡都是比较容易做到的。

膝外翻畸形有骨磨损，常常外侧结构挛缩，或是有至少 20° 的屈曲畸形，先要做伸直间隙的韧带平衡，再做屈曲间隙韧带平衡，通常由内向外松解外侧副韧带，继而腘肌腱，另外附加髂胫束和后交叉韧带的松解。然而，外侧入路，松解先从髂胫束开始，然后做外侧副韧带或是腘肌腱的松解，最后做后交叉韧带松解，直到矫正屈曲畸形。也可以一开始就把后交叉韧带切断。如果没有内侧松弛，不需要做内侧的手术操作，但可能需要应用一个更高限制性的假体。SLCO 替代治疗方法可以同时解决伸直间隙及屈曲间隙的韧带平衡问题。

对于膝关节畸形合并内侧结构松弛，外侧松解的操作规程是一样的。我们应用外侧入路时，在做韧带平衡之前，要先把后交叉韧带切断。对于年轻患者，尽量选择限制性较小的假体，适合患者长期应用，如果患者健康状况堪忧，应用铰链膝置换术后可以获得快速康复（图 10.12）。

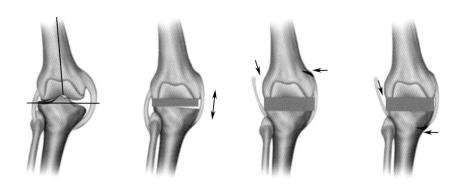

图 10.12　二期膝外翻畸形，在股骨远端及胫骨近端截骨后，关节外翻仍然存在，通过外侧松解或内侧紧缩（在胫骨和股骨止点处紧缩内侧副韧带）做韧带平衡

Williot 和 Healy[8, 36] 等人介绍的内侧副韧带紧缩技术，在胫骨和股骨止点处紧缩内侧副韧带，这种技术尽量不要应用。

膝外翻畸形是关节外畸形的，矫形截骨术式不可避免，尤其是畸形位于骨骺及干骺端，这种情况多继发于创伤或是接受过造成外侧的截骨手术。

10.10　复杂外翻膝关节置换术的假体选择

复杂病例往往涉及一系列问题，如外翻角度大，内侧间隙松弛或是此前合并的骨骼畸形。

外翻膝关节置换的一项研究结果表明，对于初次膝关节置换手术病例来说，冠状位上的松弛 5° 以上，术前外翻畸形超过 10°，是选用限制性假体的主要参考指标。

10.10.1　严重外翻畸形的膝关节置换术

对于严重的畸形，应该先在其畸形初始部位做矫形。如果是关节内畸形，通过充分截骨及软组织松解能达到矫形目的，如果是关节外畸形，则需要做胫骨及股骨的截骨术。至于是选择一期截骨矫形并关节置换，还是分两期，这取决于患者的一般条件，如：年龄、健康情况等。

分期手术对于年龄较大的患者一般是无法接受的，因为截骨愈合的时间及肢体负重的时间都较长。

一期手术，手术操作选择具体根据患者的畸形情况来定，我们一般习惯先做截骨矫形，然后再放置假体。

对于活动量大，相对年轻的严重外翻畸形患者，保护好软组织，有完整的套袋，做好软组织平衡是首要的，这样可以选择相对低限制性的假体。

超过 70 岁的老年人，健康状况略差，或是自理能力逐渐丧失的患者，建议一期手术，这样可以尽早负重，尽快做功能康复。需要做广泛的外侧松解，安装带内侧或外侧限制垫块的假体，如果外侧关节囊松解开放了，直接应用铰链膝（图 10.13）。

10.10.2　胫骨高位截骨术后的膝关节置换术

接受过胫骨高位截骨的患者在进行关节置换之前应该考虑几个问题，因为有些变化情况，术后的瘢痕条件，侧副韧带受的影响，胫骨近侧干骺端的结构也有变化，或是外旋迁移或是有内移，另外还有接骨板的影响。由于手术的过度矫形造成了过多的外翻残留，另外有时已经完成的截骨随时间也有了新的变化。

对于截骨或者截骨后又逐渐进展导致的过度外翻畸形，膝关节置换手术是较为特殊的。其中的风险取决于截骨手术类型。在所有情况下，做截骨一定要保守一点，才不至于导致外侧及内侧松弛。

对于内侧开放截骨，做膝关节置换手术不可避免会损伤内侧副韧带，所以很有可能会应用到限制性更高一些的假体。至于年轻患者，要考虑做胫骨内翻截骨，而对于年老患者，更应选用一些高限制的假体。

外侧闭合截骨后，变形的胫骨干骺端及骨干皮质会对胫骨假体柄产生撞击。因此建议采用偏心的假体柄。如同前述，韧带条件限定了假体类型的选择，如果有韧带松弛的表现，应该选择限制性相对较高级别的假体。

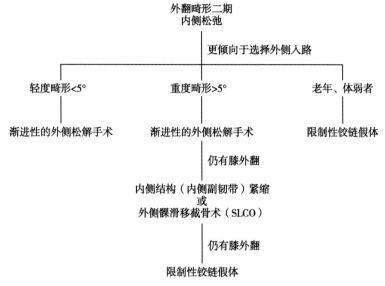

图 10.13　膝关节二期外翻畸形合并内侧松弛的治疗方案模式图

总结

外侧，内侧手术入路均可应用。对于复杂及严重外翻膝我们选择外侧手术入路。

对于仅仅有骨磨损而没有外侧结构挛缩的外翻膝，外侧、内侧手术入路有同样应用价值，依次做如下相应结构的松解，如后交叉韧带、外侧副韧带、腘肌腱的松解，做髂胫束的部分松解。有必要行植骨或是采用垫块来解决外侧骨缺损的问题。

对于外侧挛缩的外翻膝，更应用选用外侧入路，这样可以更直接，根据需要来依次松解髂胫束、外侧副韧带、腘肌腱和后交叉韧带。如果松解了髂胫束后，持续有超过 5° 的固定外翻畸形，可以考虑做外侧髁滑移截骨术（SLCO），前提是要选用内外侧限制性的假体。

对于合并内侧松弛的外翻膝，推荐外侧入路，通常在完成韧带平衡后，选用内外侧限制性假体，否则就选用铰链膝。尽管内侧结构紧缩术的疗效不确切，但还有值得一用。

如果外翻畸形关节外畸形超过 5°，需要先做截骨矫形。

参考文献

1. Ranawat AS, Ranawat CS, Elkus M, Rasquinha VJ, Rossi R, Babhulkar S. Total knee arthroplasty for severe valgus deformity. J Bone Joint Surg Am. 2005;87 Suppl 1(Pt 2):271–84.
2. Hsu RW, Himeno S, Coventry MB, Chao EY. Normal axial alignment of the lower extremity and load-bearing distribution at the knee. Clin Orthop Relat Res. 1990;255:215–27.
3. Castaing J, Burdin P. Le genou. In: Anatomie fonctionnelle de l'appareil locomoteur. Paris: Vigot; 1960.
4. Desmé D, Galand-Desmé S, Besse JL, Henner J, Moyen B, Lerat JL. Axial lower limb alignment and knee geometry in patients with osteoarthritis of the knee. Rev Chir Orthop Reparatrice Appar Mot. 2006;92(7):673–9.
5. Mihalko M. Anatomic and biomechanical aspects of pie crusting posterolateral structures for valgus deformity correction in total knee arthroplasty: a cadaveric study. J Arthroplasty. 2000;15(3):347–53.
6. Clarke HD, Schwartz JB, Math KR, Scuderi GR. Anatomic risk of peroneal nerve injury with the " pie crust " technique for valgus release in total knee arthroplasty. J Arthroplasty. 2004;19(1):40–4.
7. Buechel FF. A sequential three-step lateral release for correcting fixed valgus knee deformities during total kneearthroplasty. Clin Orthop Relat Res. 1990;260:170–5.
8. Williot A, Rosset P, Favard L, Brilhault J, Burdin P. Total knee arthroplasty in valgus knee. Orthop Traumatol Surg Res. 2010;96S:S37–42.
9. Whiteside LA. Correction of ligament and bone defects in total arthroplasty of the severely valgus knee. Clin Orthop Relat Res. 1993;288:234–45.
10. Krackow KA, Jones MM, Teeny SM, Hungerford DS. Primary total knee arthroplasty in patients with fixed valgus deformity. Clin Orthop Relat Res. 1991;273:9–18.
11. Whiteside LA. Selective ligament release in total knee arthroplasty of the knee in valgus. Clin Orthop Relat Res. 1999;367:130–40.
12. Brilhault J, Ledu C, Rousselle JJ, Burdin P. Femoral shaft bowing in valgus knees: an anatomic study. Rev Chir Orthop Reparatrice Appar Mot. 2006;92(2):133–9.
13. Swanson KE, Stocks GW, Warren PD, Hazel MR, Janssen HF. Does axial limb rotation affect the alignment measurements in deformed limbs? Clin Orthop Relat Res. 2000;371:246–52.
14. Boettner F, Renner L, Arana D, Claus N, Faschingbauer M. Total knee arthroplasty for valgus osteoarthritis: the results of a standardized soft – tissue release technique. Knee Surg Sports Traumatol Arthrosc. 2016;24(8):2525–31.
15. Clarke HD, Fuchs R, Scuderi GR, Scott WN, Insall JN. Clinical results in valgus total knee arthroplasty with the "pie crust" technique of lateral soft tissue releases. J Arthroplasty. 2005;20(8):1010–4.
16. Elkus M, Ranawat CS, Rasquinha VJ, Babhulkar S, Rossi R, Ranawat AS. Total knee arthroplasty for severe valgus deformity. Five to fourteen-year follow-up. J Bone Joint Surg Am. 2004;86-A(12):2671–6.
17. Hadjicostas PT. Computer-assisted osteotomy of the lateral femoral condyle with non-constrained total knee replacement in severe valgus knees. J Bone Joint Surg Br. 2008;90(11):1441–5.
18. Krackow KA, Mihalko WM. Flexion-extension joint gap changes after lateral structure release for valgus deformity correction in total knee arthroplasty: a cadaveric study. J Arthroplasty. 1999;14(8):994–1004.
19. Keblish PA. The lateral approach to the valgus knee. Surgical technique and analysis of 53 cases with over two-year follow-up evaluation. Clin Orthop Relat Res. 1991;271:52–62.
20. Mertl P, Jarde O, Blejwas D, Vives P. Lateral approach of the knee with tibial tubercle oste-

otomy for prosthetic surgery. Rev Chir Orthop Reparatrice Appar Mot. 1992;78(4):264–7.

21. Gougeon F. Traitement de la gonarthrose associée au genu valgum (options thérapeutiques). In: Conférences d'enseignement 2009, in Cahiers d'Enseignement de la SOFCOT 98. 2009. p. 94–110.

22. Chou W, Siu K, Ko J, Chen J, Wang C, Wang F, Wong T. Preoperative templating and computer-assisted total knee arthroplasty for arthritic valgus knee. J Arthroplasty. 2013;28(10):1781–7.

23. Lonner JH, Siliski JM, Lotke PA. Simultaneous femoral osteotomy and total knee arthroplasty for treatment of osteoarthritis associated withsevere extra-articular deformity. J Bone Joint Surg Am. 2000;82(3):342–8.

24. Politi J, Scott R. Balancing severe valgus deformity in total knee arthroplasty using a lateral cruciform retinacular release. J Arthroplasty. 2004;19(5):553–7.

25. Miyasaka KC, Ranawat CS, Mullaji A. 10- to 20-year followup of total knee arthroplasty for valgus deformities. Clin Orthop Relat Res. 1997;345:29–37.

26. Mcauley JP, Ms MBC, Hamilton WG, Ms ET, Engh GA. Posterior cruciate-retaining total knee arthroplasty for valgus osteoarthritis. Clin Orthop Relat Res. 2008;466:2644–9.

27. Misra AN, Hussain MRA, Fiddian NJ, Newton G. The role of the posterior cruciate ligament in total knee replacement. J Bone Joint Surg Br. 2003;85-B:10–3.

28. Koskinen E, Remes V, Paavolainen P, Harilainen A, Sandelin J, Tallroth K. The knee Results of total knee replacement with a cruciate-retaining model for severe valgus deformity — A study of 48 patients followed for an average of 9 years ☆. Knee. 2011;18(3):145–50.

29. Kubiak P, Archibeck MJ, White Jr RE. Cruciate-retaining total knee arthroplasty in patients with at least fifteen degrees of coronal plane deformity. J Arthroplasty. 2008;23(3):366–70.

30. Whiteside LA, Roy ME. Anatomy, function, and surgical access of the iliotibial band in total knee arthroplasty. J Bone Joint Surg Am. 2009;91(Suppl 6):101–6.

31. Easley ME, Insall JN, Scuderi GR, Bullek DD. Primary constrained condylar knee arthroplasty for the arthritic valgus knee. Clin Orthop Relat Res. 2000;380:58–64.

32. Lootvoet L, Blouard E, Himmer O, Ghosez JP. Complete knee prosthesis in severe genu valgum. Retrospective review of 90 knees surgically treated through the anterio-external approach. Acta Orthop Belg. 1997;63(4):278–86.

33. Kanamiya T, Whiteside LA, Nakamura T, Mihalko WM, Steiger J, Naito M. Ranawat Award paper. Effect of selective lateral ligament release on stability in knee arthroplasty. Clin Orthop Relat Res. 2002;404:24–31.

34. Brilhault J, Lautman S, Favard L, Burdin P. Lateral femoral sliding osteotomy lateral release in total knee arthroplasty. J Bone Joint Surg Br. 2002;84(8):1131–7.

35. Aglietti P, Lup D, Cuomo P, Baldini A, De Luca L. Total knee arthroplasty using a pie-crusting technique for valgus deformity. Clin Orthop Relat Res. 2007;464:73–7.

36. Healy WL, Iorio R, Lemos DW. Medial reconstruction during total knee arthroplasty for severe valgus deformity. Clin Orthop Relat Res. 1998;356:161–9.

37. Girard J, Amzallag M, Pasquier G, Mulliez A, Brosset T, Gougeon F, Duhamel A, Migaud H. Total knee arthroplasty in valgus knees : Predictive preoperative parameters influencing a constrained design selection. Orthop Traumatol Surg Res. 2009;95:260–6.

第 11 章
复杂病例：反张和重度挛缩

Ricardo Varatojo，Ricardo Telles de Freitas，and Mário Vale

11.1 引言

　　要接受全膝关节置换术（TKA）的患者往往会出现严重的疼痛、功能受限、活动减少和畸形加重的临床表现。

　　TKA 的两个主要目的是完全缓解疼痛和增加关节的运动度，从而恢复患者关节的正常功能并且使患者满意。TKA 术后关节的活动度受以下四方面影响：患者、植入的假体、手术的操作和术后恢复的方案。

　　大部分患者在冠状位上出现固定的膝关节内翻和外翻畸形；在矢状位上大部分患者会出现膝关节屈曲挛缩，少部分出现关节反屈。

11.2 严重挛缩

　　挛缩是一种膝关节不能自然的充分伸直的状态。在完全伸直检查中，患者必须平躺在床上，暴露双腿和双脚。如果膝关节是完全伸直的，则受检者不能将他的手掌或者手指从腘窝后部的间隙中穿过，但是在有挛缩畸形的受检者中，可以把他的手掌或者手指从腘窝后部的间隙中穿过。

　　挛缩的发生与在关节退行性病变晚期和关节炎中反复出现的渗出有关。这些渗出物会使膝关节腔内的压力升高，使人感到疼痛和不适，患者通过采取膝关节轻微屈曲体位增加关节囊内的容积从而使自己感到舒适，降低关节内的压力和松弛后关节囊，自然而然地疼痛得到了减轻。

　　随着疾病进展，会有一个挛缩程度加重的恶性循环。疾病进展时，患者会减少日常活动中的伸直运动，比如：他们更多时间会选择坐着，有时在睡觉的时候将枕头放到膝盖下面，甚至有些人以屈膝状态走路。所有的这些行为都加重了关节畸形。

　　在类风湿性关节炎、青少年类风湿性关节炎、强直性脊柱炎、血友病、创伤后遗症和终末期关节炎中均出现了严重的关节畸形。其中血友病是引起预后不良的因素之一[14]。

全膝关节置换手术的目的之一就是获得关节的完全伸直，因为在正常步态中，在脚跟着地站立时膝关节会保持完全伸直的状态，然后再抬脚直到脚掌离开地面的过程中膝关节会逐渐屈曲[11]。不能完全伸直关节的患者在抬脚走路的前期为了对抗膝关节的变形必须收缩股四头肌，因此会增加走路的能量消耗。

增强股四头肌收缩和舒张功能的方法在挛缩畸形纠正的早期阶段是比较重要的，它可以被用到术前的准备阶段和术后患者的恢复阶段。

患者在人工全膝关节置换术前要做好术前评估，并应被告知术中的各个阶段。

临床表现为腿抽筋的患者往往发生了大脑的瘫痪，这种患者需要做些神经方面的检测，同时也需要考虑注射肉毒毒素治疗，术前注射肉毒毒素对于严重痉挛的患者也不失为一种选择。

患者术前必须要进行全面的 X 线检查，包括膝关节和四肢骨的侧位和前后位检查以及横断面（sky-view）摄像。通过 X 线摄像对骨畸形、骨赘、髌骨高度和下肢对线进行分析。

膝关节屈曲超过 30° 被认为是严重挛缩型，严重挛缩型的矫正需要的手术过程更加复杂，植入的假体也会有更多限制，同时患者也需要被告知手术中各种出现的风险。

这个治疗包括截骨术和软组织修复术的结合，尽可能地以最小的骨损伤来保证最佳的胫股关节的对线[2, 3, 10, 13, 17]。

11.2.1　手术方法

我们可以选择脊髓麻醉或者全麻，但是我们更倾向于前者，因为前者能通过硬膜外的导管来控制术后即刻发生的疼痛，我们根据患者的依从性选择在术后 24～48 小时开始康复方案。

诱导麻醉后，外科医生需要对畸形程度和手术能矫正的程度进行预估，外科医生需要考虑外翻内翻能否被矫正到正常水平，中间和两侧的韧带的状态会不会发生变化。

检查者手握下肢脚踝，将小腿抬起，感觉是否有膝关节挛缩，膝关节挛缩的程度是否是可以手法纠正，以及在冠状面和矢状面的畸形的程度。

外科手术的目的是通过运动力学轴的重建来达到关节伸屈间隙平衡，一个完美的手术方法旨在于达到最好的暴露和最少的软组织损伤。

对于内翻畸形伴有中到重度挛缩畸形的患者，需要立即做胫骨近端内侧的广泛松解手术。这些组织结构包括内侧副韧带深层、半膜肌和一些表浅的韧带[13]。接下来就是切除股骨远端和胫骨近端的骨赘。

股骨远端的截骨需要先定位 AP 线和通髁线，我们采用标准截骨导向，选择股骨前或后参考, 如果参考选择在两个型号之间, 我们尽量选择大一号的股骨假体。这样会导致屈曲间隙减小, 但可以通过胫骨平面的矫枉过正, 多截骨来避免出现关节间隙过紧造成的屈曲挛缩。

股骨远端的矫正是重度挛缩畸形矫正成功的关键, 截去的骨量用金属来代替保持厚度, 恢复关节线的高度。对于重度畸形的人来说如果想获得完全的伸直, 在其他方法无效情况下, 唯一可行的办法就是多从股骨远端截骨, 可截 6mm[2, 3, 13], 结果造成关节线的升高, 这样对膝关节的运动力学造成不良影响, 会损害伸肌装置, 导致伸膝迟滞。同时也可能造成侧副韧带嵌入。

在完成股骨截骨后, 最重要的步骤是切除股骨后部的骨赘, 并且要做后关节囊的骨膜下剥离[11, 13, 25] (图 11.1、11.2)。

我们可以用特定的股骨胫骨撑开器或者股骨髓腔内的股骨悬吊杆, 在膝关节屈曲 90° 时安置来抬高股骨, 这样对关节后部会有一个更充分的显露, 从而避免损伤腘窝的血管神经束。接下来就可以用弯骨刀或是骨凿移除骨赘, 可以变换板状撑开器的位置, 从内外侧做移除, 也可以从股骨后方抬高关节囊做移除。

对于弯曲超过 40° 的挛缩, 则需要做腓肠肌肌腱止点的内外侧剥离[12, 13]。

最初由 Insall 提出的做后关节囊横断的手术方法并不常用, Zaidi[26] 认为随着膝关节的屈曲, 神经血管束会随之前移贴近到后关节囊上, 这是手术的一大风险。

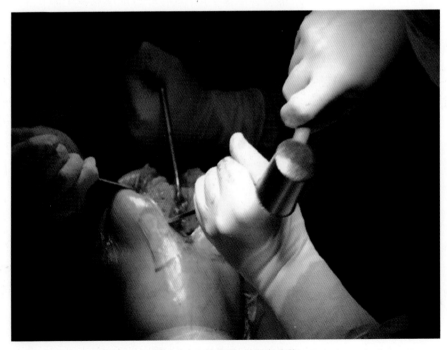

图 11.1   用弯骨刀移除骨赘

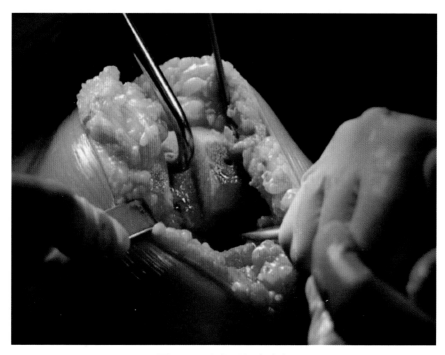

图 11.2　松解后侧关节囊

　　我们更倾向于在股骨截骨后做胫骨截骨，胫骨截骨目标是要重建胫骨关节线，使胫骨关节线和胫骨中轴在冠状面上是相互垂直的。截除的骨量要根据畸形程度和韧带张力来确定。

　　截骨后倾角度的大小取决于畸形的严重程度以及选用的假体类型。如果选用后交叉韧带保留型假体的全膝关节置换，建议后倾角度在 5°～10°。如果选用后交叉韧带替代型假体，建议做平行截骨，因为切除了后交叉韧带会造成屈曲间隙比伸直间隙大 2mm[9]。

　　挛缩畸形代表膝关节的屈曲间隙大于伸展间隙，因此一个无斜率的后部切除会改善屈曲伸直的平衡[13]。

　　在截骨和骨赘移除完成后，接下来的步骤是安置垫片或假体试模来平衡屈曲伸直间隙以及两侧的侧副韧带[3, 13, 21, 25]。然后一步一步地松解挛缩的软组织并做进一步的骨赘移除（图 11.3）。

　　如果所有松解的手段都已经采取了但是挛缩畸形仍然存在，那么为了平衡屈伸间隙平衡、获得充分伸直，必须做进一步的股骨远端截骨[2, 13, 17]，在后交叉韧带保留型假体截骨一般多截 2mm，但是即使是严重的屈曲挛缩，也不能超过 4～6mm[14]，一般很少这样把关节线抬高这么多。而且这样更适应后交叉韧带牺牲性假体设计[14]，因为一般后交叉韧带存在挛缩，很难做平衡（图 11.4）。

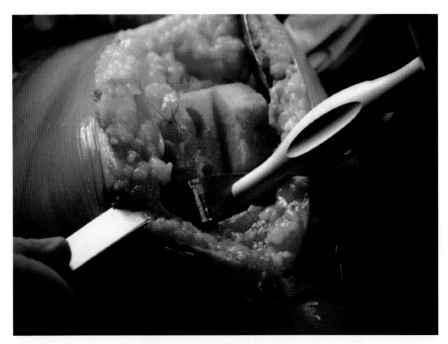

图 11.3   用间隔块撑开屈曲间隙

对于严重的挛缩畸形, 为了获得完全伸直, 需要做大量的股骨远端截骨, 在完全伸直过程中关节囊从前到后的结构已经完全松弛, 在所有旋转运动中需要有后关节囊稳定装置来维持内翻和外翻的稳定性。

最初一个常犯的错误是过多股骨远端截骨, 这会导致关节线的抬高和中度屈曲的不稳定, 我们首要的关注点应该放在软组织平衡、松解关节囊和骨赘移除上[2, 3, 11, 13]。

我们的原则是使用连续限制性假体, 或者至少要根据术中情况, 如果已经做了主要韧带松解和截骨, 适应证明确的话就得使用。在进行这类手术的时候准备好铰链式的假体是一种明智之举。

由 Belleman 和他的同事提出的手术方法分四步: ①通过移除所有的骨赘和多做股骨远端 2mm 的截骨来平衡侧副韧带; ②进行后关节囊松解和腓肠肌松解; ③额外的股骨远端, 最大 4mm 的截骨; ④切断腘绳肌肌腱。挛缩超过 35°, 28.6% 的患者需要做额外的股骨远端截骨, 22.9% 的患者需要做肌腱切断术。

在骨赘没被完全移除前, 膝关节内外侧未达到平衡时, 应当避免做超过 2mm 的过多截骨, 在上述步骤操作前, 不需要手术者徒手操作, 就能完全矫正关节挛缩[3, 11, 13]。

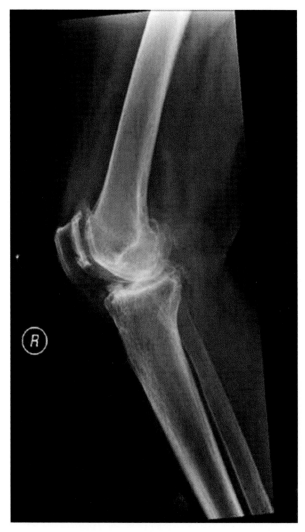

图 11.4　*严重的屈曲挛缩畸形*

术前的挛缩程度和矫正后残余的挛缩程度没太多关联，那就是说轻度的挛缩并不比重度挛缩容易矫正[14]。很久以前，Firestone[4]指出围术期中剩余的挛缩畸形影响最终伸直的恢复。

对于超过 45°或者 60°的挛缩畸形的患者[11]，若无股骨的显著缩短，想实现完全伸直是不可能的。在发达国家对于这些极少数病例，术前的牵引往往能把挛缩降到 30°或者 45°[12]，对于这些患者而言股骨显著缩短，伸膝迟滞或者术后残留 10°～15°的屈曲是可以被接受的[13]，这使伸直所致的神经血管结构损伤降到最小化。

对于双侧超过 10°的严重挛缩畸形,必须同时进行双侧 TKA 手术[11]。若两侧不同时进行手术,手术后的膝盖会比对侧长,为了弥补两腿的这一差别,患者在走路的时候会使接受手术的膝盖屈曲,经过几个月,即使有合适的恢复训练,也会再次导致挛缩。

当患者因为身体状况不能同时进行双侧 TKA 时,可采取将未手术的一侧肢体的脚后跟垫高的方法来弥补,直到能进行手术治疗为止。

仍然存在的挛缩畸形的矫正需要伸膝装置较好的力学对线及肌肉力量的加强,前提是股四头肌力学性能好,并且没有伸膝迟滞,这可以通过做股四头肌内侧头斜行肌束的外侧及远端推进延长来实现[13]。

11.2.2 术后方案

大多数有挛缩畸形的患者在围术期结束的时候必须达到完全伸展,现在有不同的恢复方法和方案,比如:膝盖在伸直位置固定 3~6 周或者改良的 CPM 方案也可以被使用,但是最主要的是要获得完全伸直。这些固定装置要持续佩戴,只有在做各种各样运动、收缩股四头肌和伸直活动锻炼时才可以拿掉。

最后仍要强调一下持续的术后恢复的重要性,在 6 个月到 1 年的术后恢复中仍能有进步的可能性[14, 21]。

11.2.3 结果

Bellemans 和他的同事运用后参考和四步治疗相结合的方法在 13 例中度(15°~30°)和重度(超过 30°)的畸形患者的治疗中取得显著疗效。在两年的随访中所有患者残存的畸形均小于 10°,其中两例重度挛缩畸形的患者做了二头肌腱的切断,这当然有腓神经损伤的风险。

Whiteside 和 Mihalko[17] 对 103 例 20°~60°膝关节挛缩的患者做了回顾性研究,术前平均挛缩程度为 27.1°,术后在平均 70.4 个月的随访中挛缩程度为2.7°,这项数据表明收缩的并行韧带在是挛缩形成的主要结构,它的有效的松弛在大多数挛缩纠正的过程中起着重要作用,只有 2% 的患者需要额外的股骨远端 4mm 的切除。

与 Massin 研究中的 59% 的病例相比,Berend et al[3] 在 52 例术前平均挛缩程度达 28°的患者中成功使 94% 的患者的挛缩程度下降到低于原来的 10%[14]。

11.3 反张

在 TKA 中膝关节退化伴有过伸超过 5°或者膝反张是不太常见的,发生率0.5%~1%[10, 15],这种畸形可能继发于先天性股骨远端发育不良、创伤后或者感染后骨关节炎、风湿病、高位胫骨截骨术后胫骨斜率的倒置、伸肌运动学上的劣势或者麻痹[6, 18]。

膝反张可能和固定的外翻畸形有关，由于髂胫束的挛缩、十字韧带和并行韧带的松弛而导致的。伴有脊髓灰质炎的患者通常会有股四头肌无力，他们依靠保持膝关节高度伸展来走路[5]。由于后关节囊和韧带的伸展，同时由于代偿的改变比如髋关节伸展和伴有脚踝足底屈曲畸形的马蹄足，这些伴有神经肌肉疾病的患者会在术后出现膝关节反张，已经被认为是 TKA 的相对禁忌证[5, 7, 15]。

因此，在一个有高度反张畸形的患者进行膝关节置换术时要特别评估股四头肌、肌腱和腓肠肌复合体的肌力[16]，Gait 分析无论是中间还是侧面的不稳定的存在对手术都是至关重要的，因为 TKA 后剩余的不稳定性会增加反张复发的危险性[15]。

除了标准评价，放射线图像分析应当包括长期的下肢外侧影响来确定股骨和胫骨在畸形中起到的作用。

11.3.1　手术方法

在反张畸形中，膝关节伸直间隙要大于屈曲间隙。

几个学者提出了在实行全膝关节置换术时纠正膝反张的方法，Insall[6] 提出可以通过少截骨和用一个厚的股骨或者胫骨假体来纠正膝反张。Krackow[10] 和 Weiss[9] 认为应当在膝反张手术中纠正后关节囊的皱褶以及邻近的和后方韧带的移位，Whiteside 和 Mihalko 纠正膝反张的方案是缩小股骨假体大小，提高了伸直的稳定性。

就像挛缩一样，这个手术的目的是平衡屈曲和伸展间隙，恢复下肢的运动轴，适宜的骨切除和软组织平衡会实现这一目的，远端股骨的切除在膝反张中至关重要，根据松弛和过伸畸形的程度，截骨厚度要比假体厚度薄 2～5mm。当测定股骨假体的大小的时候，倾向于选择较小的。在后关节髁切除后，邻近的骨赘必须被移除以适应深度屈曲，但是后关节囊不应当松弛，在胫骨侧截骨应当最小化，后倾可以轻微增加以改善屈伸间隙的平衡，正如先前的描述，我们必须谨记缩短后部的十字韧带会使弯曲间隙比伸展间隙宽 2mm[13]。

在一些反张大于 20°的严重病例中，需要依靠股骨远端扩大或者旋转铰链膝以及内嵌入防止过度伸展的装置来矫正膝反张。

对于有神经肌肉紊乱和伸肌力学减弱的患者中应该应用带铰链的假体，因为传统的假体有极高的失败率[5, 19]。然而外科医生需要谨记，对于能够走路的患者防止膝关节过伸也同样重要。因此，应用于不同程度过伸的特殊的铰链假体也应当优先应用于这些人群。

可以考虑限制性假体的应用，但应用限制性假体增加接触面的压力，继而导致假体松动，但是现在一些旋转铰链的假体设计更符合生理力学，将压力做了更好的分配转化，目前应用已经取得比较好的结果[1, 20, 23, 24]。

11.3.2　结果

对于有良好功能的伸肌的患者，膝关节反张TKA术后一般不会复发[7, 16]。Whiteside et al[25]报道了10例有术前反张（6°～25°，平均11度）得到成功治愈而且2年后无复发。

Meding et al[15]报道了57例交叉韧带保留型假体全膝关节置换手术，平均随访4.5年时预后极佳，只有2例有复发畸形，与术后中间部分的不稳定有关。Mullaji et al[18]展示了他们45例膝反张11°的患者TKA后的结果，2年之后均无复发（图11.5、11.6）。

Jordan et al[8]报道了最大规模的伴有脊髓灰质炎的患者进行TKA，他们只运用一个铰链假体，随访没有松弛和反张发生。然而只有2例患者有肌肉力量

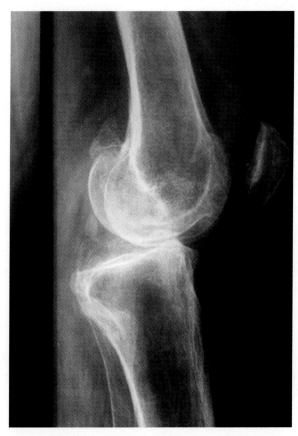

图11.5　反张畸形（Courtesy Gamelas J）

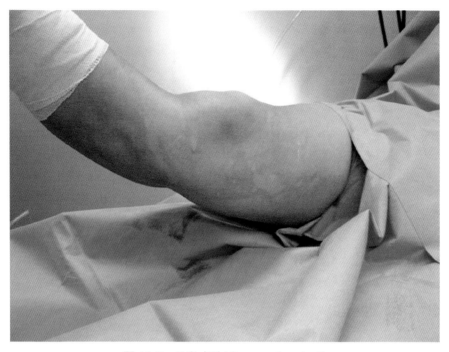

图 11.6　反张畸形（Courtesy Gamelas J）

低于 3/5 的状况出现。Giori 和 Lewallen[5] 报道了功能退化和当股四头肌力量不能抵抗重力的时候不稳定性过伸的复发。Tigani et al[23] 在 10 例 TKA 中运用旋转铰链假体的患者在平均 4 年的随访中取得极佳效果。

总结

　　总而言之膝关节反张不再是 TKA 的禁忌证，但是病因学应当被明确。在没有神经血管疾病的时候，采取适宜的屈曲伸直间隙的平衡方法，过伸畸形一般不会在术后复发。当股四头肌功能减退时，建议使用铰链的假体，外科医生需要牢记对于能行走的患者轻微过伸是有必要的。

参考文献

1. Barrack RL. Evolution of the rotating hinge for complex total knee arthroplasty. Clin Orthop. 2001;392:292–9.
2. Bellemans J, Vandenneucker H, Victor J, Vanlauwe J. Flexion contracture in total knee arthroplasty. Clin Orthop Relat Res. 2006;452:78–82.
3. Berend J, Lombardi Jr AV, Adams JB. Total knee arthroplasty in patients greater than 20 degrees flexion contracture. Clin Orthop Relat Res. 2006;452:83–7.

4. Firestone TP, Krackow KA, Davis JD, Teeny SM, Hungerford DS. The management of fixed flexion contractures during total knee arthroplasty. Clin Orthop Relat Res. 1992;284:221–7.

5. Giori NJ, Lewallen DG. Total knee arthroplasty in limbs affected by poliomyelitis. J Bone Joint Surg. 2002;84A:1157–61.

6. Insall JN. Surgical techniques and instrumentation in total knee arthroplasty. In: Insall JN, Windsor RE, Scott WN, Kelly MA, Aglietti P, editors. Surgery of the knee. New York: Churchill Livingstone; 1993. p. 739–804.

7. Insall JN, Haas SB. Complications of total knee arthroplasty. In: Insall JN, Windsor RE, Scott WN, Kelly MA, Aglietti P, editors. Surgery of the knee. New York: Churchill Livingstone; 1993. p. 891–934.

8. Jordan L, Kligman M, Sculco TP. Total knee arthroplasty in patients with poliomyelitis. J Arthroplasty. 2007;22:543–8.

9. Krackow KA, Weiss AP. Recurvatum deformity complicating performance of total knee arthroplasty: a brief note. J Bone Joint Surg. 1990;72A:268–71.

10. Krackow KA. The technique of total knee arthroplasty. CV Mosby: St Louis; 1990.

11. Laskin RS, Beksac B. Assess and achieve maximal extension. In: Bellemans J, Ries MD, Victior J, editors. Total knee arthroplasty, vol. 30. Heidelberg: Springer; 2005. p. 194–7.

12. Lu H, Mow CS, Lin J. Total knee arthroplasty in the presence of severe flexion contracture: a report of 37 cases. J Arthroplasty. 1999;14:775–80.

13. Lombardi AV, Berend KR. Recurvatum/flexion contracture in total knee arthroplasty. In:Advanced reconstruction knee, vol. 22. Rosemont: AAOS; 2011. p. 189–97.

14. Massin P, Petit A, Odri G, Ducellier F, Sabatier C, Lautridou C, Cappelli M, Hulet C, Canciani JP, Letenneur J, Burdin P. Total knee arthroplasty in patients with greater than 20 degrees flexion contracture. Orthop Traumatol Surg Res. 2009;95(4 Suppl 1):S7–12.

15. Meding JB, Keating EM, Ritter MA, Faris PM, Berend ME. Total knee replacement in patients with genu recurvatum. Clin Orthop. 2001;393:244–9.

16. Meding JB, Keating EM, Ritter MA, Faris PM, Berend ME. Genu recurvatum in total knee replacement. Clin Orthop. 2003;416:64–7.

17. Mihalko WM, Whiteside LA. Bone resection and ligament treatment for flexion contracture in knee arthroplasty. Clin Orthop Relat Res. 2003;406:141–7.

18. Mullaji A, Lingaraju AP, Shetty GM. Computer-assisted total knee replacement in patients with arthritis and a recurvatum deformity. J Bone Joint Surg Br. 2012;94-B:642–7.

19. Patterson BM, Insall JN. Surgical management if gonarthrosis in patients with poliomyelitis. J Arthroplasty. 1992;(Suppl)7:419–26.

20. Petrou G, Petrou H, Tilkeridis C, Stavrakis T, Kapetsis T, Kremmidas N, Gavras M. Medium-term results with a primary cemented rotating-hinge total knee replacement. A 7- to15-year follow-up. J Bone Joint Surg Br. 2004;86(6):813–7.

21. Scuderi GR, Kochhar T. Management of flexion contracture in total knee arthroplasty. J Arthroplasty. 2003;22(4suppl 1):20–4.

22. Tew M, Forster IW. Effect of knee replacement on flexion deformity. J Bone Joint Surg. 1987;69B3:395–9.

23. Tigani D, Fosco M, Amendola L, Boriani L. Total knee arthroplasty in patients with poliomyelitis. Knee. 2009;16:501–6.

24. Westrich GH, Mollano AV, Sculco TP, Buly RL, Laskin RS, Windsor R. Rotating hinge total knee arthroplasty in severely affected knees. Clin Orthop. 2000;379:195–208.

25. Whiteside LA, Mihalko WM. Surgical procedure for flexion contracture and recurvatum in total knee arthroplasty. Clin Orthop Relat Res. 2002;404:189–95.

26. Zaidi SH, Cobb AJ, Bentley G. Danger to the popliteal artery in high tibial osteotomy. J Bone Joint Surg Br. 1995;77:384–6.

Samih Tarabichi, Ahmed El-Naggar, and Mohamed Adi

第12章

初次膝关节置换手术要点：如何增加关节活动度

12

12.1　引言

中东和亚洲接受 TKR（人工全膝关节置换术）的患者比较关注膝关节的深度屈曲功能。因为许多日常活动都是要膝关节深度屈曲来完成的，比如：祈祷、进餐、蹲式厕所和一些社交活动如在广场上出席酋长理事会 [1, 2]。当人们在祈祷的时候，膝关节屈曲度在 150°～165° 之间，每天要重复 20～30 次。由于担心术后膝关节活动度不能满足他们日常生活的需要，这些人通常会拒绝接受 TKR[4]。因此，追求 TKR 术后膝关节的高活动度使得日常生活需要关节活动度极高的患者得以在术后保证正常的生活 [3]。TKA 术后进行一些膝关节高度屈曲活动是安全的，与其他因素相比，并不会增加并发症的发生率[5]。

12.2　影响膝关节屈曲的因素

为了实现 TKR 术后膝关节的完全屈曲，除了手术方法之外还有许多因素都应当被考虑在内。有些因素是外科医生可以控制的，比如：假体的设计、手术方法、术后疼痛的管理和恢复。然而有些因素是外科医生无法控制的，比如：术前的关节活动度、患者的 BMI 和患者的生理状况 [6]。

假体的设计对于获得完全屈曲的直接影响是微乎其微的，它的唯一用处就是在完全屈曲的时候使得关节更加协调。然而，为了使每一个患者都能实现完全伸直，应该确保在院内为患者制定的疼痛管理规划、健康恢复计划以及多学科综合治疗方法。积极的恢复和适宜的疼痛控制在预防术后软组织的挛缩和获得更好的屈曲活动度方面至关重要 [7]。

我们坚信手术过程对提高 TKR 术后膝关节的活动度至关重要，在这个章节我们将关注股四头肌松解术。虽然许多国际研究目前称术后平均膝关节活动度与术前基本一致，我们依然认为术前膝关节活动度对术后的结果有至关重要

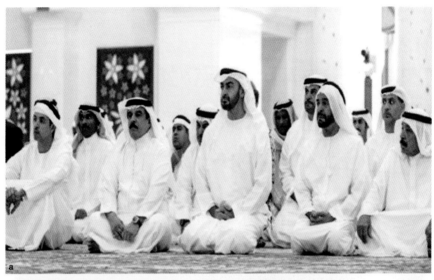

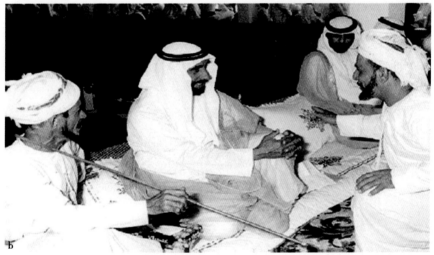

图 12.1　膝关节高度屈曲的活动，如：跪拜、蹲坐、交叉腿坐对这些族群是十分重要的。（a）皇室家族及酋长在祈祷中。（b）阿拉伯联合酋长国理事会召开，对本国民众来说，蹲坐在地板上开展社会活动、表达诉求是一种社会习俗

的影响[8]。并且在超过6 000例的研究案例中发现术后平均活动度要优于术前。我们认为这种结果的产生主要是因为我们为了提高术中关节活动度而在所有患者手术中例行了改良的股四头肌松解术（Tarabichi 操作技巧）。在之前的文献中没有人讨论过股四头肌松解术在 TKR 中对于获得更好屈曲活动度的重要性[9]。这个章节的另一目的就是讨论术前膝关节松弛和如何在术中获得更好的屈曲活动，然而也应该谨记，为了获得更好的关节活动度其他因素也应该满足。

12.3 股四头肌松解术

运动医学用股四头肌松解增加关节活动度，它通过关节镜来完成，可以达到增加创伤后和术后膝关节僵硬患者的关节活动度的目的。典型的膝关节僵硬发生于下肢较长时间的不运动以后。研究表明，僵硬关节活动度下降大多是由远端股四头肌肌腱或者肌肉粘附于骨表面导致的，因此在屈曲的时候使股四头肌和肌腱收缩时偏离了它的正常方向。

我们已经做了膝关节运动的分析，为了使膝关节完成 0°～90° 的屈曲，股四头肌腱正常平均要伸展 6cm，其中股四头肌腱伸展的长度由股骨长度来决定，股骨越长，为达到同等屈曲，伸展的长度也越长（图 12.2）。在关节活动度达到极限的时候关节每屈曲一度所需伸展的长度也越长。关节屈曲度从 135° 变为 155° 时，股四头肌需要伸展 1.5cm，平均一度伸长 0.7mm，而关节屈曲由 80°～110° 时平均一度伸长 0.4mm。

由过往经验（如：创伤性关节僵硬案例研究）可知，股四头肌和股骨前表面的前粘连是膝关节炎关节活动度下降的主要原因。因此我们改进手术技巧来处理粘连的问题以增加所有接受 TKR 手术治疗的患者的关节活动度（图 12.3）。

在另一项研究中，我们为 42 例选择 TKR 手术的晚期骨关节炎患者进行了改良股四头肌松解术，并且在术中实施松解的前后记录即刻关节活动度，结果显示，在所有患者未进行任何韧带松解和后骨赘移除的情况下，仅仅进行股四头肌松解就使得被动屈曲活动度得以明显提高（平均提高 32.4°，$P = 0.001$）[9]。这些研究结果表明，股四头肌和股骨的粘连是阻碍股四头肌肌腱远端，正常运动的主要因素，因此阻碍了骨关节炎患者的深度屈曲。

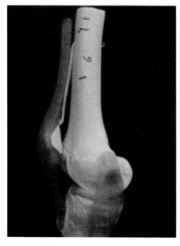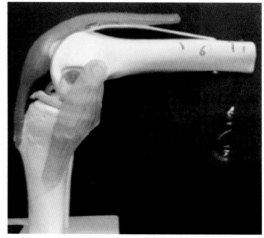

图 12.2　膝关节完成 0°～90° 度的屈曲，股四头肌腱正常平均要伸展 6cm

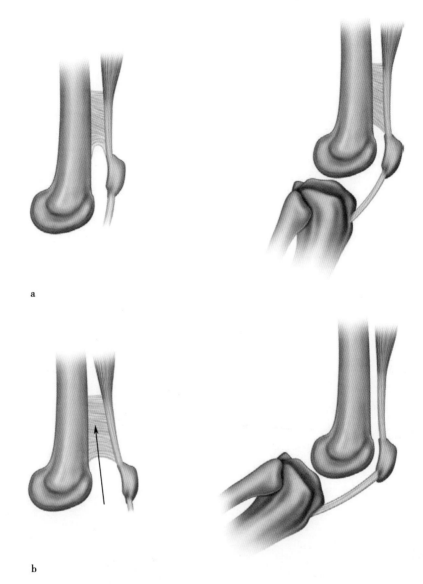

图 12.3　用简图阐述我们的手术方式。(a)股四头肌和股骨远端之间的纤维粘连是如何限制股四头肌移动的。(b)改良的股四头肌松解术(左图中的黑色箭头所示)，允许伸肌装置向远端移动，可获得较大的关节活动度(右)

12.4　手术方法

我们选择标准的股四头肌下入路，首先沿前正中线做一切口，移开伸肌结构后便可暴露其下的髌上囊，然后切除其所有附着肌腱的粘连纤维组织(图 12.4ab)。

这样可以为进入深部组织做好显露，从而暴露股四头肌和股骨前表面的接触面，然后进行松解手术（图 12.4cd）。

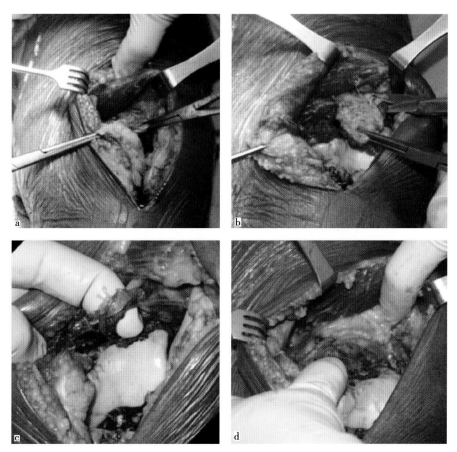

图 12.4 （a，b）照片显示膝关节的前面观，在做股骨截骨之前首先松解股四头肌，将伸肌装置外移，术者辨认松解髌上囊。（c）在股四头肌肌腱与股骨远端之间发现了一条纤维束带，先做锐性松解，然后进行切断。（d）松解的最后结果，股四头肌与股骨远端前面之间的大部分粘连均得到了松解

整个松解过程是逐步进行的，随着每一次松解，膝关节会随之屈曲。如果估计活动度低于 130°，则应继续往近端进行松解直至关节活动度大于 130°（图 12.5）。与 Nicoll 的传统的股四头肌成形术一样，该步骤不应进行任何截骨、韧带松解、中央或侧支持带松解 [12]。

我们医院，在没做前方的股四头肌松解、获得较好的活动度之前，通常不会继续进行手术和截骨，这种做法通常有很多优点。

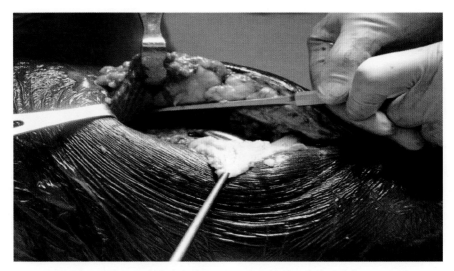

图 12.5 照片显示膝关节的前面,向近端松解直至关节活动度大于 130°

第一: 由于获得了更好的屈曲活动度,手术更加容易进行。并且软组织张力低,减少了皮肤坏死以及由于强烈挛缩而导致骨边缘损害的发生,还减少了附着于髌骨的肌腱的张力,对于关节炎性膝盖僵硬的,髌骨肌腱撕脱的概率也降低了。

第二: 它使手术更加精确,当膝关节完全屈曲的时候,外科医生的手术视野会更好。

第三: 术中关节达到完全屈曲使得患者术后获得更好活动度的机会大大增加了(图 12.6、12.7)。

12.5　股四头肌松解术后结果

我们随访了超过 1 028 名患者,3% 的人(198 名患者)术前关节活动度不好(屈曲小于 90°),术后三个月后比例下降到 0.10%(表 12.1)。我们发现 88% 的患者(878 人)术后 3 个月关节活动度极好(屈曲大于 125°),同样,他们中 30% 的人在术后能实现关节的完全屈曲(图 12.8、12.9)。

12.6　讨论

一些外科医生主张,做胫骨结节截骨术,然后将其向近端移位 1cm(最多移位 1cm),可以提高关节活动度,尤其在低位髌骨的患者身上效果更为明显。我

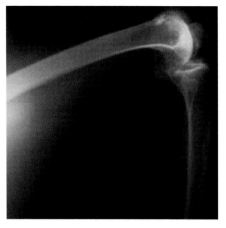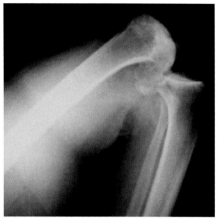

图 12.6 一例 74 岁的老年女性患者，在接受全膝关节置换术之前，做股四头肌的松解。尽管从松解术前的侧位 X 线片可见到大量的后方骨赘形成（左图），我们仍然能把屈曲改善，最后活动度可达 105°～140°，术后侧位 X 线片如右图所示

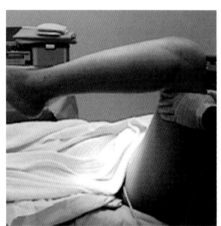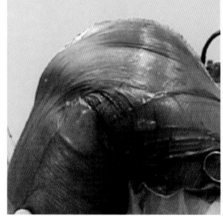

图 12.7 一例 58 岁女性患者在截骨前做股四头肌松解，照片分别显示术前（左图）术后（右图）的被动屈曲功能情况

们曾在标本上做过实验，将胫骨结节截骨后向近端移动大约 1cm 只能增加 10° 左右的关节活动度。但在后续研究中发现，对骨关节炎性膝关节僵硬的患者进行胫骨结节截骨，虽然会使 TKR 手术更容易进行，但是当把胫骨结节回置时，即使向近端移动 1cm，也会使关节再次僵硬。因此对于所有患者我们都会选择股四头肌松解术来提高关节活动度。

尽管股四头肌松解术是一个安全且简单的术式，但是有外科医生担心会有

表 12.1   术后三个月有优良的关节活动度的患者数量明显增加（大于 85%）

关节活动度	角度	术前（%）	术后 3 个月（%）
差	<90	3	0.10
中	90～105	21	2.50
良	110～125	40	12.50
优	>125	36	88

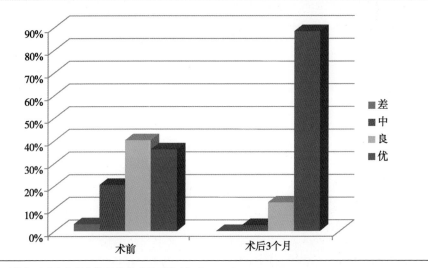

术后关节活动度较差的患者数量明显下降（少于 0.10%）

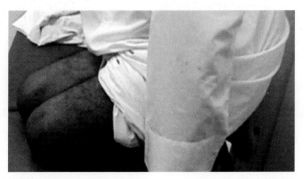

图 12.8   双膝关节置换患者能实现关节的完全屈曲，术后三个月

术后异位骨化的发生。TKA 术后异位骨化的形成与关节活动度减低、僵硬和摩擦髌股关节有关[13]。在我们超过 6 000 例病例中有 6 人术后出现了异位骨化，异位骨化的患者活动度不受影响，这在 Toyoda 的研究中也被证实（图 12.10）。Toyoda 小组发现，存在异位骨化的患者在早期术后评估中活动度会有限制，但是在术后一年关节活动度和没有异位骨化的患者没有差别[14]。

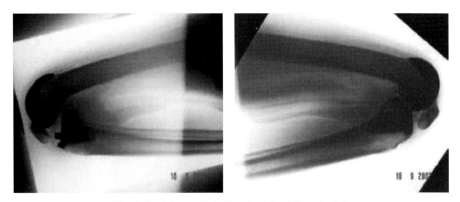

图 12.9 同一患者术后三个月的侧位 X 线平片

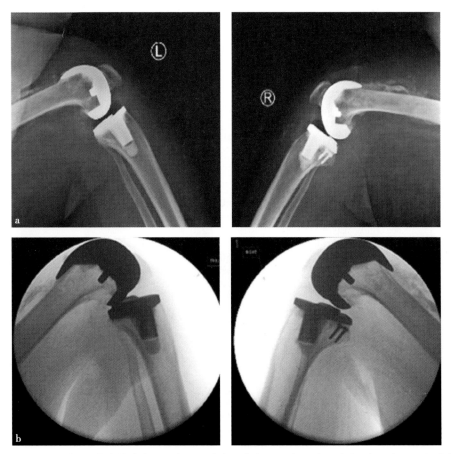

图 12.10 一例 59 岁女性患者，双膝人工关节置换术后三个月的活动度，术后出现了异位骨化，有异位骨化但活动度不受影响

总结

TKR 术后的高活动度对大多数患者是极其重要的，并且无论高活动度对患者能否正常生活有无影响我们都应该尽量去追求。对于关节炎所致的关节僵硬，股四头肌松解至关重要。

通过仅仅将股四头肌粘连解除而不改变其他病理改变（如：大的骨赘、膝关节畸形、不规则关节面）就能即刻显著地提高关节活动度，这一结果可以说明，股四头肌肌肉和肌腱的活动受限是限制改善关节屈曲的主要因素[9]。

我们强烈推荐在所有 TKR 中实行股四头肌松解，尤其是对于僵硬的关节。我们的经验表明，小心谨慎的股四头肌松解，外科医生不必进行胫骨结节截骨术，就可以完成初次 TKR 关节僵硬的矫正。我们医院已有九年不做胫骨结节截骨术了。

参考文献

1. Tarabichi S, Tarabichi Y, Tarabish A, Hawari M. Importance of full flexion after total knee replacement in Muslims' daily a lifestyle. J Indian Med Assoc. 2006;38:17–22.
2. Tarabichi S, Acker SM, Cockburn RA, Krevolin J, Li RM, Wyss UP. Knee kinematics of high-flexion activities of daily living performed by male Muslims in the Middle East. J Arthroplasty. 2011;26(2):319–27.
3. Hefzy MS, Kelly BP, Cooke TD. Kinematics of the knee joint in deep flexion: a radiographic assessment. Med Eng Phys. 1998;20:4.
4. Villar RN, Solomon VK, Rangam J. Knee surgery and the Indian knee. The importance of the preservation of flexion. Trop Doct. 1989;19:1.
5. Tarabichi S, Tarabichi Y, Tarabish A, Hawari M. Achieving deep flexion after primary total knee arthroplasty. J Arthroplasty. 2010;25(2):220–4.
6. Kansara D, Markel D. The effect of posterior tibial slope on range of motion after total knee arthroplasty. 2006;21(6):809–14.
7. Mauerhan DR, Mokris JG, Ly A, et al. Relationship between length of stay and manipulation rate after total knee arthroplasty. J Arthroplasty. 1998;13:896.
8. Collins JE, Rome BN, Daigle ME, Lerner V, Katz JN, Losina E. A comparison of patient-reported and measured range of motion in a cohort of total knee arthroplasty patients. J Arthroplasty. 2014;29(7):1378–82.
9. Tarabichi S, Tarabichi Y. Can an anterior quadriceps release improve range of motion in the stiff arthritic knee. J Arthroplasty. 2010;25(4):571–5.
10. Epps CE. Complications in orthopaedic surgery. Philadelphia: JB Lippin- cott Co; 1978. p. 498.
11. Smillie IS. Injuries of the knee joint. 4th ed. Williams & Wilkins: Baltimore; 1973. p. 365.
12. Nicoll EA. Quadricepsplasty. J Bone Joint Surg. 1963;45- B:183.
13. Iorio R, Healy WL. Heterotopic ossification after hip and knee arthroplasty: risk factors, prevention, and treatment. J Am Acad Orthop Surg. 2002;10:409.
14. Toyoda T, Matsumoto H, Tsuji T, Kinouchi J, Fujikawa K. Heterotopic ossification after total knee arthroplasty. J Arthroplasty. 2003;18(6):760–4.

第四部分
初次 TKA 术中评估

第13章

初次膝关节置换术中评测：术中测量感受器

Tomoyuki Matsumoto, Hirotsugu Muratsu, and Ryosuke Kuroda

13.1 引言

目前，全膝人工关节置换术（TKA）已经成为日益成熟的手术，通过 TKA 可以缓解膝关节的疼痛，恢复膝关节的功能，使终末期膝关节骨性关节炎患者有较高满意度。尽管外科医生可以通过各种方式，如术中导航、定制假体的应用，或是手术配件的改良，能获得精确的截骨以及适宜的假体安置，但软组织平衡的掌握一直是个难题，多数要靠手术者主观感觉。根据关节置换登记系统统计分析[65]，初次人工全膝关节置换（TKA）早期失败的最重要原因是关节不稳，Fehring 等人研究了五年内 279 例膝关节置换翻修术，其中由于关节不稳导致翻修的共计 74 例，占比 27%[15]。Sharkey 等人在回顾性病例分析中报道，在他们的早期膝关节置换术翻修病例中，关节不稳的因素占比达到 21.2%[74]。他们分析得出结论，无论是冠状面还是矢状面，没有纠正不平衡的软组织，从而导致了膝关节的不稳，继而手术失败。因此重建软组织平衡已经被认为是提高 TKA 术后疗效的必要手术干预措施。

13.2 传统软组织平衡评测

尽管有很多此前报道的关于软组织平衡的测量器及测量方法，无论是手法关节间隙牵拉[18]、传统测量器[18]、间隙测量器[24]，还是椎板撑开器[16]，软组织平衡的评估都无法做到量化，只能靠术者的主观感觉。目前第二代测量器已经上市了[5, 8, 69, 84, 88]，第二代测量器的运用使得软组织平衡张力可以量化，测量基于固定的扭力或负荷，从而有了客观标准，并且该测量器换代改良，可以做到个体化定制[21, 85, 86, 89]。Asano[4] 研发了新的测量器并加入了他们之前设计的扭力驱动器，该新的测量器可以测量每 1mm 关节间隙变化的负荷。但是该测量器的应用是在髌骨处于外翻位的一种非生理状态下，并且是在假体安置前，而且只能在关节伸直位及屈曲 90°位时进行测量。

　　D'Lima[11, 57] 等人研发了一种带有力学传感器的膝关节假体胫骨托，其自带测量系统。可以直接在体内测量胫骨股骨间压力变化。自 1996 年以来该课题组就致力于制作工艺的改进，增加耐久度，测试安全性，在 2004 年他们推出了一款新型的电子化膝关节置换假体，最近，他们通过研究日常生活、康复、功能锻炼及竞技比赛时膝关节主动活动，总结了两代电子化膝关节置换假体的设计、发展和在体应用。尽管该设备提供了一系列膝关节置换术后有用的动力学数据，但其使用太专业化而且太昂贵，因此无法满足一般临床需要。带有力学传感器和测量系统的膝关节假体胫骨托，适合学术研究的应用，由于其体积巨大，并且带有较长的杆，只能适用于特定情况，并不能应用在常规膝关节置换假体中，因此限制了其在一般人群中使用。

13.3　应用偏心距型测量器评测软组织平衡

13.3.1　设计及参数设置

　　一种方便术者操作的新型测量器投入使用，以获得髌股骨复位和胫股骨力线恢复后，膝关节各个活动角度的软组织平衡[59]。该偏心距型测量器包括如下三个组件：上部的跷跷板托，下部带钉平板托及一个关节外主件（图 13.1）。两个托置于关节间隙，这种带张力的设备有两套，分别配套 PS 假体和 CR 假体。配套 PS 假体测量器的上部跷跷板托中间有一个突起的杆，正好卡在髁间部位，类似凸轮式的设计符合股骨髁假体形状。这种杆或是凸轮设计使得股骨及胫骨在冠状位和矢状位上均获得了稳定。配套 CR 假体测量器的上部跷板在近端中央柱设计了个圆柱形的结构，与髁间形合，从何获得冠状位的稳定。这种设计再现了假体置入后关节恢复限制性及对线的状态，出色地模拟了实际情况。这个仪器设计的最终目的是为了便于术者评测内翻外翻时韧带平衡状态，并且测量在一定大小的关节撑开力作用下关节中心点和关节假体之间的距离。施加于跷跷板托和带钉平板托上的关节撑开力在 30~80lb（13.6~36.3kg）范围内，该撑开力是通过一个特制可调扭力值的扭力驱动器产生的。消毒以后，扭力驱动器安放在一个齿条上，该齿条带齿轮机械传动关节外主件，其通过适当的扭力来产生所需的特定撑开力。一旦撑开合适的程度，要集中关注以下两个数值：一是跷跷板托和带钉平板之间的角度（单位：度，在内翻和外翻韧带平衡时为正值），二是跷跷板平面上表面中心点与胫骨近端截骨面的距离（单位：毫米，关节中心点和关节假体之间距离，通过测量一定大小的撑开力下的角度偏离和距离，可以分别实现韧带平衡、关节中心点和假体间距的量化。

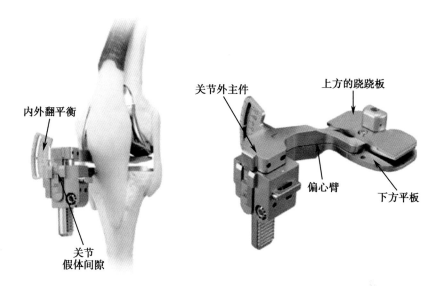

图 13.1　偏心距测量仪。该测量仪包括如下组件：上部的跷跷板托、下部带钉平板托及一个关节外主件

13.3.2　胫股间复位后的软组织平衡

我们介绍了用该款测量器进行 PS TKA 术中测量的经验，进一步讨论了在测量时髌骨位置的重要性 [43, 49, 50]。首先，我们分析了 PS 假体置换中髌骨翻转前后胫股间隙的动力学改变，在膝关节整个伸直过程中，胫股间隙有一个急剧减小的变化过程。如果髌骨外翻，膝关节屈曲过程中，胫股间隙逐渐增加；相反，如果髌骨复位，在膝关节初始屈曲的过程中，胫股间隙逐渐减少增加，然而屈曲角度大于 60°，胫股间隙又会逐渐减少 [49]。其次，由于我们分析的是术中髌骨复位后胫股间隙的动力学变化，相应可预测出术后的屈曲角度，在整个膝关节运动过程中评价手术技术的优劣。在髌股关节复位后，无髌骨翻转时，胫股间隙大小的这种变化与术后获得的关节屈曲角度大小呈负相关，而与患膝术前屈曲角度无任何相关性 [43]。第三，根据测量器显示的数据分析看，软组织平衡测量的准确性与导航系统应用在髌股关节复位前后有更高的相关性，在髌骨翻转时准确性低，因此我们建议术者作 PS 膝关节假体置换术中应用导航测量软组织平衡需要在髌股关节复位后 [50]。在一系列的术中评测软组织平衡研究中，我们一直强调髌股关节复位的重要性，只有在髌骨无翻转的条件下，才能获得精确的生理状态下的软组织平衡数据。

除了我们的报道，最近一系列研究也认同此观点，强调了髌股关节复位在评测术后膝关节生理状态下的软组织平衡中的重要性 [17, 26, 91]。Gejo 等人采用了我们的测量器，用的是 5mm 长度规格的单轴箔式应变片来测量压力变化，他们跟我们的发现一致，即术中胫股间隙的动力学测量在髌骨翻转前后是不同的，胫股间隙在髌骨复位后有所减少，分别在屈曲 90°时是 1.9mm，而在 135°时是 5.5mm。在屈曲 90°时，髌腱牵张，随着屈曲增大张力逐渐增大，髌骨翻转前后的关节间隙有所变化，与之相应，髌腱的张力也不同。因此在他们的研究中得出如下结论，膝关节伸膝装置会影响关节间隙的变化，决定了在膝关节置换术中是否能获得最佳的软组织平衡 [17]。Yoshino 等人应用自己研发的测量装置获得了关节间隙整部的应力变化数据，他们发现在 PS 假体置换术（TKA）中膝关节屈曲位，髌骨翻转前后的应力有较显著变化，而伸直位差异不大。然而，CR 假体置换术（TKA）中，无论是屈曲位还是伸直位，髌骨翻转前后的关节间隙应力无差别。因此他们得出结论，在 PS 假体置换术中，屈曲位应力是增加的，换句话说，髌骨复位后，屈曲间隙有所减少 [91]。Kamei 等人应用一种基于我们设计的偏距式测量器，研究发布了一系列关节间隙大小型号及关节间隙倾斜角度的数据，这些数据是在膝关节屈曲位髌骨翻转前后测量的 [26]。在股骨远端及胫骨截骨完成后，关节间隙测量在髌骨翻转前后有所不同，翻转后的间隙明显减少，从 17±3.4mm 减少到 15±3.0mm，关节间隙倾斜角度相较于髌骨翻转由 4.9°±3.1° 减少到 4.0°±2.9°。基于这些研究结果，他们推论如果保持髌骨原位，可获得更大的屈曲关节倾斜间隙，因此可做到充分的股骨外旋，他们建议做（MIS）微创切口的术者充分考虑这些变化结果，这将是他们打开手术操作便利之门的钥匙。

13.3.3　股骨假体安置后的软组织平衡

我们研制的新型测量器的核心测量理念与传统测量器是不同的。传统测量器的应用是在髌骨复位，股骨假体安置后进行的测量。我们下一步的研究工作将集中在比较两种情况下软组织平衡的不同，一种是在股骨假体安置好后，另外一种情况是在股骨仅仅完成截骨后。术中假体试模安装好后，开始软组织平衡的评估，在伸直位关节间隙明显减小，而屈曲位关节间隙减少不明显。膝关节内侧韧带偏紧，有内翻趋势，这种内侧偏紧的趋势在伸直位表现不甚明显，而在屈曲位内侧张力显著增加。这种伸直位时内翻张力趋势相对减少是由于膝关节后方结构紧张导致，也与后髁外旋、股骨假体安装后胫骨对线恢复有关。膝关节屈曲位，股骨假体安装髌股关节复位后，伸膝装置内侧结构张力会有所增加，因此增加了内翻应力。我们测量的是"关节假体间隙"，这跟常规关节间隙测量有显著不同。"关节假体间隙"的测量是在假体安装后，而常规间隙测量是在股骨胫骨截骨完成后，在其截骨表面进行的。把股骨假体安放好后，膝关节伸直活动幅度有所增大，这是因为假体表面是曲线形设计的。并且在这种假体安置好后，后髁把后方关节囊撑紧了，因此在膝关节完全伸直后，获得了一个更小的间隙。另外，由于胫骨有一个 7°的后倾，而且股骨前缘成弓形，常规间隙测量时，关节实际上处于屈曲 10°位。Mitsuyama 等人做了同样的报道，他们做了一些 80°内翻畸形的骨关节炎患者，手术应用偏距测量器选择稍大型号的股骨假体，完成假体安装后最终获得了较小的伸直间隙[55]，他们的研究发现，这种方法放置股骨假体后内外侧伸直间隙分别减少了 1.0mm 和 0.9mm，但如果使用一种特制股骨假体，这种假体后髁厚度比常规假体增加了 4mm，使得内外侧间隙分别减少了 2.1mm 和 2.8mm，结论揭示这样可以明显减少伸直间隙。Mihalko 等人通过尸体解剖研究发现，松解后侧关节囊可以影响关节间隙的变化，并且对伸直间隙的影响要大于对于屈曲间隙的影响，这又进一步解释了关节后方结构对伸直间隙变化的作用[54]。Sugama 等人报道了他们的术中研究，发现做股骨后髁的截骨可以影响关节后方软组织结构的张力，进而影响伸直间隙的宽度及形状[75]。上述的各项研究验证了我们的推论。

13.4　特定情况下的不同软组织平衡类型

13.4.1　CR 及 PS 人工全膝假体置换（TKA）的软组织平衡

我们此前的一系列研究都是基于 PS 假体的设计。从长期的应用结果来看，PS 假体或是 CR 假体都取得了满意的效果，能缓解患者疼痛，改善膝关节活动。然而在膝关节置换领域，PS 假体还是 CR 假体的优劣争论始终没有终结。CR 假体的拥趸者认为保留后交叉韧带加强了关节的稳定性，改善了股骨的后滚，因此患者在上楼梯时功能大大改善[1, 6, 13, 37]，然而，倡导应用 PS 假体的一派认为切除后交叉韧带，优点突出表现在术后的膝关节活动大幅度的改善上[23, 25, 37]。应该正视这些差异的争论，但目前为止尚无明确的临床证据支持这两类假体有明确差异的结论[6, 13, 83]。我们之前的研究表明，由同一术者在同一患者的两侧膝关节分别安置了不同类型的假体，一侧 PS 假体，另一侧 CR 假体，术后膝关节评分没有差异，但是术后的活动范围在切除 PCL 后得到显著增加[40]。据此，我们拓展了此前的研究，在髌骨翻转前后应用我们的测量器评估 CR 及 PS 假体的软组织平衡。

在 PS 假体置换术（TKA）中，假体安置好，髌股关节复位后，膝关节由伸直到屈曲的整个活动过程中，关节假体间隙是逐渐增大的，而在 CR 假体，这个间隙的测量值保持不变。另外，无论是 CR 还是 PS 假体，髌股关节复位后，在膝关节极度屈曲时，关节假体间隙有明显的减小[42]。我们的研究数据分析，从伸直位到极度屈曲位，CR 假体有个稳定的膝关节动力学表现，而 PS 假体的膝关节动力学有一个明显的动态变化过程。我们的数据因此支持此前的研究结论，即 CR 假体的关节稳定性更好，另外我们数据显示，在膝关节运动弧中，从中度屈曲到极度屈曲位，在胫股关节复位情况下，PS 假体相较 CR 假体，其间隙有增大的趋势。

在评估膝关节韧带内外翻应力平衡时，对于 PS 假体来说，髌股关节复位后，由伸直位到屈曲位，测量内翻应力值有一个轻度的增加，而 CR 假体有一个轻度的减少[46]。数据显示，从伸直位到极度屈曲位，CR 膝关节置换假体的软组织张力是持续不变的，而 PS 假体在膝关节屈曲过程中有内翻趋势。在对骨关节炎患者的观察发现，虽然大体肉眼观后交叉韧带是完好的，但一般都失去弹性并且变短了。我们的研究结果发现，相较于 CR 假体，髌股关节复位后的 PS 假体的膝关节运动弧中，从中度屈曲到极度屈曲位，膝关节内翻角度增大。应用 CR 假体在独立股骨截骨时，外旋 3°～5° 安置假体，可以减少屈膝时的内翻。一些研究发现在重度骨关节炎患者中，屈曲间隙并不是矩形的，往往外侧都是松弛，在治疗膝骨关节炎内翻畸形，CR 假体是传统软组织松解结合测量截骨术，这样产生了一定的软组织张力，这也部分解释了选用 PS 假体能获得更好关节活动度的原因。

综合考虑，软组织平衡的动力学改变在不同情况下是显著不同的，髌骨翻转与否，PS 假体或是 CR 假体的不同选择都决定了软组织平衡。了解到这些发现，在做 CR 膝关节置换假体时，我们应该谨慎地选择患者，根据其后交叉韧带条件，选择合适的外旋角度，在术中把这两因素都考虑到，才能获得最佳的术后效果

13.4.2 微创人工全膝假体置换的软组织平衡

微创人工全膝假体置换术（MIS TKA）目前已经广泛应用，与传统人工全膝假体置换术相比，是一种手术方式的改良，有其独特优势。这种术式最突出的优点是皮肤切口小、避免髌骨外翻、不撕开股四头肌，这样手术失血少、术后疼痛轻、住院时间短、膝关节功能康复快[9, 20, 27, 32, 35, 36, 71, 82]。尽管传统手术有很好的视野、假体安置易于操作、假体固定可靠及假体生存率优良，该手术方式还是以其小切口、微乎其微的疼痛手术不适感等独特的优势获得广泛青睐。虽然这些短期优点突出，但还是要考虑到该手术某些严重并发症，如血管损伤[81]、髌腱撕裂、股骨髁骨折、切口裂开及切口坏死，以及假体对线不良等。保留股四头肌的 QS 入路，切口自髌骨上极开始，做有限的髌骨旁关节囊切开，是目前为止损伤最小的手术方式[82]。尽管有新型的微创专用的手术器械，操作还是很困难，尤其是在如此有限的操作空间，要避免损伤股内侧肌的斜形纤维束，对术者来说仍然是一个巨大的挑战[63, 68]。

我们因此进行实验，比较传统手术和微创 QS 入路手术的术中软组织平衡，

测量均是在髌骨复位，股骨假体安置好后完成。在膝关节屈曲过程中，相较于传统 TKA 手术，微创 QS 入路手术中关节假体间隙明显增大，但是间隙松弛度（即聚乙烯衬垫的厚度）在两种手术中没有差异。至于软组织的内翻应力，在膝关节屈曲 0°、90° 和 135° 时，向外侧牵开髌骨和髌骨复位后软组织平衡有所不同，微创 QS 入路和微创 MINI 入路手术的软组织平衡也有差异[48]。此研究发现，由于操作空间的限制，无法对软组织平衡做出较好的纠正。另外也发现不同的微创手术入路间也有不一样的软组织平衡类型，微创 QS 入路和微创 MINI入路在外侧牵引力和髌骨复位两种情况下各有不同[62]。上述结果揭示，不像传统 TKA 手术，假体安置好、髌骨复位后，关节显露充分，微创人工全膝关节置换术中评估软组织平衡时，如果像做传统手术一样做髌骨的外侧牵拉是个冒险行为，会做出错误判断，会低估关节间隙大小，并且软组织不平衡有内翻的倾向。同样，Niki 也做了相关报道，他研究了髌旁内侧入路，经股内侧肌入路，股内侧肌下方入路。髌旁内侧入路会有髌骨的外移，中度屈曲到完全屈曲过程中关节间隙增大，而股内侧肌下方入路屈曲间隙减小[61]。

13.4.3　间隙平衡技术中的软组织平衡

此前的研究中，无论是 PS 还是 CR 人工全膝关节置换术（TKA），都是在运用测量截骨技术中进行的软组织平衡的测量。但目前对于如何获得屈曲时股骨假体良好旋转对线的最佳方法尚存争议。某些学者认为要想获得良好股骨旋转对线必须根据股骨的骨性标记做等量截骨，如：股骨上髁、股骨后髁、股骨前后轴线（AP 线）[7, 19, 38, 66, 70, 87]。另外部分学者认为采用间隙平衡技术更好，获得内外侧韧带张力等张后，先做胫骨平台截骨，然后以胫骨切骨面为参考，做股骨假体的平行安置[12, 14, 28]。尽管有这些争议，最新的研究认为计算机导航辅助的间隙平衡技术更好，能较为可靠的获得屈伸间隙的平衡[64, 73]。相比之下，一些研究发现计算机导航辅助下的等量截骨技术和间隙平衡技术在维持关节线方面有所不同，测量截骨技术的运用更能维持正确的关节线，尽管这两种技术的术后短期效果没有不同。

在应用间隙平衡技术时，也可以采用偏距型的测量器进行软组织平衡测量，结合计算机导航，先做胫骨截骨。CR 假体置换，术中先做胫骨截骨，应用等量截骨技术，关节的动力学表现较为稳定，关节间隙在由膝关节伸直到屈曲30° 的过程中增大，然后逐渐减小直至完成 120° 的屈曲[42, 46]。偏距测量器可以在两种情况下应用，一是在胫骨截骨完成后，二是在胫骨及股骨截骨均完成后，并且是在股骨假体安置好后（图 13.2）。在股骨截骨前间隙测量的最初结果跟股骨截骨假体安装好后间隙测量的最终结果是一致的[45]。因此，首先做胫骨截骨，这种情况下不用做股骨截骨也能明确知道最终的关节间隙大小。因此，即使做 CR 假体置换各种不同手术方式中软组织平衡条件有所不同，如果先做胫骨截骨，然后采用等量截骨技术，都可轻松地获得满意的软组织平衡[41]。

　　比较 CR 及 PS 假体 TKA 术中分别采用间隙平衡技术和等量截骨技术这四种情况时，发现 CR 假体 TKA 术中采用间隙平衡技术能比较容易的获得满意的软组织平衡，屈伸间隙均为对称的矩形。但是，尽管术中软组织测量结果有所不同，术后两年随访看来，客观评分没有不同[44]。对于评估术中软组织平衡来说，我们认为源于患者主观感受的评分系统可能有用。

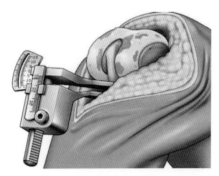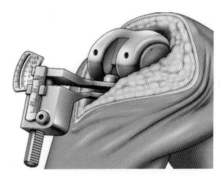

图 13.2　测量方式的选择。偏距测量器可以在两种情况下应用，一是在胫骨截骨完成后，二是在胫骨即股骨截骨均完成后，并且是在股骨假体安置好后

13.5　术中软组织平衡评测的临床相关问题

　　考虑到术中软组织平衡测量的临床意义，我们必须确认传感器测量的数值可以反映术后软组织平衡的情况。因此我们做了这两者的相关性的实验研究，分析术中测量值与术后五年软组织平衡情况之间的联系，采用做膝关节屈伸位时内外翻应力位摄片的方法衡量软组织平衡情况[47]。对于 CR 假体而言，术后假体组件间隙、屈伸位的韧带平衡与术中屈曲 10° 和屈曲 90° 传感器测量值呈正相关。PS 假体术后伸直位的假体组件间隙、韧带平衡与术中膝关节屈曲的 10° 测量值存在正相关性，而术后屈曲位的假体组件间隙、韧带平衡与术中膝关节屈曲 90° 的测量值无相关性。这些结果说明术中测量值与术后五年应力位平片中表现的软组织平衡情况之间存在联系。然而，对于 PS 假体而言，尽管在伸直位存在相关性，在屈曲位术中测量值与术后关节组件间隙、韧带平衡均无相关性。这种差异可能主要是由 PS 假体的屈曲不稳造成的，而屈曲不稳是由于屈曲间隙明显大于伸直间隙产生的[42]。

　　人工全膝置换术（TKA）后患膝能够获得较大的屈曲角度，这是影响患者术后满意度的重要因素之一。因此我们重点关注术后关节活动度和术中软组织平衡之间的关系。从一系列 PS 假体置换研究得出的结论看来，术中髌股关节复位后、髌骨无翻转时关节间隙测量值（90°～0°）与术后关节屈曲角度及股骨后髁的偏心距有负相关 [43]。然而对于 CR 假体而言，关节间隙测量值（90°～0°）与术后关节屈曲角度呈正相关。在这任一研究中，采用多元回归分析多个变量，包括关节间隙测量值、软组织平衡和术前关节屈曲角度，结果显示，术前屈曲角度及关节间隙测量值（90°～0°）。各自对术后关节屈曲角度这个因变量有重要影响 [76]。造成这种 PS 假体和 CR 假体间显著差异的其中一个主要原因就是软组织平衡类型的不同 [42, 46]。在那篇文章中，认为 CR 假体和 PS 假体不同在于膝关节中度屈曲到深度屈曲时关节间隙的差异，CR 假体的间隙更小 [42]。膝骨关节病的 PCL 尽管肉眼看较为完整，但质地僵硬并且长度较正常短。当我们考虑到关节屈曲间隙紧时，Ritter 等人报道 30% 的 CR 假体需要做该韧带的平衡，这样才能获得较平顺的关节屈曲活动 [67]。如果 PCL 过紧，会造成股骨后滚增大，继而胫骨假体前缘翘起，限制膝关节的进一步屈曲 [29]。做好屈曲间隙的软组织平衡有助于增加术后屈曲的角度，获得满意的关节活动度 [3, 34]。在我们对 CR 假体的研究中，发现如果屈曲紧张度超过伸直紧张度的 16%，（即屈曲间隙小于伸直间隙），就会导致屈曲活动受限。同样，Higuchi 等人报道，应用一个已经上市的平衡测量器产品，在 80N 的牵张力下，如果屈曲间隙内外侧紧张，将会导致屈曲活动受限 [22]。因此，如果出现上述情况，手术者应做 PCL 等软组织松解如来减少屈曲间隙的过紧 [29, 67, 90]。

术后最终关节动力学改变，如胫骨内旋，前向平移对术后能否获得良好的临床效果有极其重要的作用，而且对关节屈曲活动的影响也很大。为了获得较大的屈曲活动度，一些学者通过观察发现，通过加大胫骨内旋这种做法可以增大关节屈曲角度 [31, 88]。我们因此研究了各种人工假体术中软组织平衡和术后膝关节动力学改变之间的联系，术中的软组织平衡通过测量器评估，而术后的动力学改变通过导航测量 [53]。研究结果揭示内翻的韧带平衡与胫骨内旋存在正相关性，过度的外侧间室松弛会导致内向旋转的移动度增加，因此在关节屈曲 60° 及 90° 时胫骨内旋增大。事实上，这种在轻度屈曲到深度屈曲时外侧间室和胫骨内旋的相关联系表现比关节间隙的大小更能敏感地反映出软组织平衡状态。而且另外一个发现的结果，内侧间隙和胫骨内旋没有任何相关性也支持上述结论。更多对术中及术后屈曲角度与动力学改变之间相关性的研究发现，术后及术前关节屈曲角度与胫骨内旋程度密切相关 [52]。另外，我们还做了 CR 假体的研究，发现屈膝时术中外侧松弛度和术后屈曲角度之间存在正相关性，这一研究揭示术后内侧的稳定性及外侧间室的松弛度是决定术后能否获得高屈曲度的关键 [60]。Kobayashi 等人也做了类似的研究，他们对术后的患者做了应力位的摄片，测量膝关节屈曲位的外侧松弛度，（从外翻 3.4°，到内翻 6.2°时进行研究),发现屈曲外侧松弛度与术后关节屈曲度呈正相关[30]。另外的研究也支持上述结论,在重度畸形的患者中屈曲间隙并不是呈现一个标准的矩形,外侧间隙明显较大[39, 56, 72, 80]。总之,为追求良好的假体内轴运动轨迹,需要保持内侧结构的稳定及适度的外侧松弛度,这样才能达到满意的胫骨内旋,从而获得膝关节置换假体较大的屈曲角度。

13.6　观点陈述

软组织平衡研究中最重要的一面并不是软组织的评估,而是手术技术应用和软组织评估方法间相辅相成的关系,为此,手术者需要如实反馈出手术技巧的运用是如何最终获得软组织平衡的。对于 CR 全膝关节置换假体采用测量截骨技术而言,我们研究报道了做最有限的内侧松解治疗屈曲内翻畸形以获得适度的胫骨内旋达到术后高屈曲的重要性,最有限的内侧松解术是指骨赘切除及内侧副韧带深层的松解[51]。目前在关节置换术中,无论采用测量截骨技术还是间隙平衡技术都应用了一种新上市的偏心距式设计的测量器,其型号为 FuZionTM(捷迈公司)(图 13.3)。术者在完成股骨及胫骨截骨后应用该测量器评估软组织平衡并据此做矫正,而且还可以根据测量结果完成股骨外旋的调

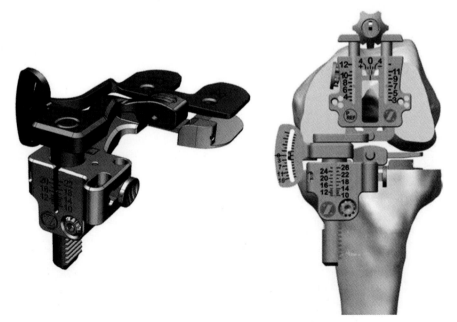

图 13.3　FuZion^{TM} 测量器由两部分组件构成:FuZion^{TM} 间隔块和 FuZion^{TM} 测量器,为交叉多用途的设计,可在测量截骨及间隙平衡两种技术中应用的测量

整，这样就能确保假体安装后屈曲过程中软组织平衡状态。这些术中所获得的数据信息对于评估术后膝关节动力学的实际状态至关重要。因此可以帮助术中精确的评估软组织平衡状态，从而获得一个更满意的术后疗效。

在人工全膝关节置换术（TKA）中精确的截骨、假体植入及软组织平衡是决定手术成功的关键。精准的截骨和假体植入有赖于手术器械的改良，比如导航系统的应用，术前成像匹配技术的使用，或定制假体的研用。同样，随着大家对软组织平衡的日益重视，及此前赘述该领域的这些研究的不断发展，我们有理由相信患者的满意度必将有进一步的提高。

参考文献

1. Andriacchi TP, Andersson GB, Fermier RW, Stern D, Galante JO. A study of lower-limb mechanics during stair-climbing. J Bone Joint Surg Am. 1980;62(5):749–57.
2. Andriacchi TP, Galante JO, Fermier RW. The influence of total knee-replacement design on walking and stair-climbing. J Bone Joint Surg Am. 1982;64(9):1328–35.
3. Arima J, Whiteside LA, Martin JW, Miura H, White SE, McCarthy DS. Effect of partial release of the posterior cruciate ligament in total knee arthroplasty. Clin Orthop Relat Res. 1998;353:194–202.
4. Asano H, Hoshino A, Wilton TJ. Soft-tissue tension total knee arthroplasty. J Arthroplasty. 2004;19(5):558–61.
5. Attfield SF, Warren-Forward M, Wilton T, Sambatakakis A. Measurement of soft tissue imbalance in total knee arthroplasty using electronic instrumentation. Med Eng Phys. 1994; 16(6):501–5.
6. Becker MW, Insall JN, Faris PM. Bilateral total knee arthroplasty. One cruciate retaining and one cruciate substituting. Clin Orthop Relat Res. 1991;271:122–4.
7. Berger RA, Rubash HE, Seel MJ, Thompson WH, Crossett LS. Determining the rotational alignment of the femoral component in total knee arthroplasty using the epicondylar axis. Clin Orthop Relat Res. 1993;286:40–7.
8. Booth Jr RE. Tensioners: essential for accurate performance of TKA. Orthopedics. 2003;26(9):962–4.
9. Chen AF, Alan RK, Redziniak DE, Tria Jr AJ. Quadriceps sparing total knee replacement. The initial experience with results at two to four years. J Bone Joint Surg Br. 2006;88(11):1448–53. doi:10.1302/0301-620X.88B11.18052.
10. D'Lima DD, Patil S, Steklov N, Colwell Jr CW. The 2011 ABJS Nicolas Andry Award: 'Lab'-in-a-knee: in vivo knee forces, kinematics, and contact analysis. Clin Orthop Relat Res. 2011;469(10):2953–70. doi:10.1007/s11999-011-1916-9.
11. D'Lima DD, Patil S, Steklov N, Slamin JE, Colwell Jr CW. Tibial forces measured in vivo after total knee arthroplasty. J Arthroplasty. 2006;21(2):255–62. doi:10.1016/j.arth.2005.07.011.
12. Dennis DA. Measured resection: an outdated technique in total knee arthroplasty. Orthopedics. 2008;31(9):940, 943-944.
13. Dorr LD, Ochsner JL, Gronley J, Perry J. Functional comparison of posterior cruciate-retained versus cruciate-sacrificed total knee arthroplasty. Clin Orthop Relat Res. 1988;236:36–43.
14. Fehring TK. Rotational malalignment of the femoral component in total knee arthroplasty. Clin Orthop Relat Res. 2000;380:72–9.
15. Fehring TK, Odum S, Griffin WL, Mason JB, Nadaud M. Early failures in total knee arthroplasty. Clin Orthop Relat Res. 2001;392:315–8.
16. Freeman MA, Todd RC, Bamert P, Day WH. ICLH arthroplasty of the knee: 1968--1977. J Bone Joint Surg Br. 1978;60-B(3):339–44.

17. Gejo R, Morita Y, Matsushita I, Sugimori K, Kimura T. Joint gap changes with patellar tendon strain and patellar position during TKA. Clin Orthop Relat Res. 2008;466(4):946–51. doi:10.1007/s11999-008-0154-2.

18. Griffin FM, Insall JN, Scuderi GR. Accuracy of soft tissue balancing in total knee arthroplasty. J Arthroplasty. 2000;15(8):970–3. doi:10.1054/arth.2000.6503.

19. Griffin FM, Math K, Scuderi GR, Insall JN, Poilvache PL. Anatomy of the epicondyles of the distal femur: MRI analysis of normal knees. J Arthroplasty. 2000;15(3):354–9.

20. Haas SB, Cook S, Beksac B. Minimally invasive total knee replacement through a mini midvastus approach: a comparative study. Clin Orthop Relat Res. 2004;428:68–73.

21. Hetaimish BM, Khan MM, Simunovic N, Al-Harbi HH, Bhandari M, Zalzal PK. Meta-analysis of navigation vs conventional total knee arthroplasty. J Arthroplasty. 2012;27(6):1177–82. doi:10.1016/j.arth.2011.12.028.

22. Higuchi H, Hatayama K, Shimizu M, Kobayashi A, Kobayashi T, Takagishi K. Relationship between joint gap difference and range of motion in total knee arthroplasty: a prospective randomised study between different platforms. Int Orthop. 2009;33(4):997–1000. doi:10.1007/s00264-009-0772-7.

23. Hirsch HS, Lotke PA, Morrison LD. The posterior cruciate ligament in total knee surgery. Save, sacrifice, or substitute? Clin Orthop Relat Res. 1994;309:64–8.

24. Insall JN, Binazzi R, Soudry M, Mestriner LA. Total knee arthroplasty. Clin Orthop Relat Res. 1985;192:13–22.

25. Insall JN, Hood RW, Flawn LB, Sullivan DJ. The total condylar knee prosthesis in gonarthrosis. A five to nine-year follow-up of the first one hundred consecutive replacements. J Bone Joint Surg Am. 1983;65(5):619–28.

26. Kamei G, Murakami Y, Kazusa H, Hachisuka S, Inoue H, Nobutou H, Nishida K, Mochizuki Y, Ochi M. Is patella eversion during total knee arthroplasty crucial for gap adjustment and soft-tissue balancing? Orthop Traumatol Surg Res. 2011;97(3):287–91. doi:10.1016/j.otsr.2011.01.004.

27. Kashyap SN, van Ommeren JW. Clinical experience with less invasive surgery techniques in total knee arthroplasty: a comparative study. Knee Surg Sports Traumatol Arthrosc Off J ESSKA. 2008;16(6):544–8. doi:10.1007/s00167-008-0523-0.

28. Katz MA, Beck TD, Silber JS, Seldes RM, Lotke PA. Determining femoral rotational alignment in total knee arthroplasty: reliability of techniques. J Arthroplasty. 2001;16(3):301–5.

29. Kim H, Pelker RR, Gibson DH, Irving JF, Lynch JK. Rollback in posterior cruciate ligament-retaining total knee arthroplasty. A radiographic analysis. J Arthroplasty. 1997;12(5):553–61.

30. Kobayashi T, Suzuki M, Sasho T, Nakagawa K, Tsuneizumi Y, Takahashi K. Lateral laxity in flexion increases the postoperative flexion angle in cruciate-retaining total knee arthroplasty. J Arthroplasty. 2012;27(2):260–5. doi:10.1016/j.arth.2011.04.025.

31. Laskin RS, Beksac B. Computer-assisted navigation in TKA: where we are and where we are going. Clin Orthop Relat Res. 2006;452:127–31. doi:10.1097/01.blo.0000238823.78895.dc.

32. Laskin RS, Beksac B, Phongjunakorn A, Pittors K, Davis J, Shim JC, Pavlov H, Petersen M. Minimally invasive total knee replacement through a mini-midvastus incision: an outcome study. Clin Orthop Relat Res. 2004;428:74–81.

33. Lee HJ, Lee JS, Jung HJ, Song KS, Yang JJ, Park CW. Comparison of joint line position changes after primary bilateral total knee arthroplasty performed using the navigation-assisted measured gap resection or gap balancing techniques. Knee Surg Sports Traumatol Arthrosc Off J ESSKA. 2011;19(12):2027–32. doi:10.1007/s00167-011-1468-2.

34. Lombardi Jr AV, Berend KR, Aziz-Jacobo J, Davis MB. Balancing the flexion gap: relationship between tibial slope and posterior cruciate ligament release and correlation with range of motion. J Bone Joint Surg Am. 2008;90(Suppl 4):121–32. doi:10.2106/JBJS.H.00685.

35. Lombardi Jr AV, Viacava AJ, Berend KR. Rapid recovery protocols and minimally invasive surgery help achieve high knee flexion. Clin Orthop Relat Res. 2006;452:117–22. doi:10.1097/01.blo.0000238824.56024.7a.

36. Luring C, Beckmann J, Haibock P, Perlick L, Grifka J, Tingart M. Minimal invasive and computer assisted total knee replacement compared with the conventional technique: a prospective, randomised trial. Knee Surg Sports Traumatol Arthrosc Off J ESSKA. 2008;16(10):928–34.

doi:10.1007/s00167-008-0582-2.

37. Maloney WJ, Schurman DJ. The effects of implant design on range of motion after total knee arthroplasty. Total condylar versus posterior stabilized total condylar designs. Clin Orthop Relat Res. 1992;278:147–52.

38. Mantas JP, Bloebaum RD, Skedros JG, Hofmann AA. Implications of reference axes used for rotational alignment of the femoral component in primary and revision knee arthroplasty. J Arthroplasty. 1992;7(4):531–5.

39. Markolf KL, Mensch JS, Amstutz HC. Stiffness and laxity of the knee--the contributions of the supporting structures. A quantitative in vitro study. J Bone Joint Surg Am. 1976;58(5):583–94.

40. Maruyama S, Yoshiya S, Matsui N, Kuroda R, Kurosaka M. Functional comparison of posterior cruciate-retaining versus posterior stabilized total knee arthroplasty. J Arthroplasty. 2004;19(3):349–53.

41. Matsumoto T, Kubo S, Muratsu H, Matsushita T, Ishida K, Kawakami Y, Oka S, Matsuzaki T, Kuroda Y, Nishida K, Akisue T, Kuroda R, Kurosaka M. Different pattern in gap balancing between the cruciate-retaining and posterior-stabilized total knee arthroplasty. Knee Surg Sports Traumatol Arthrosc Off J ESSKA. 2013;21(10):2338–45. doi:10.1007/s00167-013-2376-4.

42. Matsumoto T, Kuroda R, Kubo S, Muratsu H, Mizuno K, Kurosaka M. The intra-operative joint gap in cruciate-retaining compared with posterior-stabilised total knee replacement. J Bone Joint Surg Br. 2009;91(4):475–80. doi:10.1302/0301-620X.91B4.21862.

43. Matsumoto T, Mizuno K, Muratsu H, Tsumura N, Fukase N, Kubo S, Yoshiya S, Kurosaka M, Kuroda R. Influence of intra-operative joint gap on post-operative flexion angle in osteoarthritis patients undergoing posterior-stabilized total knee arthroplasty. Knee Surg Sports Traumatol Arthrosc Off J ESSKA. 2007;15(8):1013–8. doi:10.1007/s00167-007-0331-y.

44. Matsumoto T, Muratsu H, Kawakami Y, Takayama K, Ishida K, Matsushita T, Akisue T, Nishida K, Kuroda R, Kurosaka M. Soft-tissue balancing in total knee arthroplasty: cruciate-retaining versus posterior-stabilised, and measured-resection versus gap technique. Int Orthop. 2014;38(3):531–7. doi:10.1007/s00264-013-2133-9.

45. Matsumoto T, Muratsu H, Kubo S, Matsushita T, Ishida K, Sasaki H, Oka S, Kurosaka M, Kuroda R. Soft tissue balance using the tibia first gap technique with navigation system in cruciate-retaining total knee arthroplasty. Int Orthop. 2011;36(5):975–80. doi:10.1007/s00264-011-1377-5.

46. Matsumoto T, Muratsu H, Kubo S, Matsushita T, Kurosaka M, Kuroda R. Soft tissue tension in cruciate-retaining and posterior-stabilized total knee arthroplasty. J Arthroplasty. 2011;26(5):788–95. doi:10.1016/j.arth.2010.06.006.

47. Matsumoto T, Muratsu H, Kubo S, Matsushita T, Kurosaka M, Kuroda R. Intraoperative soft tissue balance reflects minimum 5-year midterm outcomes in cruciate-retaining and posterior-stabilized total knee arthroplasty. J Arthroplasty. 2012;27(9):1723–30. doi:10.1016/j.arth.2012.02.020.

48. Matsumoto T, Muratsu H, Kubo S, Mizuno K, Kinoshita K, Ishida K, Matsushita T, Sasaki K, Tei K, Takayama K, Sasaki H, Oka S, Kurosaka M, Kuroda R. Soft tissue balance measurement in minimal incision surgery compared to conventional total knee arthroplasty. Knee Surg Sports Traumatol Arthrosc Off J ESSKA. 2011;19(6):880–6. doi:10.1007/s00167-010-1224-z.

49. Matsumoto T, Muratsu H, Tsumura N, Mizuno K, Kuroda R, Yoshiya S, Kurosaka M. Joint gap kinematics in posterior-stabilized total knee arthroplasty measured by a new tensor with the navigation system. J Biomech Eng. 2006;128(6):867–71. doi:10.1115/1.2354201.

50. Matsumoto T, Muratsu H, Tsumura N, Mizuno K, Kurosaka M, Kuroda R. Soft tissue balance measurement in posterior-stabilized total knee arthroplasty with a navigation system. J Arthroplasty. 2009;24(3):358–64. doi:10.1016/j.arth.2008.01.001.

51. Matsumoto T, Takayama K, Muratsu H, Matsushita T, Kuroda R, Kurosaka M. Semimembranosus release reduces tibial internal rotation and flexion angle in cruciate-retaining total knee arthroplasty. J Arthroplasty. 2015;30(9):1537–41. doi:10.1016/j.arth.2015.03.039.

52. Matsuzaki T, Matsumoto T, Kubo S, Muratsu H, Matsushita T, Kawakami Y, Ishida K, Oka S, Kuroda R, Kurosaka M. Tibial internal rotation is affected by lateral laxity in cruciate-retaining total knee arthroplasty: an intraoperative kinematic study using a navigation system and offset-type tensor. Knee Surg Sports Traumatol Arthrosc Off J ESSKA. 2014;22(3):615–20. doi:10.1007/s00167-013-2627-4.

53. Matsuzaki T, Matsumoto T, Muratsu H, Kubo S, Matsushita T, Kawakami Y, Ishida K, Oka S, Kuroda R, Kurosaka M. Kinematic factors affecting postoperative knee flexion after cruciate-retaining total knee arthroplasty. Int Orthop. 2013;37(5):803–8. doi:10.1007/s00264-013-1803-y.

54. Mihalko WM, Whiteside LA, Krackow KA. Comparison of ligament-balancing techniques during total knee arthroplasty. J Bone Joint Surg Am. 2003;85-A(Suppl 4):132–5.

55. Mitsuyasu H, Matsuda S, Fukagawa S, Okazaki K, Tashiro Y, Kawahara S, Nakahara H, Iwamoto Y. Enlarged post-operative posterior condyle tightens extension gap in total knee arthroplasty. J Bone Joint Surg Br. 2011;93(9):1210–6. doi:10.1302/0301-620X.93B9.25822.

56. Moore TM, Meyers MH, Harvey Jr JP. Collateral ligament laxity of the knee. Long-term comparison between plateau fractures and normal. J Bone Joint Surg Am. 1976;58(5):594–8.

57. Morris BA, D'Lima DD, Slamin J, Kovacevic N, Arms SW, Townsend CP, Colwell Jr CW. e-Knee: evolution of the electronic knee prosthesis. Telemetry technology development. J Bone Joint Surg Am. 2001;83-A Suppl 2(Pt 1):62–6.

58. Muratsu H, Matsumoto T, Kubo S, Maruo A, Miya H, Kurosaka M, Kuroda R. Femoral component placement changes soft tissue balance in posterior-stabilized total knee arthroplasty. Clin Biomech (Bristol, Avon). 2010;25(9):926–30. doi:10.1016/j.clinbiomech.2010.06.020.

59. Muratsu H, Tsumura N, Yamaguchi M, Mizuno K, Kuroda R, Kurosaka M. Patellar eversion affects soft tissue balance in total knee arthroplasty. Trans Orthop Res. 2003;28:242.

60. Nakano N, Matsumoto T, Muratsu H, Takayama K, Kuroda R, Kurosaka M. Postoperative knee flexion angle is affected by lateral laxity in cruciate-retaining total knee arthroplasty. J Arthroplasty. 2015;31(2):401–5. doi:10.1016/j.arth.2015.09.028.

61. Niki Y, Takeda Y, Kanagawa H, Iwamoto W, Matsumoto H, Enomoto H, Toyama Y, Suda Y. Effects of four different surgical approaches on intra-operative joint gap in posterior-stabilized total knee arthroplasty. Knee Surg Sports Traumatol Arthrosc Off J ESSKA. 2011;20(10):2026–31. doi:10.1007/s00167-011-1813-5.

62. Oka S, Muratsu H, Matsumoto T, Kubo S, Maruo A, Miya H, Kuroda R, Kurosaka M. The influence of patellar position on soft tissue balance in minimal incision total knee arthroplasty. Knee Surg Sports Traumatol Arthrosc Off J ESSKA. 2011;20(6):1064–8. doi:10.1007/s00167-011-1642-6.

63. Pagnano MW, Meneghini RM, Trousdale RT. Anatomy of the extensor mechanism in reference to quadriceps-sparing TKA. Clin Orthop Relat Res. 2006;452:102–5. doi:10.1097/01.blo.0000238788.44349.0f.

64. Pang HN, Yeo SJ, Chong HC, Chin PL, Ong J, Lo NN. Computer-assisted gap balancing technique improves outcome in total knee arthroplasty, compared with conventional measured resection technique. Knee Surg Sports Traumatol Arthrosc Off J ESSKA. 2011;19(9):1496–503. doi:10.1007/s00167-011-1483-3.

65. Paxton EW, Furnes O, Namba RS, Inacio MC, Fenstad AM, Havelin LI. Comparison of the Norwegian knee arthroplasty register and a United States arthroplasty registry. J Bone Joint Surg Am. 2011;93(Suppl 3):20–30. doi:10.2106/JBJS.K.01045.

66. Poilvache PL, Insall JN, Scuderi GR, Font-Rodriguez DE. Rotational landmarks and sizing of the distal femur in total knee arthroplasty. Clin Orthop Relat Res. 1996;331:35–46.

67. Ritter MA, Faris PM, Keating EM. Posterior cruciate ligament balancing during total knee arthroplasty. J Arthroplasty. 1988;3(4):323–6.

68. Roberts VI, Mereddy PK, Donnachie NJ, Hakkalamani S. Anatomical variations in vastus medialis obliquus and its implications in minimally-invasive total knee replacement. An MRI study. J Bone Joint Surg Br. 2007;89(11):1462–5. doi:10.1302/0301-620X.89B11.18636.

69. Sambatakakis A, Attfield SF, Newton G. Quantification of soft-tissue imbalance in condylar knee arthroplasty. J Biomed Eng. 1993;15(4):339–43.

70. Schnurr C, Nessler J, Konig DP. Is referencing the posterior condyles sufficient to achieve a rectangular flexion gap in total knee arthroplasty? Int Orthop. 2009;33(6):1561–5. doi:10.1007/s00264-008-0656-2.

71. Schroer WC, Diesfeld PJ, Reedy ME, LeMarr AR. Isokinetic strength testing of minimally invasive total knee arthroplasty recovery. J Arthroplasty. 2010;25(2):274–9. doi:10.1016/j.arth.2008.09.017.

72. Seering WP, Piziali RL, Nagel DA, Schurman DJ. The function of the primary ligaments of the knee in varus-valgus and axial rotation. J Biomech. 1980;13(9):785–94.

73. Seon JK, Song EK, Park SJ, Lee DS. The use of navigation to obtain rectangular flexion and extension gaps during primary total knee arthroplasty and midterm clinical results. J Arthroplasty. 2011;26(4):582–90. doi:10.1016/j.arth.2010.04.030.

74. Sharkey PF, Hozack WJ, Rothman RH, Shastri S, Jacoby SM. Insall Award paper. Why are total knee arthroplasties failing today? Clin Orthop Relat Res. 2002;404:7–13.

75. Sugama R, Kadoya Y, Kobayashi A, Takaoka K. Preparation of the flexion gap affects the extension gap in total knee arthroplasty. J Arthroplasty. 2005;20(5):602–7. doi:10.1016/j.arth.2003.12.085.

76. Takayama K, Matsumoto T, Kubo S, Muratsu H, Ishida K, Matsushita T, Kurosaka M, Kuroda R. Influence of intra-operative joint gaps on post-operative flexion angle in posterior cruciate-retaining total knee arthroplasty. Knee Surg Sports Traumatol Arthrosc Off J ESSKA. 2011;20(3):532–7. doi:10.1007/s00167-011-1594-x.

77. Tanaka K, Muratsu H, Mizuno K, Kuroda R, Yoshiya S, Kurosaka M. Soft tissue balance measurement in anterior cruciate ligament-resected knee joint: cadaveric study as a model for cruciate-retaining total knee arthroplasty. J Orthop Sci Off J Jpn Orthop Assoc. 2007;12(2):149–53. doi:10.1007/s00776-006-1108-8.

78. Tigani D, Sabbioni G, Ben Ayad R, Filanti M, Rani N, Del Piccolo N. Comparison between two computer-assisted total knee arthroplasty: gap-balancing versus measured resection technique. Knee Surg Sports Traumatol Arthrosc Off J ESSKA. 2010;18(10):1304–10. doi:10.1007/s00167-010-1124-2.

79. Tokuhara Y, Kadoya Y, Kanekasu K, Kondo M, Kobayashi A, Takaoka K. Evaluation of the flexion gap by axial radiography of the distal femur. J Bone Joint Surg Br. 2006;88(10):1327–30. doi:10.1302/0301-620X.88B1017793.

80. Tokuhara Y, Kadoya Y, Nakagawa S, Kobayashi A, Takaoka K. The flexion gap in normal knees. An MRI study. J Bone Joint Surg Br. 2004;86(8):1133–6.

81. Tria Jr AJ. Advancements in minimally invasive total knee arthroplasty. Orthopedics. 2003;26(8 Suppl):s859–63.

82. Tria Jr AJ, Coon TM. Minimal incision total knee arthroplasty: early experience. Clin Orthop Relat Res. 2003;416:185–90. doi:10.1097/01.blo.0000093030.56370.d9.

83. Udomkiat P, Meng BJ, Dorr LD, Wan Z. Functional comparison of posterior cruciate retention and substitution knee replacement. Clin Orthop Relat Res. 2000;378:192–201.

84. Unitt L, Sambatakakis A, Johnstone D, Briggs TW. Short-term outcome in total knee replacement after soft-tissue release and balancing. J Bone Joint Surg Br. 2008;90(2):159–65. doi:10.1302/0301-620X.90B2.19327.

85. Viskontas DG, Skrinskas TV, Johnson JA, King GJ, Winemaker MJ, Chess DG. Computer-assisted gap equalization in total knee arthroplasty. J Arthroplasty. 2007;22(3):334–42. doi:10.1016/j.arth.2006.05.018.

86. Wasielewski RC, Galat DD, Komistek RD. Correlation of compartment pressure data from an intraoperative sensing device with postoperative fluoroscopic kinematic results in TKA patients. J Biomech. 2005;38(2):333–9. doi:10.1016/j.jbiomech.2004.02.040.

87. Whiteside LA, Arima J. The anteroposterior axis for femoral rotational alignment in valgus total knee arthroplasty. Clin Orthop Relat Res. 1995;321:168–72.

88. Winemaker MJ. Perfect balance in total knee arthroplasty: the elusive compromise. J Arthroplasty. 2002;17(1):2–10.

89. Yagishita K, Muneta T, Ikeda H. Step-by-step measurements of soft tissue balancing during total knee arthroplasty for patients with varus knees. J Arthroplasty. 2003;18(3):313–20. doi:10.1054/arth.2003.50088.

90. Yamakado K, Kitaoka K, Yamada H, Hashiba K, Nakamura R, Tomita K. Influence of stability on range of motion after cruciate-retaining TKA. Arch Orthop Trauma Surg. 2003;123(1):1–4. doi:10.1007/s00402-002-0453-0.

91. Yoshino N, Watanabe N, Watanabe Y, Fukuda Y, Takai S. Measurement of joint gap load in patella everted and reset position during total knee arthroplasty. Knee Surg Sports Traumatol Arthrosc Off J ESSKA. 2009;17(5):484–90. doi:10.1007/s00167-008-0656-1.

第 14 章
术中导航评估

Gianmarco V.M. Regazzola and Myles R.J. Coolican

14.1 引言

  人工全膝关节置换术（TKR）中，软组织平衡对于人工关节获得良好的稳定性和生物力学、假体受力均匀以降低磨损率至关重要[1]。

  TKR 术后因膝关节不稳而进行人工膝关节翻修术的概率，各地登记数据及文献报道的统计是有差异的。澳大利亚骨科协会国内关节置换登记系统的统计数据显示，由于膝关节不稳导致二次翻修手术的概率是 6.3%。2015 年瑞典膝关节登记系统显示，TKR 术后关节不稳导致的翻修率是 12%，英联邦关节登记系统是 16%，加拿大关节置换登记系统是 12.4%，而大的病例分析（case series）数据显示关节不稳导致的翻修率可能更高，达到 22%[2]。

  不论关节不稳导致的翻修率的差异有多大，这都是外科医生和患者所不希望出现的结果。有人对翻修术的临床效果及增加的费用也做了评估。2010 年美国有 55 000 多例翻修术，其中 48% 的患者在 65 岁以下[3]。在 2030 年之前，大约 2/3 的 TKR 术后患者将在 65 岁之前接受膝关节翻修术，其中包括 120 000 名 54 岁以下的患者，他们人生中将经历至少一次人工膝关节翻修术[4]。因此，减少或避免关节翻修术具有显著的经济学效益。

  计算机辅助全膝关节置换术（CAS-TKR）的应用已经非常广泛，与单纯使用传统手术器械相比，这项技术提高了股骨及胫骨假体安装的精确度，使冠状面的力线保持在中立位 3° 以内得到最优化[5~8]。冠状面上的力线如果偏离大于 3° 就会导致膝内翻或膝外翻，将出现假体对位不良[9]。相反，如果冠状面假体的机械轴保持在中立位 3° 以内，术后患者的关节功能可以获得较好的改善[10]。另外根据澳大利亚矫形外科协会登记数据分析，65 岁以下患者接受 CAS-TKR 后，人工膝关节的翻修率明显降低[11]。尽管 CAS 能够通过在导航下截骨获得较好的下肢力线，并显著提高假体的生存率，TKA 中如何进行软组织和韧带的平衡仍然是一个巨大的挑战。

  计算机辅助导航不仅能实现精确的截骨，还能获得诸多术中实时数据，如力线的数值、关节活动度及稳定性,减少关节对线不良的发生率,在 TKR 中获得良好的力线及软组织平衡。手术者在截骨前应该对需要矫正的畸形有很好的了解,特别是要量化屈曲挛缩的程度。因为屈曲挛缩的程度不容易看清楚,尤其是在病理性肥胖患者中。这些量化的信息用于指导精确截骨和选择假体型号,从而纠正屈曲挛缩并获得良好的膝关节平衡,这样才能降低翻修率及其带来的经济负担。

14.2　人工全膝关节置换术(TKR)中的韧带平衡

　　大多数外科医师在解决全膝关节置换术中韧带平衡这个问题时是通过手感触摸完成的。安装完假体试模后,检查膝关节是否能够完全伸直,并且在伸直位和膝关节各个屈曲角度时做内外翻应力试验来检查冠状面的稳定性。尤其是对关节施加外力时,通过触诊紧张的韧带来评估每个间室的间隙大小。外科医生通过对关节的这种感觉,来判断关节是"松"了、"紧"了,还是获得了满意的关节稳定度。接下来,进行软组织松解对于获得一个稳定及平衡良好的关节十分重要。本章讲述了全膝关节置换术中的两种韧带平衡技术,即间隙平衡技术及测量截骨技术。

14.2.1　间隙平衡技术

　　间隙平衡技术要求在截骨之前和截骨过程中进行软组织松解。在决定股骨假体旋转角度之前,先做韧带松解矫正固定畸形使得肢体具有大致正常的力线 [12]。它以胫骨截骨平面为参考,决定股骨假体的旋转角度,从而先获得矩形的屈曲间隙。在完成股骨远端截骨后,矩形的屈曲间隙要和伸直间隙相匹配。因此,屈伸间隙相匹配取决于截骨面和韧带的张力。在膝关节的屈曲及伸直位要用矩形的间隙块来检查屈伸间隙,是否应用压力感受器都可以。

　　胫骨的垂直截骨在间隙平衡技术中非常关键。胫骨内翻截骨将导致股骨假体内旋,而胫骨外翻截骨则会导致股骨假体外旋 [13]。而股骨截骨过多或过少都会导致屈伸间隙的不平衡,进而导致韧带的不平衡。此外,保持内、外侧副韧带结构的完整性对获得精确的韧带平衡十分重要。

14.2.2　测量截骨技术

　　测量截骨技术是依据骨性标志来决定股骨假体的外旋。截骨独立进行,它不依赖于软组织张力的大小,安装膝关节假体后再进行韧带的平衡。参考股骨的下列解剖骨性标志 [14, 15]:

　　前后轴(AP):即通常所说的 Whiteside 线,是前方的股骨滑车沟最低点向后方与股骨髁间切迹的中点的连线。

内外上髁轴（TEA）：这条线是自股骨外上髁顶点连至股骨内上髁沟之间的连线，股骨内上髁沟也是内侧副韧带深层的股骨止点。此线与 Witheside 线垂直，并且相对于股骨后髁连线是外旋的。

股骨后髁轴（PCA）：这是股骨后髁最高点的连线，相对于 TEA 有轻度的内旋，男性内旋角度为 $3.5°(±1.2°)$，女性内旋角度为 $0.3°(±1.2°)$。

Olcott 和 Scott 等人完成了 100 例全膝关节置换术的分析，评估了参考 AP、TEA、PCA 这三条线来进行软组织平衡以及平衡屈曲间隙的可重复性。他们认为通髁线是确定股骨假体外旋最精确的解剖标志，90% 的患者都获得了屈曲间隙平衡，偏差在 3° 以内。精确度最差的是 PCA 轴，仅有 70% 的病例获得屈曲间隙平衡，而参考 AP 线有 83% 的病例达到屈曲间隙平衡，偏差在 3° 以内 [16]。然而在术中确定 TEA 轴有一定的难度，有些学者在质疑这些标志的精确性 [17]。另外，在对线不良的严重膝内翻和膝外翻患者中，股骨滑车存在发育不良、软骨缺损或者股骨后髁骨缺损，参考 AP 及 PCA 轴是不准确的 [18, 19]。

14.3　计算机辅助导航下测量截骨

计算机辅助导航（CAS）被认为是非常好的工具，与传统 TKR 技术相比，它能使人工膝关节获得良好的功能及优异的下肢力线，具有更高的精确度，从而提高膝关节假体的生存率。Choong[10] 等人做了随机对照研究，比较了计算机辅助导航与传统 TKR 手术方式在下肢力线的恢复以及相应膝关节功能和生活质量的不同。通过检查术后双下肢负重位全长 X 光片，他们发现，CAS 组的下肢力线更精确，下肢力线存在中立位 3° 以内偏差的患者的百分比，CAS 组为 88%，传统手术组仅为 33%。在极度肥胖患者的亚组中，下肢力线存在中立位 3° 以内偏差的患者的百分比，CAS 组为 93%，传统手术组为 57%，具有显著性差异。

术后 CT 扫描结果显示，CAS 组与传统手术组股骨假体外旋的角度没有显著性差异。另外，更加精准的手术操作也改善了术后效果。抛开手术技术的因素，下肢力线在中立位 3° 以内的 TKR 患者都获得了较好的 IKS 及 SF12 评分，凸显获得最佳下肢力线的重要性。Hetaimish[8] 等人对 16 篇高质量的论文所做的 META 分析显示，同传统 TKR 手术组相比，CAS 组在冠状面上的下肢力线更精准，但两组间股骨假体的旋转角度不存在差异。总之，TKR 中应用 CAS 技术能够显著改善冠状面及矢状面上的假体对线，而对于水平面上的假体对线没有太大帮助。

14.3.1　手术技术

手术采用椎管内麻醉，可以同时应用镇静药物或轻度全身麻醉。椎管内麻醉可以降低动脉压和静脉压,在不使用止血带的情况下能够减少术中失血量。如果联合应用关节周围注射药物的话,能够有效减轻术后 24 小时内的疼痛,而不需要使用关节内镇痛泵或是周围神经阻滞镇痛 [20~22]。在术侧肢体绑止血带但不充气,可以减少术中总失血量,降低术后血栓形成的风险,减轻术后疼痛,促进股四头肌的功能恢复 [23]。在麻醉状态下,术者可以评估膝关节固定屈曲畸形的程度,判断冠状面膝关节畸形的稳定性及其能够矫正的程度,判断 PCL 的完整性。

计算机导航器的双皮质导针固定在股骨远端及胫骨近端,关节显露后,导航器将膝关节表面的解剖标志注册并记录下来,术者评估膝关节的被动活动度,力线及稳定性,以确定股骨和胫骨的截骨量,使得膝关节能够完全伸直、屈伸间隙相等,同时获得最佳的软组织平衡。

首先做股骨截骨,股骨远端截骨的厚度要与假体厚度相等,截骨量以磨损相对较轻的股骨髁为参考。膝关节存在严重的屈曲挛缩畸形时,如果其他方法不能有效的纠正畸形,只能通过额外增加 1~1.5mm 的截骨量才能纠正屈曲挛缩。如果股骨后方有大的骨赘形成,或是测量的股骨前后径刚好比选定的假体大一些,(但是还不足以使用更大一号的假体),取出股骨后方的骨赘或者去除股骨假体不能覆盖到的部分后方股骨髁,从而松解关节囊的后方,就可以不增加股骨远端的截骨量而纠正屈曲挛缩。股骨截骨前应用导航可以获得这些数据信息。我们典型的做法是做垂直于机械轴的股骨垂直截骨,并且屈曲 3°,或是按照厂商推荐的方法行股骨截骨。股骨假体屈曲超过 3° 增加了固定屈曲畸形的风险,风险系数达到了 2.9[24]。

股骨假体的旋转角度和型号可以由计算机导航确定,也可以由术者参照 TEA、AP 和 PCA 线或者其中一部分的平均值来决定。也可以手工测量股骨假体的型号和旋转角度。导航可以显示股骨后髁的截骨量,以使术者能将股骨假体放置在最佳位置上。股骨截骨完成后,术者测量截骨块的厚度并记录下来,与相应的导航数据进行对比。

在导航引导下,冠状面内的胫骨截骨线垂直于胫骨的机械轴,截骨厚度取决于选择的参考点。对于绝大多数内翻膝来说,我们选用外侧胫骨平台的最高点作为参考点,但这个参考点不是固定不变的,可以根据骨丢失来定选择外侧还是内侧。可用"镰刀"来预估截骨的厚度,后侧的探针按照厂商设定配置。切除骨赘后,在关节周围进行局部浸润麻醉,将胫骨模板放好,这个胫骨模板的大小以刚好覆盖胫骨的皮质骨而没有悬突为宜,其旋转轴平行于胫骨结节中内 1/3 与后交叉韧带止点中心的连线。

将假体试模安装好后,导航评估下肢力线及膝关节伸直情况,并检查膝关节完全伸直位及屈曲 90° 位的内外翻应力下膝关节的松弛度(图 14.1)。通常,在膝关节完全伸直的情况下，允许有 1°～1.5° 的内外翻（图 14.2、14.3）。在这种情况下，膝关节由于重力的作用会有 2°～3° 的屈曲，绷紧后关节囊的同时会使得膝关节完全伸直，人为地减少冠状面的偏离，与单独受重力作用下膝关节轻

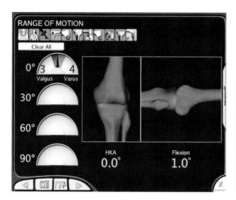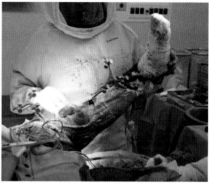

图 14.1　下肢抬高，足跟抬高位。下肢力线好，并且有 1° 的屈曲挛缩。确定肢体完全伸直

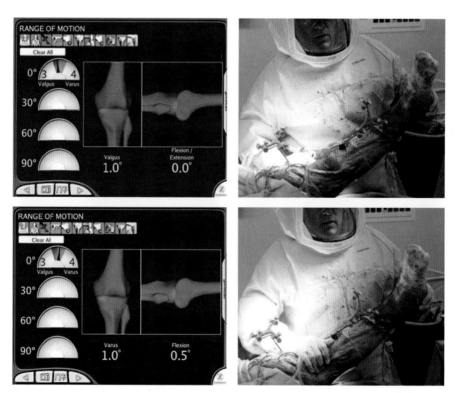

图 14.2 和图 14.3　膝关节伸直时手术者评估软组织平衡，通过在膝关节 0° 或接近 0° 屈曲位时施加外翻及内翻应力

度屈曲相比，膝关节完全伸直位的内外翻程度更为可靠。膝关节在屈曲 90° 时，
通常处于 3° 内翻的休息位，如果导航系统选用后髁轴为参考，由于股骨后髁轴
正常情况下保持 3° 的内旋，以后髁轴为基准的 3°～5° 外旋截骨就可以得到正确
的股骨前后髁截骨面，从而确定股骨假体的外旋。膝关节屈曲 90° 时，内翻应力
会造成膝关节内翻 7°～8°，外翻应力会使膝关节内翻 1°～2°，仍然是一个内翻
膝。根据作者的经验，膝关节屈曲 90° 时通常有一个内翻 6°～8° 的总偏差。如果
这个偏差在 4° 以内时，屈膝 90° 时的屈曲间隙就会过小。这时患者会感觉自己
的关节比较紧，为避免这种情况，术者需要做韧带松解或增加截骨量（图 14.4 和
图 14.5）。有导航数据做指导的情况下通常采用 Whiteside 技术对紧张的结构进
行"馅饼皮"技术松解[25]。

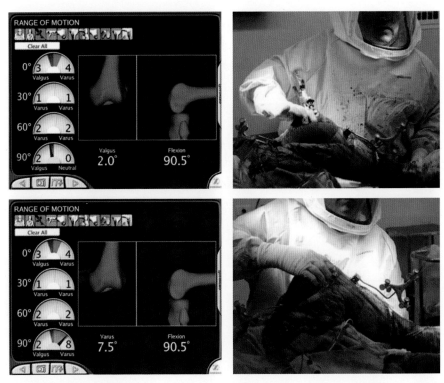

图 14.4 和图 14.5　在屈曲 90° 位施加内外翻应力评估软组织平衡

　　通过触诊韧带往往能较好的评估软组织平衡，在膝关节的不同屈曲角度
下，向膝关节施加一个大致相等的持续内翻或外翻应力，导航仪能对关节内的
受力情况和内外翻角度进行客观而持续的记录（图 14.6）。

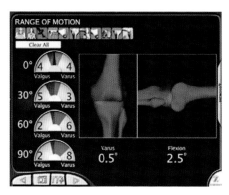
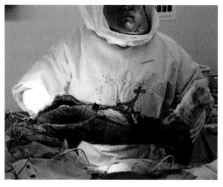

图 14.6　屏幕左侧的截图显示的是膝关节运动弧中,膝关节在不同屈曲角度时的软组织平衡情况

14.3.2　结果

我们知道,一个成功的全膝关节置换术(TKR),需要的不仅仅是导航引导下的精确截骨。软组织平衡是获得无症状膝关节并让患者满意的至关重要的因素。传统的做法,手术者评估软组织平衡是凭借自己的经验和用手触知韧带是过紧还是过松。这种技术可以轻易传授,但它不能量化,在外科医生间交流的精确可重复性不高也不能在外科医生中具有精确的可重复性。此前已经设计出几种装置来测量和评估软组织的张力和平衡,包括感受器,间隔块及最近新推出的微电子压力传感器 [3, 13, 26]。过去的十年,我们更倾向于依据导航数据来测量及评估软组织平衡,这些都是术中关节屈曲、伸直位获得的实时数据,依据导航数据获得了令人满意的手术效果。我们明确地知道计算机导航能够客观的测量软组织平衡并具有可重复性,但是由于不同的患者在膝关节各个屈曲角度时韧带的松弛度不同,膝关节内外侧间室的适宜宽度有待于通过进一步研究来确定。

Saragaglia 等 [27] 学者报道了 90 例全膝关节置换术的研究,它评估了导航用于决定术中是否需要进行软组织松解的重要性。导航显示需要被纠正的畸形,但一些常规需要松解的情况根据导航分析属于不必要的,他们认为需要做内侧松解的膝外翻仅占 17.6%,而 Engh 报道的这个比例超过 50%[28]。

Matsumoto 等人比较了应用导航与韧带张力感受器进行软组织松解的精确性,他们分析了 30 例全膝关节置换术中屈曲 0°～90° 的情况,认为二者并没有不同 [29]。Jose 做了随机对照研究,证实在确定伸直间隙内外侧软组织平衡时,计算机导航比传统手术更精确,并且把导航数据作为"金标准",但它对于屈曲间隙的意义不大,对于屈伸间隙平衡的作用也不大。

Song 等人 [31] 报道了 86 例传统手术及导航手术的研究,拍关节应力片来分析内外侧松弛度。他们发现两组间没有显著性差异，完全伸直位时，导航组外翻应力有平均 3.5° 松弛，内翻应力有平均 4.4° 松弛，而传统手术组在外翻及内翻应力分别为平均 4.0°、4.2° 的松弛。两组的术后 HSS 评分和膝关节总活动度也没有显著性差异。

Pang 等人 [32] 证实，与传统手术相比，计算机导航下的手术可以更精准地进行软组织平衡。导航组术后 6 个月及两年时的膝关节功能评分都有所改善，残存关节挛缩的几率和发生对线不良的几率更低。

14.4　总结

目前的文献中明确地指出计算机导航在全膝关节置换术（TKR）中有重要作用，它是获得膝关节矢状面和冠状面内良好力线最精确的方法。最新的导航技术应用后，可以帮助手术者明确各种软组织不平衡的症结所在，包括轻度屈曲不稳、屈膝紧张、屈曲挛缩未纠正及持续存在的病理性膝关节过伸。

有了导航，手术者可以对整个膝关节屈曲运动弧进行实时评估。更重要的是，这种客观测量数据可以帮助手术者判断畸形，这就能确保出手术室前能满足患者的要求，并明确预计手术效果。

参考文献

1. Seon JK et al. In vivo stability of total knee arthroplasty using a navigation system. Int Orthop. 2007;31(1):45–8.
2. Sharkey PF et al. Insall award paper. Why are total knee arthroplasties failing today? Clin Orthop Relat Res. 2002;404:7–13.
3. Roche M, Elson L, Anderson C. Dynamic soft tissue balancing in total knee arthroplasty. Orthop Clin North Am. 2014;45(2):157–65.
4. Kurtz SM et al. Future young patient demand for primary and revision joint replacement: national projections from 2010 to 2030. Clin Orthop Relat Res. 2009;467(10):2606–12.
5. Blakeney WG, Khan RJ, Wall SJ. Computer-assisted techniques versus conventional guides for component alignment in total knee arthroplasty: a randomized controlled trial. J Bone Joint Surg Am. 2011;93(15):1377–84.
6. Matziolis G et al. A prospective, randomized study of computer-assisted and conventional total knee arthroplasty. Three-dimensional evaluation of implant alignment and rotation. J Bone Joint Surg Am. 2007;89(2):236–43.
7. Decking R et al. Leg axis after computer-navigated total knee arthroplasty: a prospective randomized trial comparing computer-navigated and manual implantation. J Arthroplasty. 2005;20(3):282–8.
8. Hetaimish BM et al. Meta-analysis of navigation vs conventional total knee arthroplasty. J Arthroplasty. 2012;27(6):1177–82.
9. Jeffery RS, Morris RW, Denham RA. Coronal alignment after total knee replacement. J Bone Joint Surg Br. 1991;73(5):709–14.
10. Choong PF, Dowsey MM, Stoney JD. Does accurate anatomical alignment result in better function and quality of life? Comparing conventional and computer-assisted total knee arthro-

plasty. J Arthroplasty. 2009;24(4):560–9.

11. de Steiger RN, Liu YL, Graves SE. Computer navigation for total knee arthroplasty reduces revision rate for patients less than sixty-five years of age. J Bone Joint Surg Am. 2015;97(8): 635–42.

12. Griffin FM, Insall JN, Scuderi GR. Accuracy of soft tissue balancing in total knee arthroplasty. J Arthroplasty. 2000;15(8):970–3.

13. Dennis DA et al. Gap balancing versus measured resection technique for total knee arthroplasty. Clin Orthop Relat Res. 2010;468(1):102–7.

14. Arima J et al. Femoral rotational alignment, based on the anteroposterior axis, in total knee arthroplasty in a valgus knee. A technical note. J Bone Joint Surg Am. 1995;77(9):1331–4.

15. Berger RA et al. Determining the rotational alignment of the femoral component in total knee arthroplasty using the epicondylar axis. Clin Orthop Relat Res. 1993;286:40–7.

16. Olcott CW, Scott RD. A comparison of 4 intraoperative methods to determine femoral component rotation during total knee arthroplasty. J Arthroplasty. 2000;15(1):22–6.

17. Jerosch J et al. Interindividual reproducibility in perioperative rotational alignment of femoral components in knee prosthetic surgery using the transepicondylar axis. Knee Surg Sports Traumatol Arthrosc. 2002;10(3):194–7.

18. Poilvache PL et al. Rotational landmarks and sizing of the distal femur in total knee arthroplasty. Clin Orthop Relat Res. 1996;331:35–46.

19. Griffin FM, Insall JN, Scuderi GR. The posterior condylar angle in osteoarthritic knees. J Arthroplasty. 1998;13(7):812–5.

20. Parker DA et al. Safety of combined use of local anesthetic infiltration and reinfusion drains in total knee arthroplasty. J Arthroplasty. 2009;24(6):918–24.

21. Widmer B et al. Incidence and severity of complications due to femoral nerve blocks performed for knee surgery. Knee. 2013;20(3):181–5.

22. Widmer BJ et al. Is femoral nerve block necessary during total knee arthroplasty?: a randomized controlled trial. J Arthroplasty. 2012;27(10):1800–5.

23. Smith TO, Hing CB. Is a tourniquet beneficial in total knee replacement surgery? A meta-analysis and systematic review. Knee. 2010;17(2):141–7.

24. Lustig S et al. Sagittal placement of the femoral component in total knee arthroplasty predicts knee flexion contracture at one-year follow-up. Int Orthop. 2012;36(9):1835–9.

25. Whiteside LA. Soft tissue balancing: the knee. J Arthroplasty. 2002;17(4 Suppl 1):23–7.

26. Nodzo SR, Franceschini V, Gonzalez Della Valle A. Intraoperative load-sensing variability during cemented, posterior-stabilized total knee arthroplasty. J Arthroplasty. 2017;32(1): 66–70.

27. Saragaglia D, Chaussard C, Rubens-Duval B. Navigation as a predictor of soft tissue release during 90 cases of computer-assisted total knee arthroplasty. Orthopedics. 2006;29(10 Suppl): S137–8.

28. Engh GA. The difficult knee: severe varus and valgus. Clin Orthop Relat Res. 2003;416:58–63.

29. Matsumoto T et al. Soft tissue balance measurement in posterior-stabilized total knee arthroplasty with a navigation system. J Arthroplasty. 2009;24(3):358–64.

30. Joseph J et al. The use of navigation to achieve soft tissue balance in total knee arthroplasty - a randomised clinical study. Knee. 2013;20(6):401–6.

31. Song EK et al. Comparative study of stability after total knee arthroplasties between navigation system and conventional techniques. J Arthroplasty. 2007;22(8):1107–11.

32. Pang HN et al. Computer-assisted gap balancing technique improves outcome in total knee arthroplasty, compared with conventional measured resection technique. Knee Surg Sports Traumatol Arthrosc. 2011;19(9):1496–503.

第五部分
初次 TKA 的临床相关问题

第15章
术后软组织平衡的变化

Hitoshi Sekiya

15.1 引言

全膝置换（total knee arthroplasty，TKA）的目的是实现膝关节的对线良好，维持关节的平衡稳定，并且有好的临床结果和令病人满意的远期疗效[1~3]。韧带失衡造成的不稳定已经被认定为全膝置换术后翻修的一个可避免的病因。Fehring 等人研究了 279 例全膝置换术后 5 年内的翻修率发现 74 例（约占 27%）是由于不稳定造成的[4]。

15.2 全膝置换中理想的软组织平衡的经典概念

理想的软组织平衡的目标目前仍然不是很明确。全膝置换是为了实现均等的内外侧矩形屈伸间隙[4, 5]。从理论上讲，矩形间隙会使移植物在屈伸所受负荷的不平衡性降到最低，并且减小对周围软组织和胫骨止点的损害。通过矩形间隙来实现平衡的经典概念已经成为全膝置换成功的关键[5, 6]。

15.3 全膝置换术中软组织平衡

然而，即使在正常膝关节，内外侧韧带的松弛度也是不一样的[7~9]。Van Mamme 等人[10]通过计算机导航进行的尸体研究证实韧带功能典型的动态力学特征是，在伸直位时松弛度 2°～3°，而在屈曲位时松弛度增加到 6°～8°，并且外侧间室的松弛度更大。

在膝关节内翻时，内侧软组织挛缩的更多，而在术前，外侧软组织相比正常膝关节是松弛的[3, 11]。为了在屈伸位实现一个矩形间隙，内侧软组织必须被松解到外侧松弛水平。然而，在屈伸位实现一个完美的平衡是很困难的[12~15]。在伸直位为了创造一个矩形间隙而过度松解内侧软组织会导致屈曲位内侧间隙增宽)[16, 17]。而且，术前内翻畸形越大，全膝置换术后外侧越松弛[18]。最近几

163

年, 许多调查者报道全膝置换时轻微的外侧松弛不仅无害, 反而有更好的临床结果[19, 20]。

15.4   全膝置换中术中软组织平衡的远期效果

因此, 在全膝置换时, 外侧比内侧轻微的松弛是可接受的[19, 20]。如果全膝置换后外侧松弛度相比内侧即使没有区别, 长期随访后外侧也将会是松弛的。

Ishii 等人[21]在膝关节屈曲位 0°～20° 时使用 Telos 关节测量仪 (Fa Telos, Medizinisch-Technische, Griesheim, Germany) 用 150N 的力量测量 71 个全膝置换 5～9 年后冠状位松弛度。内侧松弛度的平均值是 4.6°～4.8°, 外侧是 4.0°～4.5°[21]。他们表明大约 4° 的松弛度有利于一个好的临床结果。

有些关于全膝置换术 3 个月甚至更久后冠状位松弛度变化的报道[7, 18, 21~24]。这些报道中所有研究均使用 Telos 关节测量仪来施加外部力量使膝关节产生外翻或者内翻应力。所施加外力的大小 (70～150N) 和膝关节屈曲角度是有一定变异的, 然而, 外侧和内侧松弛度的大小具有出奇的一致性[7, 18, 21~24]。从这些研究结果来看, 术后内外侧冠状位松弛度大约是 4°, 这些值在术后 3 个月到 2 年没有发生变化

15.5   全膝置换中 (TKA) 术后软组织平衡变化的可能性

在内翻畸形中外侧软组织通常是松弛的。由于术前外侧比内侧更加松弛, 在一些病例中, 残余的某种程度的外侧松弛是不可避免的, 而术后 3 个月甚至更久的时间, 冠状位松弛度在内外侧是相似的[7, 18, 21~24]。我们推测术中软组织平衡将在术后 3 个月内发生变化。

15.6   内翻膝软组织平衡的术后变化

我们评估 71 例伴内翻畸形的患者膝关节冠状位内外侧松弛度在术后的稳定性, TKA 术后即刻、3 个月、6 个月、12 个月四个时间点的变化 (表 15.1)[18]。手术时, 在一些病例中, 外侧间隙远远大于内侧间隙。内侧松解至伸直位内侧间隙达到 20mm 即可, 屈曲 90° 时维持内侧稳定性, 并且允许残余一定的外侧松弛。在屈曲 15° 施加 7kg 的内翻和外翻应力, 并用 Telos SE 关节测量仪测量, 进而通过膝关节应力片来评估冠状面的松弛度。内侧韧带的平均松弛度是相对稳定持久的, 而外侧韧带平均松弛度, 术后即刻是 8.6°, 而 3 个月时降到 5.1° (表 15.1、图 15.1)。基于这些结果, 我们认为如果手术时达到了良好的膝关节力线, 那么

表 15.1　TKA 术后内侧松弛度（外翻）外侧松弛度（内翻）的变化

作者	文献年份	植入假体类型	术前膝关节对线	应力的施加方式及大小	膝关节屈曲角度	应力方向	股骨及胫骨假体成角角度数						
							术中	术后3周	术后1个月	术后3个月	术后6个月	术后1年	术后2年
Ishii[24]	2003	Mobile CR TKA (N: 20)	NA	Tebs 150N	0~20°	Varus	4.4±2.8				3.6±1.5		
						Valgus	2.9±1.8				3.0±1.2		
		Mobile PS TKA (N: 20)	NA	Tebs 150N	0~20°	Varus	4.6±3.8				4.0±1.7		
						Valgus	3.8±1.4				3.5±0.9		
Chkawa[7]	2007	Fixed PS TKA (N: 131)	NA	Tebs 150N	0°	Varus		6.0±3.7			5.5±1.7	4.7±3.3	
						Valgus		5.5±3.2			4.5±1.7	5.5±2.7	
Sekiya[18]	2009	Fixed PS TKA (N: 71)	15.9°±6.5° varus	Tebs 70N	15°	Varus	8.6±3.2			5.1±22	4.5±2.4	4.8±2.4	4.1±1.7
						Valgus	3.6±1.7			4.3±22	4.2±2.1	3.9±1.8	3.5±1.1
Takeda[23]	2011	Mobile CR TKA (N: 30)	NA	Tebs 150N	20°	Varus					3.7±1.2	4.0±1.3	
						Valgus					3.5±1.3	3.5±1.3	
		Mobile PS TKA (N: 30)	NA	Tebs 150N	20°	Varus					4.3±1.9	4.3±1.9	4.3±1.8
						Valgus					3.7±1.3	3.4±1.3	3.5±1.1
Sekiya[22]	2011	Fixed PS TKA (N: 37)	12.8°±1.6° valgus	Tebs 70N	15°	Varus	5.5±2.3			4.1±2.2	4.2±1.8	3.9±1.9	
						Valgus	5.0±2.3			4.8±2.6	4.1±2.1	4.2±1.5	

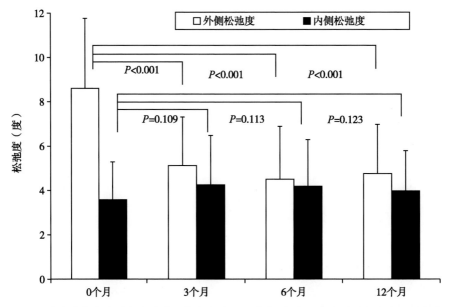

图 15.1　膝关节内翻畸形全膝关节置换术后外侧松弛度（相当于内翻畸形松弛度），内侧松弛度（相当于外翻畸形松弛度）。误差棒代表标准差，术后外侧松弛度达到最大，在此后的 3 个月、6 个月、12 个月后逐渐减小

术前内翻膝的外侧韧带的松弛在术后将自发的被纠正。Nakajima 等也报道内翻畸形的全膝置换术（CR TKA）中的外侧松弛度将在术后 4~6 周降低。

　　另一方面，Ishii 等报道冠状位松弛度没有明显的术后变化（非固定平台交叉韧带保留型假体和旋转平台不保留交叉韧带型假体），术中与术后 6 个月相比（表 15.1）[24]。他们的平均松弛度在保留交叉韧带（CR TKA）的全膝置换是 4.4°，在不保留交叉韧带（CS TKA）的全膝置换也是 4.4°。这些值比我们（后稳定型假体 TKA）的 8.6° 小。然而，由于在 Ishii 的报道中缺乏术前畸形程度的数据和关于软组织平衡的细节，造成以上差异的原因仍未明确。

　　为什么在目前研究中术后即刻观察到的较显著的外侧松弛度会在术后 3 个月大幅度地降低？这是由于全膝置换（TKA）后从内翻到外翻力线的变化将降低膝关节外侧软组织的张力。Yamamoto 等人报道兔子髌韧带应力切除术后 2 周髌韧带长度大约缩短 10%[26]。Yamamoto 等人发现全膝置换术（TKA）后降低的外侧张力可能导致了软组织的缩短。

15.7　外翻膝软组织平衡的术后变化

据我们所知，至今没有关于外翻膝软组织平衡术后变化的英文文献报道。我们现在提供我们最初用日文书写的原始报道[22]。我们评估 37 例（4 例骨关节炎，33 例类风湿关节炎，全为女性）外翻畸形患者全膝置换术后冠状位松弛度的变化。全膝置换全部病例都使用后稳定型假体 TKA（Scorpio NRG），应用传感器测量，通过松解包括髂胫束在内的外侧软组织的软组织取得平衡。术后膝关节力线是内翻 $1.4° \pm 1.6°$。我们在术后即刻、3 个月、6 个月和 12 个月用之前研究相同的方法靠应力位 X 线测量冠状位韧带内翻或外翻松弛度[18]。外侧松弛度明显的降低，内侧松弛度趋向于降低（表 15.1，图 15.2）。而且，膝关节按照冠状位松弛度的大小被划分为 3 组：≤3°，3°～7°，≥7°。在≤3°的组，冠状位松弛度有增大的趋向；在≥7°的组，冠状位松弛度有降低的趋向（图 15.3、15.4）。无论术后即刻松弛度多大，内外侧松弛度都将在术后 12 个月达到大约 4°。在外翻畸形并且内侧间隙狭窄的膝关节，我们松解软组织至少保证伸直位内外侧间隙相同。然而，在外翻畸形并且增大的内侧间隙的病例，为了使内外侧间隙相同，我们必须广泛的松解外侧软组织。广泛的外侧软组织松解可能导致关节线的高度不当和在屈曲位时外侧过于松弛。为了避免这样失败，我们在 TKA 时追求做到有 1°～2° 内翻，允许有一定程度的内侧松弛）。

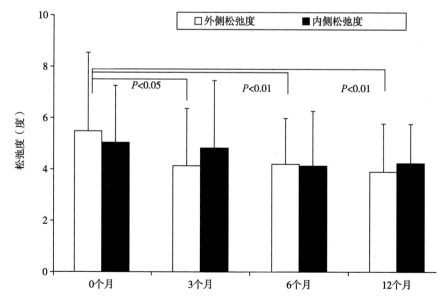

图 15.2　外翻畸形膝关节全膝置换术后外侧松弛度和内侧松弛度的术后大小。误差条表示一个标准差。外侧松弛度在术后即刻比术后 3 个月、6 个月、12 个月时大

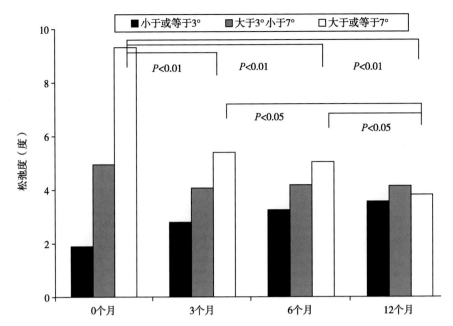

图 15.3　外翻畸形膝关节全膝置换术后外侧松弛度（＝内侧松弛度）的大小。膝关节按照松弛度的大小被划分为 3 组：≤3°，3°～7°，≥7°。≥7° 的组的值在 3 个月、6 个月、12 个月时比术后即刻小

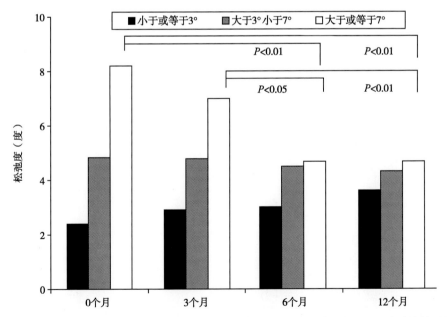

图 15.4　外翻畸形膝关节全膝置换术后内侧松弛度（＝外侧松弛度）的大小。膝关节按照松弛度的大小被划分为 3 组：≤3°，3°～7°，≥7°。≥7° 的组的值在 3 个月、6 个月、12 个月时比术后即刻小

15.8　屈曲位软组织平衡的术后变化

尽管全膝置换术（TKA）后屈曲位不稳是翻修的主要原因 [27]，但是只有很少的研究报道全膝置换术后屈曲位松弛。Oh 等 [28] 第一个报道了全膝置换术（TKA）后屈曲 90°时松弛。病人被要求坐在可透过放射线的木椅上，于膝关节屈曲 90°位拍片。在内外翻 50N 力量的作用下，拍摄内外翻应力位 X 线。平均外侧松弛度，平均内侧松弛度，全膝松弛度在术后平均 26.1 个月的 61 例全膝置换的病例中分别为 4.7°±2.4°、4.1°±2.1°，8.8°±3.5°。Yoshihara[29] 等在至少随访十年的病例中测量 1.5kg 外旋力量（external force）下膝关节屈曲 90°时内外翻松弛度。他们报道了内翻松弛度 6°±4°（0°～20°），外翻松弛度 4°±3°（0°～9°），全膝松弛度 10°±5°。据我们所知，没有关于全膝置换术（TKA）后屈曲位膝关节松弛度的变化的报道。正如先前报道的，如果屈曲位松弛度在全膝置换时是外松内紧 [20, 30]，类似于在伸直位时的情况，屈曲位松弛度在术后会自发的调整 [18]。需要进一步研究来确定 TKA 术后屈曲位的变化。

15.9　麻醉对冠状位松弛度测量的影响

为了比较术后即刻和术后最后一次随访时冠状位松弛度的大小，必须考虑麻醉的作用。Tsukeoka 和 Tsuneizumi 报道了在 TKA 软组织测量时麻醉的作用 [31]。他们在没有麻醉下测量内外翻松弛度，又在椎管内麻醉后即刻测量。他们发现松弛度明显的增加，内侧松弛度从 3.0°增加到 3.6°，外侧松弛度从 4.7°增加到 5.7°。

然而，用麻醉来解释外翻畸形中膝关节外侧松弛度的巨大变化是困难的。

松弛度测量的方法也有限制。为了阐述松弛度精确的变化，我们必须于术后反复测量松弛度。然而，用 Telos SE 关节测量仪测量时反复的外翻和内翻力量，能够干扰软组织的愈合，尤其是术后早期。

15.10　全膝置换后软组织平衡自发性纠正的因素

按照我们的经验，在内翻畸形和外翻畸形的膝关节，如果建立好良好的力线和良好的软组织平衡，内外侧软组织松弛在术后将自发性纠正 [22]。

依据由于膝关节不稳而导致翻修的膝关节的数量，有理由推断不是所有病例都有自发性软组织的平衡纠正。为了实现自发性软组织平衡纠正，我们必须注意什么？我们认为冠状位力线和软组织平衡是两个最重要的因素。另外，在

CR TKA 中后交叉韧带的完全保留是至关重要的。术后后交叉韧带的损伤或断裂可能大幅度的改变软组织平衡，尤其是在屈曲位 [32, 33]。

术后冠状位力线和膝关节周围软组织平衡是密切相关的 [34]。在全膝置换术后的内翻膝，膝关节外侧的软组织被牵拉。相反的，在全膝置换术后的外翻膝，膝关节内侧的软组织被牵拉 [34]。一些研究提出术后冠状位力线对 TKA 预后的作用 [35~37]。他们接受了 TKA 术后机械轴偏离超过 $0° \pm 3°$ 与假体使用寿命短有关系的推测。Matsuda 和 Ito 强调了通过中线对线良好来获得更好的运动力线和稳定性从而实现全膝置换时内侧稳定性的重要性 [41]。为了纠正内翻膝并且带有狭窄间隙的软组织平衡，要求内侧松解 [42]。然而，我们必须清醒地认识到广泛的松解会导致并发症，如：不稳定和神经血管损伤 [43]。Aunan 等 [34] 阐述了在 122 例 CR TKA 术中，韧带松弛度和全膝置换术后一年功能恢复之间的关系。他们表明在中线和外翻对线的 TKA 为了得到更好的结果，必须避免在伸直位内侧松弛度超过 2mm，屈曲位超过 3mm。正如我们先前提及的，即使在术前外翻畸形的膝关节，轻微的内侧松弛 $1°\sim2°$ 的内翻对线也能够被接受 [22]。然而，过度的内侧松弛不能够自发性的纠正。在这些情况下，我们可以通过内侧软组织前移术或、内侧软组织紧缩术或者选一个限制性更高的假体来实现稳定性。

15.11　展望

有相当一些全膝置换术后自发性软组织纠正的病例。然而，考虑到有由于膝关节不稳导致翻修的全膝置换的病例，我们有理由相信自发性纠正是有限的。在先前关于 TKA 术后松弛的许多研究中最终的临床预后是极好的 [7, 18, 21~23]。为了阐述这些限度，我们必须弄清楚在由于不稳定而导致膝关节翻修的病例中其术后软组织平衡的变化。从失败的数据，我们能够得到有价值的因素来避免术后不稳定。

许多研究运用带有 Telos 测量器的应力位拍片的方法进行研究 [7, 18, 21~24]；然而，这方法不适合重复的测量，尤其是在术后早期，主要是由于害怕破坏修复期软组织平衡。而且，此方法限制膝关节屈曲的角度。

目前科技的进步推动了胫骨植入物或者假体埋藏式传感器的发展 [44, 45]。运用这些仪器可以进行 TKA 术后针对膝关节各个角度运动的接触应力的在体分析，由于这些电子设备花费高昂，每一个病例均应用该设备是一种不现实的做法，但是通过这些设备，我们可以精确而详尽地获得 TKA 术后的软组织平衡的变化。

参考文献

1. Dorr LD, Boiardo RA. Technical considerations in total knee arthroplasty. Clin Orthop Relat Res. 1986;205:5–11.
2. Insall J, Tria AJ, Scott WN. The total condylar knee prosthesis: the first 5 years. Clin Orthop Relat Res. 1979;145:68–77.
3. Insall JN, Binazzi R, Soudry M, Mestriner LA. Total knee arthroplasty. Clin Orthop Relat Res. 1985;192:13–22.
4. Fehring TK, Odum S, Griffin WL, Mason JB, Nadaud M. Early failures in total knee arthroplasty. Clin Orthop Relat Res. 2001;392:315–8.
5. Sharkey PF, Hozack WJ, Rothman RH, Shastri S, Jacoby SM. Insall Award paper. Why are total knee arthroplasties failing today? Clin Orthop Relat Res. 2002;404:7–13.
6. Unitt L, Sambatakakis A, Johnstone D, Briggs TW. Short-term outcome in total knee replacement after soft-tissue release and balancing. J Bone Joint Surg. 2008;90(2):159–65.
7. Ohkawa S, Soda K, Nishikawa K, Otsubo S, Okuhara A, Tajiri T, et al. Relationship of intra-operative balance and postoperative stability in TKA (in Japanese). Jpn J Replacement Arthroplasty. 2007;37:100–1.
8. Tokuhara Y, Kadoya Y, Nakagawa S, Kobayashi A, Takaoka K. The flexion gap in normal knees. An MRI study. J Bone Joint Surg. 2004;86(8):1133–6.
9. Markolf KL, Mensch JS, Amstutz HC. Stiffness and laxity of the knee--the contributions of the supporting structures. A quantitative in vitro study. J Bone Joint Surg Am. 1976;58(5):583–94.
10. Van Damme G, Defoort K, Ducoulombier Y, Van Glabbeek F, Bellemans J, Victor J. What should the surgeon aim for when performing computer-assisted total knee arthroplasty? J Bone Joint Surg Am. 2005;87(Suppl 2):52–8.
11. Matsumoto T, Muratsu H, Kubo S, Matsushita T, Kurosaka M, Kuroda R. The influence of preoperative deformity on intraoperative soft tissue balance in posterior-stabilized total knee arthroplasty. J Arthroplasty. 2011;26(8):1291–8.
12. Griffin FM, Insall JN, Scuderi GR. Accuracy of soft tissue balancing in total knee arthroplasty. J Arthroplasty. 2000;15(8):970–3.
13. Mullaji AB, Shetty GM. Surgical technique: computer-assisted sliding medial condylar osteotomy to achieve gap balance in varus knees during TKA. Clin Orthop Relat Res. 2013;471(5):1484–91.
14. Okamoto S, Okazaki K, Mitsuyasu H, Matsuda S, Mizu-Uchi H, Hamai S, et al. Extension gap needs more than 1-mm laxity after implantation to avoid post-operative flexion contracture in total knee arthroplasty. Knee surgery, sports traumatology, arthroscopy : official journal of the ESSKA. 2014;22(12):3174–80.
15. Yagishita K, Muneta T, Yamamoto H, Shinomiya K. The relationship between postoperative ligament balance and preoperative varus deformity in total knee arthroplasty. Bull Hosp Joint Dis. 2001;60(1):23–8.
16. Matsueda M, Gengerke TR, Murphy M, Lew WD, Gustilo RB. Soft tissue release in total knee arthroplasty. Cadaver study using knees without deformities. Clin Orthop Relat Res. 1999;366:264–73.
17. Yagishita K, Muneta T, Ikeda H. Step-by-step measurements of soft tissue balancing during total knee arthroplasty for patients with varus knees. J Arthroplasty. 2003;18(3):313–20.
18. Sekiya H, Takatoku K, Takada H, Sasanuma H, Sugimoto N. Postoperative lateral ligamentous laxity diminishes with time after TKA in the varus knee. Clin Orthop Relat Res. 2009;467(6):1582–6.
19. Okazaki K, Miura H, Matsuda S, Takeuchi N, Mawatari T, Hashizume M, et al. Asymmetry of mediolateral laxity of the normal knee. J Orthop Sci Off J Japanese Orthop Assoc. 2006;11(3):264–6.

20. Sasanuma H, Sekiya H, Takatoku K, Takada H, Sugimoto N. Evaluation of soft-tissue balance during total knee arthroplasty. J Orthop Surg (Hong Kong). 2010;18(1):26–30.

21. Ishii Y, Matsuda Y, Ishii R, Sakata S, Omori G. Coronal laxity in extension in vivo after total knee arthroplasty. J Orthop Sci Off J Japanese Orthop Assoc. 2003;8(4):538–42.

22. Sekiya H, Takatoku K, Takada H, Sugimoto N, Hoshino Y. Postoperative changes of coronal laxity after total knee arthroplasty in valgus knee (in Japanese). J Phys Med. 2011;22(4):411–5.

23. Takeda M, Ishii Y, Noguchi H, Matsuda Y, Sato J. Changes in varus-valgus laxity after total knee arthroplasty over time. Knee Surg Sports Traumatol Arthrosc Off J ESSKA. 2012;20(10):1988–93.

24. Ishii Y, Matsuda Y, Noguchi H, Kiga H. Effect of soft tissue tension on measurements of coronal laxity in mobile-bearing total knee arthroplasty. J Orthop Sci Off J Jpn Orthop Assoc. 2005;10(5):496–500.

25. Nakajima A, Aoki Y, Murakami M, Nakagawa K. Changes in joint gap balances between intra- and postoperation in total knee arthroplasty. Adv Orthop. 2014;2014:790806.

26. Yamamoto N, Ohno K, Hayashi K, Kuriyama H, Yasuda K, Kaneda K. Effects of stress shielding on the mechanical properties of rabbit patellar tendon. J Biomech Eng. 1993;115(1):23–8.

27. Cottino U, Sculco PK, Sierra RJ, Abdel MP. Instability after total knee arthroplasty. Orthop Clin North Am. 2016;47(2):311–6.

28. Oh CS, Song EK, Seon JK, Ahn YS. The effect of flexion balance on functional outcomes in cruciate-retaining total knee arthroplasty. Arch Orthop Trauma Surg. 2015;135(3):401–6.

29. Yoshihara Y, Arai Y, Nakagawa S, Inoue H, Ueshima K, Fujiwara H, et al. Assessing coronal laxity in extension and flexion at a minimum of 10 years after primary total knee arthroplasty. Knee Surg Sports Traumatol Arthrosc Off J ESSKA. 2016;24(8):2512–6.

30. Nagai K, Muratsu H, Matsumoto T, Miya H, Kuroda R, Kurosaka M. Soft tissue balance changes depending on joint distraction force in total knee arthroplasty. J Arthroplasty. 2014;29(3):520–4.

31. Tsukeoka T, Tsuneizumi Y. Varus and valgus stress tests after total knee arthroplasty with and without anesthesia. Arch Orthop Trauma Surg. 2016;136(3):407–11.

32. Pagnano MW, Hanssen AD, Lewallen DG, Stuart MJ. Flexion instability after primary posterior cruciate retaining total knee arthroplasty. Clin Orthop Relat Res. 1998;356:39–46.

33. Matsuda S, Miura H, Nagamine R, Urabe K, Matsunobu T, Iwamoto Y. Knee stability in posterior cruciate ligament retaining total knee arthroplasty. Clin Orthop Relat Res. 1999;366:169–73.

34. Aunan E, Kibsgard TJ, Diep LM, Rohrl SM. Intraoperative ligament laxity influences functional outcome 1 year after total knee arthroplasty. Knee Surg Sports Traumatol Arthrosc Off J ESSKA. 2015;23(6):1684–92.

35. Jeffery RS, Morris RW, Denham RA. Coronal alignment after total knee replacement. J Bone Joint Surg. 1991;73(5):709–14.

36. Ritter MA, Faris PM, Keating EM, Meding JB. Postoperative alignment of total knee replacement. Its effect on survival. Clin Orthop Relat Res. 1994;299:153–6.

37. Sikorski JM. Alignment in total knee replacement. J Bone Joint Surg. 2008;90(9):1121–7.

38. Bauwens K, Matthes G, Wich M, Gebhard F, Hanson B, Ekkernkamp A, et al. Navigated total knee replacement. A meta-analysis. J Bone Joint Surg Am. 2007;89(2):261–9.

39. Bonutti PM, Dethmers D, Ulrich SD, Seyler TM, Mont MA. Computer navigation-assisted versus minimally invasive TKA: benefits and drawbacks. Clin Orthop Relat Res. 2008;466(11):2756–62.

40. Ensini A, Catani F, Leardini A, Romagnoli M, Giannini S. Alignments and clinical results in conventional and navigated total knee arthroplasty. Clin Orthop Relat Res. 2007;457:156–62.

41. Matsuda S, Ito H. Ligament balancing in total knee arthroplasty? Medial stabilizing technique. Asia-Pacific J Sports Med Arthroscopy, Rehabil Tech. 2015;2:108–13.

42. Whiteside LA. Soft tissue balancing: the knee. J Arthroplasty. 2002;17(4 Suppl 1):23–7.

43. Hunt NC, Ghosh KM, Athwal KK, Longstaff LM, Amis AA, Deehan DJ. Lack of evidence to support present medial release methods in total knee arthroplasty. Knee Surg Sports Traumatol Arthrosc Off J ESSKA. 2014;22(12):3100–12.

44. Gustke KA, Golladay GJ, Roche MW, Elson LC, Anderson CR. A new method for defining balance: promising short-term clinical outcomes of sensor-guided TKA. J Arthroplasty. 2014;29(5):955–60.

45. Zhao D, Banks SA, D'Lima DD, Colwell Jr CW, Fregly BJ. In vivo medial and lateral tibial loads during dynamic and high flexion activities. J Orthop Res Off Pub Orthop Res Soc. 2007;25(5):593–602.

第16章

16

术中软组织平衡和临床预后
（活动度、功能）

Eun-Kyoo Song, Jong-Keun Seon, Young-Joo Shin, and Hong-Ahn Lim

16.1 引言

在全膝关节置换术（TKA）过程中，要有一个良好的术后效果依赖于很多因素：关节对线、活动范围、髌骨轨迹和韧带稳定。在全膝关节置换术后如果达不到软组织平衡，患者将出现关节不稳定、疼痛、术后关节肿胀以及由于肌肉无力而出现步态障碍，并且在后续长期活动中增加假体磨损和无菌性松动的风险。因此，达到软组织平衡被认为是最重要的步骤。然而，在全膝关节置换术中，达到准确的软组织平衡不是一件容易的事情。总体而言，术中良好的软组织平衡决定术后关节间隙平衡。许多研究报告显示，术中关节屈曲越松弛，则术后的关节活动范围越好。但是，现如今对于获得适当的软组织平衡和更好的关节活动度的最好的方式存在争议，主要集中在关节屈曲松弛的临界点上。

软组织松解用于矫正不平衡，直到屈曲间隙和伸直间隙达到对称和平衡。当屈曲间隙和伸直间隙成完全矩形并且所有的测量结果都相等时，膝关节被认为是完全平衡的。一般准则认为，膝关节假体存在 1～2mm 的内外翻是合理的。不管纠正哪种类型的畸形，在软组织松解每一个阶段以后都要检查关节的稳定性，因为过度松解将导致关节冠状面的不稳定，而且还需要采用高限制性假体。可见软组织平衡包括多种因素，如：屈曲间隙和伸直间隙平衡、内外侧间隙平衡、髌股关节平衡。

16.2 屈曲间隙和伸直间隙平衡

屈曲间隙和伸直间隙平衡受适当的截骨和股骨假体大小和旋转、适当的韧带平衡和后交叉韧带切除的影响。其中，股骨远端过多的截骨或者股骨假体的尺寸不当是导致屈伸间隙失衡的主要原因。Insall（英索尔）发明了一个在全膝关节置换术（TKA）中检测软组织平衡的方法，他在术中在内外翻应力下利用间隔块和撑开器评估屈伸膝间隙。另外，还引入了用假体试模插入垫片检测屈伸间隙的方法。临时试验方法是在截骨后使用适当厚度的试模垫片，使膝关节伸直和屈曲，以判断间隙是否合适。一种比较典型的方法是由 Scott 发明的 liff off 试验，决定交叉韧带型保留假体植入的屈曲间隙（图16.1），Mihalko 报道，在 PCL 切除以后，屈曲间隙平均增加 5.2mm，Cho 等人也报道了屈曲间隙和伸直间隙都增加，而且屈曲间隙比伸直间隙宽 2.8mm。

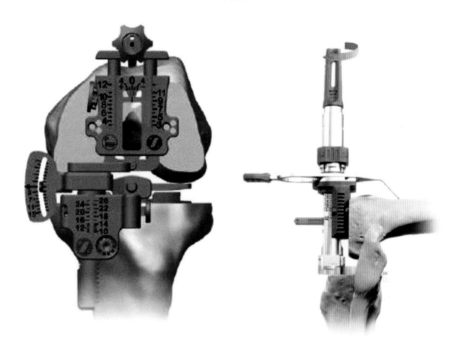

图 16.1　膝关节置换术偏心距型测量器，评估软组织平衡。左图：Fuzion（Zimmer，Warsaw，USA），右图：Attune（Depuy Synthes，Warsaw，USA）

　　尽管随着手术器械的发展，比如计算机辅助导航系统的出现，使骨矫正的准确度提高，但是对于年轻的外科医生，在术中要获得准确的软组织平衡也是很难的，有经验的外科医生传统上通过"主观感觉"来解决软组织平衡的问题。因此，各种偏心距型测量器被开发用于全膝关节置换术，它使得全膝关节置换术后，在髌股骨关节复位和股骨假体位置适宜的情况下，能够在膝关节进行各个方向的生理运动的状态下来评估软组织平衡（图16.2）。因此，目前正在报道使用这种术中测量器装置的临床意义（下一节讨论）。

　　Attifield 等人报道了在完全屈曲和伸直状态下膝关节平衡能明显改善（$P < 0.0005$）本体感觉、屈曲和伸直都达到软组织平衡对于获得令人满意的术后感

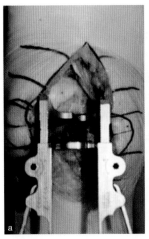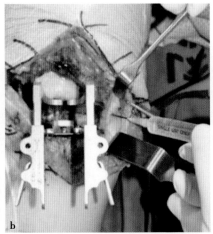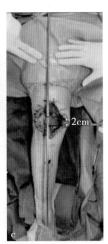

图 16.2　间隙平衡技巧。(a)应用传感器做间隙平衡,内侧紧发现内侧间隙狭窄。(b)用 18 号针头做内侧副韧带松解。(c)内侧副韧带松解后内外侧间隙平衡恢复并且下肢力线好

觉是很重要的。Pang 等人报道了在 TKA 中应用计算机辅助间隙平衡技术减少术后 2 年关节屈曲挛缩的发生率,减少异常胫骨前移 > 5mm,并且功能评分低于常规等量截骨术。Lampe 等人研究了应用计算机导航辅助全膝关节置换术第一年内的临床数据,他们得出屈伸间隙测量值越高会术后一年的 KSS-F 或者 KSS-K 评分越高的一致性结论。此外,Matsumoto 等人认为,要想在屈曲和伸直时得到相同的矩形间隙,在 CR TKA 中运用导航的间隙平衡技术比等量切除技术更加有效。但它不能直接反映两年后的临床结果。

　　然而,经常有报道称,在判断膝关节置换术中软组织平衡,计算机导航技术比经验丰富的外科医生的优势要小得多。Joseph 等人报道,使伸直间隙达到内外侧平衡,导航组要优于非导航组($P = 0.001$),但是在获得屈曲间隙内外平衡或获得相等的屈曲和伸直间隙,两组之间没有明显的差异[13]。Widmer 等人认为,虽然下肢力线和假体位置可在术中利用导航准确地测定,但是病人自身因素仍在术后一年的预后中占主导地位。因此,他报告术中计算机导航参数冠状面的力线、韧带平衡、运动范围、股骨外旋是全膝关节置换术后 1 年关节功能的预测因素[14]。

16.3　内外侧间隙平衡

　　内外侧间隙平衡是全膝关节置换术的主要影响因素之一。内外侧间隙平衡要比下肢对线良好的要求低,但是我们也应该严格对待[5]。特别是 PCL 替代型假体精确的内外平衡对膝关节的稳定和活动度是极其重要的。Matsude 等人报

道，当内外不平衡超过 2° 时，膝关节活动度减少大约 11°。

　　大多数膝骨关节炎患者，不论是否存在骨缺损，都表现出一定程度的内翻畸形。如果关节炎累及内侧，内侧关节囊和内侧副韧带将会挛缩，在大多数患者中也伴随着外侧副韧带的被动拉长和屈曲挛缩。

　　内外间隙平衡的理想目标是伴有 4°～7° 胫股骨外翻的双侧副韧带平衡，但是不能过度矫正。在做韧带平衡时，骨赘必须彻底清除，然后，做一侧挛缩松解要比做一侧松弛紧缩更可取。Liebs 等人报道，当伸直位时内侧间隙比外侧间隙宽 1.5mm 或者以上时，疼痛会加重[16]。Okazaki 等人认为，外侧间隙要比内侧间隙大，这是一种髂胫束力学稳定的代偿机制[17]。然而，Yoon 等人报道髌骨在膝关节屈曲和伸直位髌骨外翻前后比较，复位后膝关节屈曲间隙缩小量更明显。因此，髌骨的复位影响术中关节间隙的测量，在平衡间隙时保持髌骨处于复位位置是很重要的。

16.3.1　内侧松解

　　对于有内翻畸形的膝关节而言，松解应该以胫骨为主，如果韧带以套袖的形式松解，手术后会形成一个厚的结缔组织，对膝关节术后功能影响不大，然而横切口会极大地影响术后功能，所以不应该采用横切口。一些主刀医生认为内侧松解应该从内侧半膜肌腱开始，有些人部分赞同这个观点，而有些人完全否定这个观点。大多数手术者逐渐开始松解内侧副韧带浅层直至下肢力线得以矫正。Clayton 推荐在半膜肌前方内侧副韧带浅层要松解 5～6cm[19]。然而，Insall 等人主张在半膜肌前要松解 7～8cm 才能达到想要的目标。Matsumoto 等人认为半膜肌腱的松弛不会影响临床预后但是会影响交叉韧带保留型膝关节置换中胫骨内侧旋转和伸展的角度。同样，Ahn 认为，在严重的膝关节内翻畸形中，相对于内侧软组织松解而言，为了减少整个手术的时间和获得过度屈曲时候的内外侧软组织的平衡，胫骨近端内侧的截骨是一个值得考虑的替代性手术。

　　Whiteside 报道，松解内侧副韧带浅层的后半部分对纠正伸直挛缩很有帮助，而松解内侧副韧带浅层的前半部分适用于屈曲紧的膝关节。Burkart 等人在 12 具尸体标本上进行 TKA，发现内侧髌骨旁截骨、ACL 和 PCL 切开不会影响内外侧间隙。为了获得清晰的术野而对内侧副韧带深层的前部纤维进行松解，这种做法会增加内侧间隙。同样，我们需要在内侧副韧带的浅层用钉子或者 18 针头多次穿刺来完成"馅饼皮技术"，但是该技术操作中要保证整个关节的稳定性，Meneghini 等人认为，拉花技术必须谨慎地实施，一旦实施地方法不对，会破坏内侧副韧带的深层，这要比关节远端部分的撕裂更严重。

　　如果在内侧松解后发生了内侧间隙的松弛，外科医生需要观察是否有股骨假体的外旋，胫骨内翻截骨和整个内侧副韧带内侧是否破坏，如果在观察中没有发现特别明显的异常，屈曲时内侧间隙的小的松弛是可以接受的，Insall 认为，比较大的内侧间隙在临床上不是一个大问题，它会通过术后瘢痕而达到愈合，Dixon 说内侧松解术可以用"外移截骨技术"(shift and resect)来代替，靠近外侧缘安置小号假体，然后行胫骨后内侧缘截骨，这个技术和内侧副韧带的松解有相同的效果。

16.3.2　外侧松解

膝关节外翻畸形并不像内翻畸形一样常见，因此，外科医生不常做这种手术，因此松解外侧软组织和韧带的挛缩是十分困难的，除非出现了外翻畸形，否则大多数 TKA 很少需要外侧松解，但是如果因为内侧过多的松解而必须植入厚的衬垫时，外侧必须进行松解来维持膝关节的平衡。在这种情况下，应当松解外侧副韧带或者腘肌腱，其松解的程度和如何进行松解是十分重要的。Kesman 等人评估在后稳定型全膝关节置换术中腘肌腱切除的重要性，发现腘肌腱的切除在屈曲伸直的静态平衡中并没有太大的重要性。然而在这种情况下，内外侧韧带松解有些多余了，这就要用到高限制性假体了，并且要操作时一定要十分精细。

16.3.3　术中内外侧间隙测量仪

尽管 TKA 术中导航系统应用的进步提高了对线异常的检出率，空间距离的测量还是不会使软组织稳定性和韧带的拉伸度得以定量化。近年来，随着先进的微电子整合器和压力传感器(是一种通过相连的传感器以数字的形式来显示假体内外侧和前后部位的受力情况的仪器)的应用，使得外科医生可以通过全方位的运动来评估和获得关于假体位置、旋转、对线、软组织平衡的实时数据(图 16.3)。Gustke 认为在 TKR 中为保证软组织平衡而应用术中压力传感器会增加满意度。Meneghini 等人在应用压力传感器测量术中韧带平衡情况，探究是否有一个最佳平衡值。术中压力传感器的应用能通过提供客观的实时数据来优化 TKA 的预后。这些数据表明早期预后可以通过使内外侧力量差距控制在 60lb 以内来得到改善。Jacob 等人先前报道说内外侧压力均等不会增加病人的满意度，但是植入假体后重建的内侧间室有较大的压力，这样更接近自然膝，有报道称这样病人的预后更好，增加了病人的满意度。目前的研究结果表明重建的内侧间室压力增加，对满足病人复杂体力活动需要有重要意义。

同样，压力传感器的应用对假肢设计相关的解剖力学的研究很有帮助。Manning 等人在尸体研究中应用 CR 单半径型假体发现，半屈位时的旋转应力测量结果表明了腔内压力分布的极不匹配。他们强调了胫骨传感器上接触点位置变化特点，随膝关节屈曲有反常前滚运动，以此得出结论，在屈膝过程中，依赖传统平衡技术并不能有效地实现一定的松弛度及一定的胫股间应力，而术中传感器的应用可帮助膝关节实现最终的平衡。

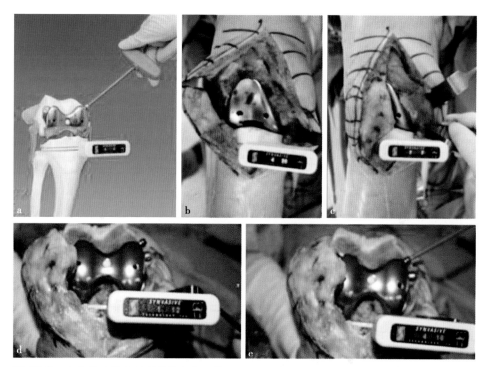

图 16.3　术中传感器应用调节软组织平衡。(a) eLIBRA Synvasive，Inc，Reno，Nevada。(b) 向外侧牵开髌骨，在关节间隙内插入胫骨假体，发现内外侧数据应力不一致。(c) 应用 PIE 皮技术完成伸直间隙的松解，获得内外侧等张。(d) 屈曲关节 90° 完成屈膝间隙平衡。(e) 通过调整股骨件的外旋来获得内外侧等张

16.4　髌股的平衡

髌股的平衡并不只是与功能和疼痛缓解有关同时也与 TKA 长期预后有关，如果对线不好，会导致膝关节前部的疼痛，限制关节运动，引起焦虑，增加髌骨负担，导致髌骨骨折、股四头肌腱和髌骨肌腱的损害，以及髌骨假体的磨损和分离。Lauglin 等人报道说受凉会增加髌骨位置不正的风险。然而不同于大多数人的观点，Bindelglass 等人认为当应用全聚乙烯髌骨假体时，尽管髌股骨运动不正常，但临床预后，或者说疼痛、运动方向和分离发生的频率并没有什么不同。

Heesterbeek 等人认为股骨假体的旋转度与术后髌骨位置不当关联很少，但是术前对线不良与术后髌骨位置不当有极大的关联。间隙平衡技术可以在不增

加髌骨位置不当的风险的基础上应用。

至于手术方法，经股内侧肌下方的关节囊入路和经股内侧肌入路并不要求参与髌股骨对线的股四头肌腱是完好的。股骨假体的大小也是很重要的，如果太大，它会拉紧外侧韧带，导致力线不良；如果太小，会使髌骨假体的接合变得不合适。大多数髌股骨力线不良是建立在股骨和胫骨假体旋转不良的基础上，两个假体均外旋是比较满意的结果，但是如果外旋过度，不仅会使假体磨损更快，同时也会使患者变成内八字形步态。假体的位置也十分重要，股骨假体要尽可能地放在截骨的外侧缘，胫骨假体必须放在外侧缘才能达到较好的对线，然而髌骨假体放在外侧会损害力线。

16.5   总结

总而言之，TKA 术中为了取得良好的临床预后而应当采取的最优的韧带平衡方法仍然不能确定。尽管关于术中软组织平衡是否与较好的临床预后和长期生存率有直接关联仍存在一些争议，但是屈曲伸展平衡对 TKA 良好临床预后极其重要，内侧松弛度的增加会使预后不良。

参考文献

1. Meloni MC, Hoedemaeker RW, Violante B, Mazzola C. Soft tissue balancing in total knee arthroplasty. Joints. 2014;2(1):37–40.
2. Sugitani K, Arai Y, Takamiya H, Terauchi R, Nakagawa S, Ueshima K, Kubo T. Factors affecting range of motion after total knee arthroplasty in patients with more than 120 degrees of preoperative flexion angle. Int Orthop. 2015;39(8):1535–40.
3. Hino K, Ishimaru M, Iseki Y, Watanabe S, Onishi Y, Miura H. Mid-flexion laxity is greater after posterior-stabilised total knee replacement than with cruciate-retaining procedures: a computer navigation study. Bone Joint J. 2013;95-B(4):493–7.
4. Campbell's operative orthopaedics. 12th ed. Philadelphia: Mosby/Elsevier; 2013. p. 407.
5. Cho WS, editor. Knee joint arthroplasty. Berlin Heidelberg: Springer; 2014.
6. Griffin FM, Insall JN, Scuderi GR. Accuracy of soft tissue balancing in total knee arthroplasty. J Arthroplasty. 2000;15:970–3.
7. Scott RD, Chmell MJ. Balancing the posterior cruciate ligament during cruciate-retaining fixed and mobile-bearing total knee arthroplasty: description of the pull-out lift-off and slide-back tests. J Arthroplasty. 2008;23(4):605–8.
8. Mihalko WM, Miller C, Krackow KA. Total knee arthroplasty ligament balancing and gap kinematics with posterior cruciate ligament retention and sacrifice. Am J Orthop (Belle Mead NJ). 2000;29(8):610–6.
9. Matsumoto T, Muratsu H, Kawakami Y, Takayama K, Ishida K, Matsushita T, Akisue T, Nishida K, Kuroda R, Kurosaka M. Soft-tissue balancing in total knee arthroplasty: cruciate-retaining versus posterior-stabilised, and measured-resection versus gap technique. Int Orthop. 2014;38(3):531–7.
10. Attfield SF, Wilton TJ, Pratt DJ, Sambatakakis A. Soft-tissue balance and recovery of proprioception after total knee replacement. J Bone Joint Surg Br. 1996;78(4):540–5.
11. Pang HN, Yeo SJ, Chong HC, Chin PL, Ong J, Lo NN. Computer-assisted gap balancing tech-

nique improves outcome in total knee arthroplasty, compared with conventional measured resection technique. Knee Surg Sports Traumatol Arthrosc. 2011;19(9):1496–503.

12. Lampe F, Marques CJ, Fiedler F, Sufi-Siavach A, Matziolis G. Do well-balanced primary TKA patients achieve better outcomes within the first year after surgery? Orthopedics. 2016;39(3 Suppl):S6–S12.

13. Joseph J, Simpson PM, Whitehouse SL, English HW, Donnelly WJ. The use of navigation to achieve soft tissue balance in total knee arthroplasty – a randomised clinical study. Knee. 2013;20(6):401–6.

14. Widmer BJ, Scholes CJ, Lustig S, Conrad L, Oussedik SI, Parker DA. Intraoperative computer navigation parameters are poor predictors of function 1 year after total knee arthroplasty. J Arthroplasty. 2013;28(1):56–61.

15. Matsuda Y, Ishii Y, Noguchi H, Ishii R. Varus-valgus balance and range of movement after total knee arthroplasty. J Bone Joint Surg Br. 2005;87(6):804–8.

16. Liebs TR, Kloos SA, Herzberg W, Rüther W, Hassenpflug J. The significance of an asymmetric extension gap on routine radiographs after total knee replacement: a new sign and its clinical significance. Bone Joint J. 2013;95-B(4):472–7.

17. Okazaki K, Miura H, Matsuda S, Takeuchi N, Mawatari T, Hashizume M, Iwamoto Y. Asymmetry of mediolateral laxity of the normal knee. J Orthop Sci. 2006; 11(3):264–6.

18. Yoon JR, Oh KJ, Wang JH, Yang JH. Does patella position influence ligament balancing in total knee arthroplasty? Knee Surg Sports Traumatol Arthrosc. 2015;23(7):2012–8.

19. Clayton ML, Thompson TR, Mack RP. Correction of alignment deformities during total knee arthroplasties: staged soft-tissue releases. Clin Orthop Relat Res. 1986;202:117–24.

20. Scott WN, editors. Insall & Scott Surgery of the Knee. 5th ed. Philadelphia: Churchill livingstone/Elsevier; 2012.

21. Matsumoto T, Takayama K, Muratsu H, Matsushita T, Kuroda R, Kurosaka M. Semimembranosus release reduces tibial internal rotation and flexion angle in cruciate-retaining total knee arthroplasty. J Arthroplasty. 2015;30(9):1537–41.

22. Ahn JH, Back YW. Comparative study of two techniques for ligament balancing in total knee arthroplasty for severe varus knee: medial soft tissue release vs. bony resection of proximal medial tibia. Knee Surg Relat Res. 2013;25(1):13–8.

23. Whiteside LA. Soft tissue balancing: the knee. J Arthroplasty. 2002;17(4 Suppl 1):23–7.

24. Burkhart TA, Perry KI, Dobbin E, Howard J, Lanting B. Effect of Soft Tissue Releases on Joint Space Opening in Total Knee Arthroplasty. J Arthroplasty. 2016. pii: S0883–5403(16)30163–2.

25. Meneghini RM, Daluga AT, Sturgis LA, Lieberman JR. Is the pie-crusting technique safe for MCL release in varus deformity correction in total knee arthroplasty? J Arthroplasty. 2013;28(8):1306–9.

26. Dixon MC, Parsch D, Brown RR, Scott RD. The correction of severe varus deformity in total knee arthroplasty by tibial component downsizing and resection of uncapped proximal medial bone. J Arthroplasty. 2004;19(1):19–22.

27. Kesman TJ, Kaufman KR, Trousdale RT. Popliteus tendon resection during total knee arthroplasty: an observational report. Clin Orthop Relat Res. 2011;469(1):76–81.

28. Gustke KA, Golladay GJ, Roche MW, Jerry GJ, Elson LC, Anderson CR. Increased satisfaction after total knee replacement using sensor-guided technology. bone Joint J. 2014 Oct;96-B(10):1333–8.

29. Meneghini RM, Ziemba-Davis MM, Lovro LR, Ireland PH, Damer BM. Can intraoperative sensors determine the "Target" ligament balance? Early outcomes in total knee arthroplasty J Arthroplasty. 2016;31(10):2181–7.

30. Jacobs CA, Christensen CP, Karthikeyan T. Greater medial compartment forces during total knee arthroplasty associated with improved patient satisfaction and ability to navigate stairs. J Arthroplasty. 2016;31(9 Suppl):87–90.

31. Manning WA, Ghosh K, Blain A, Longstaff L, Deehan DJ. Tibiofemoral forces for the native and post-arthroplasty knee: relationship to maximal laxity through a functional arc of motion. Knee Surg Sports Traumatol Arthrosc. 2016. [Epub ahead of print].

32. Laughlin RT, Werries BA, Verhulst SJ, Hayes JM. Patellar tilt in total knee arthroplasty. Am J Orthop (Belle Mead NJ). 1996;25(4):300–4.

33. Bindelglass DF, Cohen JL, Dorr LD. Patellar tilt and subluxation in total knee arthroplasty. Relationship to pain, fixation, and design. Clin Orthop Relat Res. 1993;286:103–9.

34. Heesterbeek PJ, Keijsers NL, Wymenga AB. Femoral component rotation after balanced gap total knee replacement is not a predictor for postoperative patella position. Knee Surg Sports Traumatol Arthrosc. 2011;19(7):1131–6.

第17章
软组织平衡、运动力学及患者满意度

Shuichi Matsuda

人工全膝关节置换术（TKA）的主要目的是改善患者术后的满意度。目前的研究发现术后的满意度受到多种因素的影响，包括术前及术后患者的一般情况及精神状态。从生物力学的基本点出发，膝关节的运动学改变是影响术后膝关节功能及患者满意度的关键所在。术后拥有接近正常的膝关节运动会让患者忘了他们曾接受过膝关节置换手术，而不合适的膝关节运动学改变是引起他们术后不适的主要原因。另外，膝关节运动学的改变影响膝关节总活动度（ROM），这也是影响患者满意度的另一个重要原因。术后膝关节的运动学变化受到软组织平衡、力线及假体设计的影响（图17.1）。

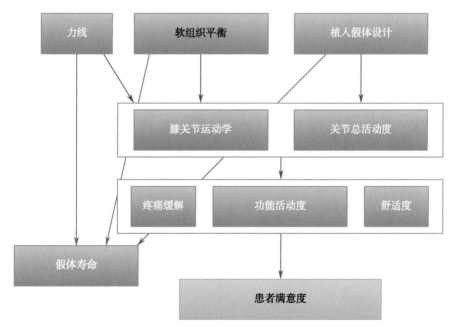

图17.1 影响膝关节置换术后临床效果的相关因素

在本章中，主要介绍一些临床及生物力学研究，讨论软组织平衡、运动学、临床症状的相互关系，对患者满意度的影响。

17.1 术中的软组织平衡及患者症状

术中软组织平衡状态影响术后膝关节运动学变化，直接决定患者的症状的出现。另外，膝关节运动学变化影响膝关节活动度，直接显著影响患者的满意度及关节功能[1]。在本文中，我们首次回顾了屈伸关节间隙的研究，并讨论内外侧间隙平衡变化（表 17.1）。

表 17.1 基于临床效果评价的间隙和内外侧平衡的互相影响

	间隙	内外侧平衡
伸直	间隙紧：屈曲挛缩 超过 1mm 是十分必要的，可以避免屈曲挛缩	内侧开口不平衡可能出现的症状 超过 1.5mm 的不平衡可以导致疼痛[5]
	间隙松弛：不确定 内侧间隙 2～3mm 是可以接受的，这是基于正常膝关节松弛度的测量[3]及临床研究[4]	外侧开口不平衡：不确定 目前没有研究显示，外侧间隙大会引起症状，2°～3°的不平衡是可以接受的，正常膝关节也是这样[3]
屈曲	间隙紧：导致屈曲角度较少[6-9]	内侧开口不平衡：可能的症状 CS 假体手术，≥3°的不平衡术后患者不满意[13]
	间隙松：多种结果 屈曲间隙比伸直间隙大 2.5mm 跟 LCS手术更高的 JFS 有关[10] 如果 CR 假体置换手术，屈曲间隙比伸直间隙大 3mm，效果不佳[11] 间隙过大会出现膝关节症状[12]	外侧开口不平衡： 会影响屈曲角度[7, 14, 15]

17.1.1 伸直间隙

关于伸直间隙影响术后膝关节屈曲挛缩（伸直受限）的研究，其影响程度及确定性仍不明确[16]。目前，极少有研究来阐述术中软组织平衡（张力）和术后伸直角度的关系[17]。通常认为，骨性关节炎内翻畸形的伸直间隙内侧比外侧紧，因此我们进行了 75 例 Mex Gen LPS（Zimmer，Warsaw，IN，USA）膝关节假体置换的术中内侧膝关节伸直间隙研究，评估内侧伸直间隙与术后屈曲挛缩（伸直受限）程度的关系[2]。研究中，我们安置好股骨假体，然后用 178N 撑开牵引力的张力器对伸直间隙进行测量。安好假体的间隙的大小定义为从测量的间隙中减去既定的胫骨假体厚度大小，包括了聚乙烯衬垫厚度大小。

术后伸直角度的测量根据 X 线检查。屈曲挛缩定义为股骨远端解剖轴与胫骨近端解剖轴的夹角增加超过 5°。术后一年膝关节如有超过 1mm 的内侧间隙则没有屈曲挛缩（伸直受限）。Nagai 等人研究发现，术后膝关节的主动伸直角度与膝关节在 0° 时内侧间隙的大小呈正相关 [18]。该研究证明对于避免术后屈曲挛缩（伸直受限），获得一个适宜的内侧伸直间隙是非常重要的。

膝关节在伸直位有多大的松弛度合适呢？首要条件是患者要没有主观的膝关节不稳的感觉。因此一个可行的基准点是正常膝关节的稳定性。我们之前的研究，通过应力位的 X 线检查正常膝关节的松弛度，发现在 147N 的外翻应力作用下，一般内侧开口角度是 2.4° [3]。Ishii 等人报道，TKA 术后有良好临床效果的患者，外翻松弛度一般在 3°~4° [4]。基于这些研究，2°~4° 的松弛度并不会让 TKA 术后患者主观感到膝关节不稳定。因此，我们建议伸直间隙的内侧可以有 1~3mm 的松弛，这样能避免屈曲挛缩，并且不会出现膝关节不稳性（提示：胫骨横径 80mm 时，内侧 1° 的松弛度对应 1.05mm）。

17.1.2 屈曲间隙

目前诸多研究分析了术中屈曲间隙与术后屈曲角度之间的相关性。Takayama 等人做了 CR（后交叉韧带保留型）假体置换术的临床研究发现，屈曲间隙的紧张减少了关节活动度 [6]。Nakano 等人的研究分别分析了 CR 假体置换术中外侧及内侧的屈曲间隙，认为在屈曲 90° 时外侧间隙的大小与术后屈曲角度呈正相关 [7]。Hasegawa 等人研究了 PS 假体置换术，发现在屈曲 90°~120° 时内外侧的松弛度与术后关节屈曲角度呈正相关 [8]。另外的研究集中在膝关节极度屈曲时。比如：Niki 等人将接受 PS 假体置换（即后稳定型假体）患者分为两组，一组为能够完成日式跪坐位（即膝关节可以极度屈曲）的人，另外一组为不能行日式跪坐位的人，发现两组患者在屈曲 135° 关节间隙的大小有显著差异，前者明显大 [9]。Watanabe 也报道了 PS 假体置换术后研究，在 135° 到 0° 的逐渐伸直活动时，更大的间隙术后会获得更大的屈曲角度 [19]。在上述研究中，间隙的测量是在没有髌骨外翻的情况下，因此在深度屈曲位，其测量结果受到股四头肌的紧张度影响。

目前，也有一些屈曲间隙的变化如何影响术后患者症状的研究。Lampe 等人发现，CR 假体置换术后一年，过大的屈曲间隙患者（超过 2.9mm），会有显著统计学意义的较低的 KSS 评分及膝关节评分 [11]。在 CR 假体置换术中，大的屈曲间隙导致后交叉韧带功能的丧失，这会导致不良的临床后果。在不保留后交叉韧带的膝关节假体置换术中，术者可以运用间隙平衡技术来把控屈曲间隙的大小。Ismailidis 等人研究了低接触应力的假体置换手术，分为两组，一组为屈曲间隙大于伸直间隙 2.5mm，另外一组为屈伸间隙相等。他们发现前者可获得较满意的关节总活动度,并且其 Forgotten Joint-12 评分明显高[10]。在正常膝关节,膝关节的屈曲松弛度要轻微地大于伸直松弛度,差不多 1~2mm[20]。一个生物力学实验显示,当屈曲间隙超过伸直间隙 2mm,胫骨应力在极度屈膝时会有所减少[21]。

基于上述临床及生物力学研究及正常膝关节评估,我们应该尽量避免屈膝间隙相对伸膝间隙更紧,以达到较好的关节活动度,屈曲时增加 2mm 的松弛度能获得术后较满意的疗效。但是要仔细避免屈曲间隙过度的松弛,因为 PS 假体置换术后屈曲不稳定的患者会持续疼痛,尤其是上下楼时,还有出现反复的关节肿胀,这些症状的出现都使得患者不得不接受翻修手术[12]。

17.1.3 内外侧平衡

17.1.3.1 膝关节伸直位

我们首先讨论膝关节骨性关节炎的韧带平衡问题。之前我们已经做了骨性关节炎患者接受人工全膝关节表面置换术后关节松弛度的研究[22]。在研究当中,伸直间隙的测量要在股骨远端和胫骨近端截骨完成后进行。患者分为轻度,中度及重度内翻畸形,这个分度是基于术前髋、膝、踝三点下肢力线角度的测量,分别为 <10°, 10°~20°, >20°。测量是在 178N 的张力下进行,并且将骨赘切除后。结果显示膝内翻畸形越严重,外侧软组织结构越松弛。然而,内侧结构并不随着畸形严重程度的增加而出现挛缩的加重。因此,这些结果都说明,即使对于一个严重膝内翻畸形,也没有必要对内侧结构进行松解来放置假体。但是,一旦间隙的不平衡超过 5mm,会导致膝关节畸形。因此,我们应该解答如下这个问题:膝关节伸直位能容忍多大程度的不平衡?

至于术中的间隙测量研究,Lampe 等人研究发现,CR 假体置换手术,无论在屈曲还是伸直位,内外侧间隙更大程度的不均衡(超过 2mm),术后一年的 KSS 评分及膝关节评分并没有降低[11]。Nakahara 等人通过术后应力位 X 线检查研究发现,在接受了 PA 假体置术后,获得了良好力线矫正的患者中,其患者报告的结果指标与伸直位静力下内翻松弛度(5.9°±2.7°)及外翻松弛度(5.0°±1.6°)无任何相关性[23]。Liebs 等人拍片评估了术后关节间隙的不平衡度(没有施加任何应力),发现伸直位非对称的内侧开口间隙≥1.5mm 在术后 3~6 个月时有更高的疼痛评分,然而外侧间隙的增大会使疼痛评分较低[5]。我们研究发现,正常膝关节外侧松弛度比内侧松弛度要大 2.5°[3]。这些结果均表明,在膝关节伸直位时,一定程度上的韧带不平衡,尤其是外侧开口不平衡是可以接受的,不会出现膝关节症状。

17.1.3.2　膝关节屈曲

很多基于尸体解剖的研究发现，膝关节屈曲位外侧相对于内侧软组织结构较为松弛 [3, 20, 24]，Tokuhara 等人相关的 MRI 研究，显示外侧相比内侧有接近 4.6mm 的松弛度 [25]。

我们做了 50 例不保留交叉韧带型膝关节表面置换手术（Kyocera Bisurface Knee 双表面假体），研究分析了膝关节屈曲的松弛度对术后临床效果的影响 [13]，在膝关节屈曲 80° 位，以 50N 的外翻应力垂直作用于下肢轴线，作应力位的摄片检查，测量股骨髁切线与胫骨平台表面切线之间的夹角。分为两组，一组为内侧松弛组，内侧屈曲松弛度≥3°，另外一组为内侧紧张组，内侧屈曲松弛度 <3°，比较两者在术后患者满意度、症状及膝关节功能评分（新 KSS 评分系统）之间的差别。内侧松弛组和内侧紧张组比较，患者满意评分分别为 22/40、30/40，症状评分分别为 16/25、20/25，标准活动评分分别为 19/30、24/30。上述结果说明 CSTKA 后，内侧开口不稳定会使术后临床效果差。而由 Seon 等人进行的另一临床研究表明膝关节屈曲间隙无论是否是矩形，其膝关节评分并无差异 [26]。

至于膝关节屈曲角度的研究，Niki 等人比较了 PS 假体置换术后的患者，从可以完成日式跪坐和不能完成日式跪坐的两组患者比较来看，其间隙的倾斜角并无不同 [9]。另一方面，目前一些研究报道了外侧松弛度（例如：外侧开口不平衡）对于获得一个良好屈曲角度的重要性。Nakano 等人报道 CR 膝关节假体置换术后屈曲 90° 位时外侧开口不平衡程度与术后屈曲角度的大小呈正相关 [7]。Kobayashi 等人发现，在屈曲过程中外侧的松弛度和良好的屈曲活动度密切的相关性 [14]。

因此，目前看来，极少有临床研究能证明，获得屈曲间隙的内外侧的平衡对于术后良好临床效果是非常重要的。一定程度上的外侧松弛能改善术后屈曲角度，但是内侧的松弛将会导致不良后果。认识到内侧开口和外侧开口不平衡对于术后临床预后有着不同的影响是非常重要的。我们相信屈曲时一定程度上的外侧松弛更接近膝关节的正常状态，而且外侧结构松弛能获得较好的术后活动度。

17.2　软组织平衡和运动学改变

软组织平衡及植入假体关节面的几何形态是影响时候膝关节置换术后运动学改变的两个最主要因素。然而，目前还没有很多研究来评估软组织平衡对于运动学的影响（表 17.2）。

目前的这些研究主要集中在评估膝关节间隙及软组织平衡对于膝关节前

表 17.2   间隙内外侧平衡对膝关节运动学改变的影响

	间隙	内外侧不平衡
伸直	目前没有研究单独评估伸直间隙对膝关节运动学的影响	韧带平衡跟轴移运动无联系 [12, 27]
屈曲	CR 假体手术中间隙变化大的与矛盾运动有关 [14] PS 假体手术中屈曲间隙变大这与活动接近正常膝关节运动相关 [8]	较大的内侧屈曲间隙导致前向移动幅度增大 [28] 外侧开口不平衡跟接近正常的膝关节运动学相关 [26]

后位的轴向及旋转运动的影响。Watanabe 等人报道 PS 假体置换术后，在膝关节屈曲 135°～0°过程中间隙的变化与外侧髁后移、下蹲股骨外旋密切相关，这些患者术后屈曲角度更大 [19]。这些研究认为 PS 假体置换术后要获得接近正常的膝关节运动学变化，屈曲间隙要避免过紧。在 CR 假体置换手术，情况有所不同，因为过松的屈曲间隙会导致后交叉韧带失用。Fujimoto 等人做了 CR 假体置换研究，根据屈膝 90°到 0°的假体屈曲间隙的变化将患者分为两组，一组为宽屈曲间隙组，定义为间隙变化大于 3mm，另一组为窄屈曲间隙组，定义为间隙变化小于 3mm。作者发现，在非负重位，相较于窄间隙组，宽间隙组的股骨内侧髁有明显的前向脱位 [15]。另一个临床研究发现，在 CR 假体置换手术中，屈曲间隙越大，膝关节功能评分越低 [11]。

那么内外侧软组织平衡后的影响如何呢？Matsuzaki 等人应用导航来评价术中膝关节生物力学变化，发现 CR 膝关节假体置换术，屈膝 90°位韧带内翻位的韧带平衡与在膝关节屈曲 60°和 90°时胫骨的内旋呈正相关，而外侧间隙大小与在膝屈曲 60°、90°、120°时胫骨的内旋呈正相关 [28]。这就是为何更大的外侧屈曲间隙能有较好的关节活动度的原因，这一点也是在一系列临床研究中所证实的 [7, 8, 14]。我们通过关节镜下观察发现，CS 膝关节假体置换如果有更大的内侧屈曲间隙，在膝关节屈曲时前向移动度将增大，但是膝关节屈曲时外侧静力性不稳不会导致异常活动。CS 假体并不是通过后柱的机械稳定机制来控制前后向的稳定性，而是依靠其自身的曲线型的关节表面设计及紧张的关节间隙来获得关节稳定。因此要获得屈曲位前后向的稳定，相对于 PS 假体而言，CS 假体更强调有合适的屈曲间隙。

膝关节冠状位稳定（运动）的临床意义更大。由于从理论上讲，膝关节松弛会导致轴移（lift-off），因此我们集中研究该运动。由于股骨假体轴移运动可增加假体表面的磨损 [27]，因此做膝关节置换手术应竭力避免。Hamai[30] 等人通过应力位摄片，评估 CR 术后膝关节静态不稳定性对于动态轴移活动的影响，发现既不是静态的内外翻松弛也不是松弛度的差异不平衡导致了轴移活动。Nakahara

等人报道了 PS 假体置换术的研究，发现如果恢复下肢良好的力线，膝关节伸直位内外翻的静态稳定性与行走中股骨髁的轴移活动无关[23]。我们也用（近来刚被合法化用于 TKA 领域的）计算机仿真模拟评估了下肢力线及韧带平衡对于轴移活动的影响，该系统应用 KneeSIM 软件（LifeMOD/KneeSIM 2010，LifeModeler Inc，San Clement，CA，USA），这也是目前的膝关节置换研究领域中最接近真实的研究方法[31~37]。我们的结果显示，下肢内翻 5°，或是外侧 2mm 的松弛联合 2° 的内翻畸形会出现轴移活动[38]。然而，下肢力线恢复或仅有 1° 内翻的力线不良，即使有 5mm 的外侧松弛，也不会有轴移活动。因此韧带不平衡的容忍度完全取决于下肢力线是否完全矫正，即使有不平衡，如果下肢力线得到纠正，也不会出现问题。

最近的研究认为下肢力线的恢复对于韧带平衡非常重要。Bellemans 等人研究报道，下肢力线接近 3° 的膝内翻，即生理性膝内翻，在男性的出现率是 32%，女性是 17%。他们认为追求恢复中立的下肢力线对于某些人来说是过度纠正的，对于这些患者，轻度膝内翻会有更好的膝关节功能及更好的疼痛评分[40]。他们对尸体标本解剖研究发现，留有一定的下肢生理性膝力线，可维持侧副韧带相当的生理性张力[41]。然而还没有确定的方式来明确正常人群的生理性膝内翻程度，内翻力线的"安全区"尚不明确。一些临床研究报道残留一定的内翻不会有差的临床效果[42]，并想出了一些设计的修正方法，来解决下肢力线不良导致的过度磨损问题[43~45]。

然而由于下肢内翻导致胫骨塌陷的问题仍然存在[46~48]。Howel 等提出恢复生理学力线可以最大化利用韧带功能[49, 50]。有报道认为 TKA 手术追求运动学力线比获得机械力线的临床效果更好[51]。TKA 运动学力线追求的目标在于重建骨关节炎病变之前的关节表面，并不是追求获得机械性的力线。然而这样的结果可能是，并不能精确的恢复骨关节炎病变前的关节表面，并且在冠状位上会有对线不良，尤其是对于有较大生理性膝内翻的患者存在这些隐患。

尽管这两种新观念有未解决的问题，但是提出了非常有意思的概念，对于术后膝关节功能改善而言，并不一定追求下肢机械力线的恢复，而是要保留一定的韧带紧张度。

17.3　膝关节运动学改变与临床效果、患者满意度

膝关节运动学如何影响临床疗效是一个极其重要但是却很少被关注的问题，Nakahara 等人报道，行走中出现的股骨髁轴移，对于下肢力线好的 PS 假体膝关节置换术患者的临床效果，并无太大影响[23]，有轻度的股骨髁轴移活动不会出现临床症状。

　　目前的研究集中在胫骨内旋,正常膝关节活动都有胫骨内旋运动。Nishio 等人基于术中膝运动学测量,将患者分为内侧旋转轴组($n=20$),和非内侧旋转轴组($n=20$)。从功能活动情况,患者满意度及屈膝角度来看,内侧旋转轴组的结果都要比非内侧旋转轴组好[53]。Lützner 做了关节镜检查,观察分析了 CR 假体置换术缝合切口后即刻关节内情况,发现如果股骨髁与胫骨平台假体的旋转不匹配超过 10°,不仅股骨外旋活动度减小,而且术后功能评分也不高[54]。这些研究均认为,在屈膝时胫骨的内旋对于获得较好的关节总活动度,功能及患者满意是非常重要的。

17.4　总结

　　基于目前的临床及生物力学研究,我们提出如下原则:

　　1. 为了避免屈曲挛缩,伸直间隙不能过紧。

　　2. PS 假体置换术屈膝间隙可以用间隙平衡技术控制。要想获得良好的临床效果,屈曲间隙要比伸直间隙大 2mm,但是过大的屈曲间隙会导致不良后果。CR 假体置换,屈曲间隙的大小受后交叉韧带 PCL 的控制,必须控制好合适的 PCL 张力,如果屈曲间隙过大(例如;PCL 功能缺失了),临床效果不好。

　　3. 外侧开口不平衡分不会出现症状,或是有关节的轴移,但是内侧开口不平衡会导致不良后果。

　　4. 在膝关节屈曲时,一定程度的外侧松弛对于要获得正常的膝关节运动学是很有必要的,这样可以有良好的关节活动度、功能及患者满意度。CS TKA 假体内侧开口不平衡可导致股骨前向移位不稳定,出现不良后果。

参考文献

1. Matsuda S, Kawahara S, Okazaki K, Tashiro Y, Iwamoto Y. Postoperative alignment and ROM affect patient satisfaction after TKA. Clin Orthop Relat Res. 2013;471:127–33.
2. Okamoto S, Okazaki K, Mitsuyasu H, Matsuda S, Mizu-Uchi H, Hamai S, Tashiro Y, Iwamoto Y. Extension gap needs more than 1-mm laxity after implantation to avoid post-operative flexion contracture in total knee arthroplasty. Knee Surg Sports Traumatol Arthrosc. 2014;22:3174–80.
3. Okazaki K, Miura H, Matsuda S, Takeuchi N, Mawatari T, Hashizume M, Iwamoto Y. Asymmetry of mediolateral laxity of the normal knee. J Orthop Sci. 2006;11:264–6.
4. Ishii Y, Matsuda Y, Noguchi H, Kiga H. Effect of soft tissue tension on measurements of coronal laxity in mobile-bearing total knee arthroplasty. J Orthop Sci. 2005;10:496–500.
5. Liebs TR, Kloos SA, Herzberg W, Ruther W, Hassenpflug J. The significance of an asymmetric extension gap on routine radiographs after total knee replacement: a new sign and its clinical significance. Bone Joint J. 2013;95-B:472–7.
6. Takayama K, Matsumoto T, Kubo S, Muratsu H, Ishida K, Matsushita T, Kurosaka M, Kuroda R. Influence of intra-operative joint gaps on post-operative flexion angle in posterior cruciate-

retaining total knee arthroplasty. Knee Surg Sports Traumatol Arthrosc. 2012;20:532–7.

7. Nakano N, Matsumoto T, Muratsu H, Takayama K, Kuroda R, Kurosaka M. Postoperative knee flexion angle is affected by lateral laxity in cruciate-retaining total knee arthroplasty. J Arthroplasty. 2016;31:401–5.

8. Hasegawa M, Takagita H, Sudo A. Prediction of post-operative range of motion using intra-operative soft tissue balance in total knee arthroplasty with navigation. Comput Aided Surg. 2015;20:47–51.

9. Niki Y, Takeda Y, Harato K, Suda Y. Factors affecting the achievement of Japanese-style deep knee flexion after total knee arthroplasty using posterior-stabilized prosthesis with high-flex knee design. J Orthop Sci. 2015;20:1012–8.

10. Ismailidis P, Kuster MS, Jost B, Giesinger K, Behrend H. Clinical outcome of increased flexion gap after total knee arthroplasty. Can controlled gap imbalance improve knee flexion? Knee Surg Sports Traumatol Arthrosc. 2016 Feb 4. [Epub ahead of print].

11. Lampe F, Marques CJ, Fiedler F, Sufi-Siavach A, Matziolis G. Do well-balanced primary TKA patients achieve better outcomes within the first year after surgery? Orthopedics. 2016;39:S6–S12.

12. Deshmane PP, Rathod PA, Deshmukh AJ, Rodriguez JA, Scuderi GR. Symptomatic flexion instability in posterior stabilized primary total knee arthroplasty. Orthopedics. 2014;37:e768–74.

13. Matsuda S. Knee stability and implant design of total knee arthroplasty. Paper presented at: 1st Congress of APKASS; April 14–15, 2014; Nara.

14. Kobayashi T, Suzuki M, Sasho T, Nakagawa K, Tsuneizumi Y, Takahashi K. Lateral laxity in flexion increases the postoperative flexion angle in cruciate-retaining total knee arthroplasty. J Arthroplasty. 2012;27:260–5.

15. Fujimoto E, Sasashige Y, Tomita T, Sasaki H, Touten Y, Fujiwara Y, Ochi M. Intra-operative gaps affect outcome and postoperative kinematics in vivo following cruciate-retaining total knee arthroplasty. Int Orthop. 2016;40:41–9.

16. Mitsuyasu H, Matsuda S, Miura H, Okazaki K, Fukagawa S, Iwamoto Y. Flexion contracture persists if the contracture is more than 15 degrees at 3 months after total knee arthroplasty. J Arthroplasty. 2011;26:639–43.

17. Asano H, Muneta T, Sekiya I. Soft tissue tension in extension in total knee arthroplasty affects postoperative knee extension and stability. Knee Surg Sports Traumatol Arthrosc. 2008;16:999–1003.

18. Nagai K, Muratsu H, Matsumoto T, Takahara S, Kuroda R, Kurosaka M. Influence of intraoperative soft tissue balance on postoperative active knee extension in posterior-stabilized total knee arthroplasty. J Arthroplasty. 2015;30:1155–9.

19. Watanabe T, Muneta T, Sekiya I, Banks SA. Intraoperative joint gaps and mediolateral balance affect postoperative knee kinematics in posterior-stabilized total knee arthroplasty. Knee. 2015;22:527–34.

20. Ghosh KM, Merican AM, Iranpour F, Deehan DJ, Amis AA. Length-change patterns of the collateral ligaments after total knee arthroplasty. Knee Surg Sports Traumatol Arthrosc. 2012;20:1349–56.

21. Jeffcote B, Nicholls R, Schirm A, Kuster MS. The variation in medial and lateral collateral ligament strain and tibiofemoral forces following changes in the flexion and extension gaps in total knee replacement. A laboratory experiment using cadaver knees. J Bone Joint Surg Br. 2007;89:1528–33.

22. Okamoto S, Okazaki K, Mitsuyasu H, Matsuda S, Iwamoto Y. Lateral soft tissue laxity increases but medial laxity does not contract with varus deformity in total knee arthroplasty. Clin Orthop Relat Res. 2013;471:1334–42.

23. Nakahara H, Okazaki K, Hamai S, Okamoto S, Kuwashima U, Higaki H, Iwamoto Y. Does knee stability in the coronal plane in extension affect function and outcome after total knee arthroplasty? Knee Surg Sports Traumatol Arthrosc. 2015;23:1693–8.

24. Nowakowski AM, Majewski M, Muller-Gerbl M, Valderrabano V. Measurement of knee joint gaps without bone resection: "physiologic" extension and flexion gaps in total knee arthroplasty are asymmetric and unequal and anterior and posterior cruciate ligament resections

produce different gap changes. J Orthop Res. 2012;30:522–7.

25. Tokuhara Y, Kadoya Y, Nakagawa S, Kobayashi A, Takaoka K. The flexion gap in normal knees. An MRI study. J Bone Joint Surg Br. 2004;86:1133–6.

26. Seon JK, Song EK, Park SJ, Lee DS. The use of navigation to obtain rectangular flexion and extension gaps during primary total knee arthroplasty and midterm clinical results. J Arthroplasty. 2011;26:582–90.

27. Jennings LM, Bell CI, Ingham E, Komistek RD, Stone MH, Fisher J. The influence of femoral condylar lift-off on the wear of artificial knee joints. Proc Inst Mech Eng H. 2007;221:305–14.

28. Matsuzaki T, Matsumoto T, Kubo S, Muratsu H, Matsushita T, Kawakami Y, Ishida K, Oka S, Kuroda R, Kurosaka M. Tibial internal rotation is affected by lateral laxity in cruciate-retaining total knee arthroplasty: an intraoperative kinematic study using a navigation system and offset-type tensor. Knee Surg Sports Traumatol Arthrosc. 2014;22:615–20.

29. Nakamura S, Ito H, Yoshitomi H, Kuriyama S, Komistek RD, Matsuda S. Analysis of the flexion gap on in vivo knee kinematics using fluoroscopy. J Arthroplasty. 2015;30:1237–42.

30. Hamai S, Miura H, Okazaki K, Shimoto T, Higaki H, Iwamoto Y. No influence of coronal laxity and alignment on lift-off after well-balanced and aligned total knee arthroplasty. Knee Surg Sports Traumatol Arthrosc. 2014;22:1799–804.

31. Morra EA, Rosca M, Greenwald JF, Greenwald AS. The influence of contemporary knee design on high flexion: a kinematic comparison with the normal knee. J Bone Joint Surg Am. 2008;90(Suppl 4):195–201.

32. Colwell Jr CW, Chen PC, D'Lima D. Extensor malalignment arising from femoral component malrotation in knee arthroplasty: effect of rotating-bearing. Clin Biomech (Bristol, Avon). 2011;26:52–7.

33. Mizu-uchi H, Colwell Jr CW, Matsuda S, Flores-Hernandez C, Iwamoto Y, D'Lima DD. Effect of total knee arthroplasty implant position on flexion angle before implant-bone impingement. J Arthroplasty. 2011;26:721–7.

34. Mihalko WM, Williams JL. Total knee arthroplasty kinematics may be assessed using computer modeling: a feasibility study. Orthopedics. 2012;35:40–4.

35. Mizu-Uchi H, Colwell Jr CW, Fukagawa S, Matsuda S, Iwamoto Y, D'Lima DD. The importance of bony impingement in restricting flexion after total knee arthroplasty: computer simulation model with clinical correlation. J Arthroplasty. 2012;27:1710–6.

36. Morra EA, Heim CS, Greenwald AS. Preclinical computational models: predictors of tibial insert damage patterns in total knee arthroplasty: AAOS exhibit selection. J Bone Joint Surg Am. 2012;94:e137(131–5).

37. Kuriyama S, Ishikawa M, Furu M, Ito H, Matsuda S. Malrotated tibial component increases medial collateral ligament tension in total knee arthroplasty. J Orthop Res. 2014;32:1658–66.

38. Matsuda S. Computer simulation in TKA. Paper presented at: 2014 ICJR Pan Pacific Congress; July 16–19, 2014; Kona.

39. Bellemans J, Colyn W, Vandenneucker H, Victor J. The Chitranjan Ranawat award: is neutral mechanical alignment normal for all patients? The concept of constitutional varus. Clin Orthop Relat Res. 2012;470:45–53.

40. Vanlommel L, Vanlommel J, Claes S, Bellemans J. Slight undercorrection following total knee arthroplasty results in superior clinical outcomes in varus knees. Knee Surg Sports Traumatol Arthrosc. 2013;21:2325–30.

41. Delport H, Labey L, Innocenti B, De Corte R, Vander Sloten J, Bellemans J. Restoration of constitutional alignment in TKA leads to more physiological strains in the collateral ligaments. Knee Surg Sports Traumatol Arthrosc. 2015;23(8):2159–69.

42. Parratte S, Pagnano MW, Trousdale RT, Berry DJ. Effect of postoperative mechanical axis alignment on the fifteen-year survival of modern, cemented total knee replacements. J Bone Joint Surg Am. 2010;92:2143–9.

43. Nishikawa K, Okazaki K, Matsuda S, Tashiro Y, Kawahara S, Nakahara H, Okamoto S, Shimoto T, Higaki H, Iwamoto Y. Improved design decreases wear in total knee arthroplasty with varus malalignment. Knee Surg Sports Traumatol Arthrosc. 2014;22:2635–40.

44. Matsuda S, Miura H, Nagamine R, Urabe K, Harimaya K, Matsunobu T, Iwamoto Y. Changes in knee alignment after total knee arthroplasty. J Arthroplasty. 1999;14:566–70.

45. Matsuda S, Whiteside LA, White SE. The effect of varus tilt on contact stresses in total knee arthroplasty: a biomechanical study. Orthopedics. 1999;22:303–7.
46. Fang DM, Ritter MA, Davis KE. Coronal alignment in total knee arthroplasty: just how important is it? J Arthroplasty. 2009;24:39–43.
47. Wong J, Steklov N, Patil S, Flores-Hernandez C, Kester M, Colwell Jr CW, D'Lima DD. Predicting the effect of tray malalignment on risk for bone damage and implant subsidence after total knee arthroplasty. J Orthop Res. 2011;29:347–53.
48. Halder A, Kutzner I, Graichen F, Heinlein B, Beier A, Bergmann G. Influence of limb alignment on mediolateral loading in total knee replacement: in vivo measurements in five patients. J Bone Joint Surg Am. 2012;94:1023–9.
49. Howell SM, Kuznik K, Hull ML, Siston RA. Results of an initial experience with custom-fit positioning total knee arthroplasty in a series of 48 patients. Orthopedics. 2008;31:857–63.
50. Howell SM, Papadopoulos S, Kuznik KT, Hull ML. Accurate alignment and high function after kinematically aligned TKA performed with generic instruments. Knee Surg Sports Traumatol Arthrosc. 2013;21:2271–80.
51. Dossett HG, Estrada NA, Swartz GJ, LeFevre GW, Kwasman BG. A randomised controlled trial of kinematically and mechanically aligned total knee replacements: two-year clinical results. Bone Joint J. 2014;96-B:907–13.
52. Ishikawa M, Kuriyama S, Ito H, Furu M, Nakamura S, Matsuda S. Kinematic alignment produces near-normal knee motion but increases contact stress after total knee arthroplasty: a case study on a single implant design. Knee. 2015;22:206–12.
53. Nishio Y, Onodera T, Kasahara Y, Takahashi D, Iwasaki N, Majima T. Intraoperative medial pivot affects deep knee flexion angle and patient-reported outcomes after total knee arthroplasty. J Arthroplasty. 2014;29:702–6.
54. Lutzner J, Kirschner S, Gunther KP, Harman MK. Patients with no functional improvement after total knee arthroplasty show different kinematics. Int Orthop. 2012;36:1841–7.

第六部分
髌　骨

第18章
TKA 中避免髌骨轨迹不良的手术方法

18

Kelly Vince

18.1　髌骨轨迹的简化机制

　　两点之间直线最短，这一观念可以帮助理解很多伸肌运动轨迹相关问题。如：承受巨大应力负荷，以及冠状面矢状面成角的线性机制。加固线性结构最常用的方法是向两端施加相反的力量以消除所有外力。这就像一个弓箭手拉满弓，然后松开手指放箭（图 18.1）。这与主动伸膝运动类似。相对的是，尽管有相当高的负荷，伸肌必须在髌骨的冠状面有一个转折点，就像帆船上的传动装置，即承受巨大张力的直线在滑轮处或者转折点处形成一定的角度（图 18.2）。髌骨在股骨滑车两个平面处成角，滑车这个词起源于希腊文和拉丁文，意为滑轮。

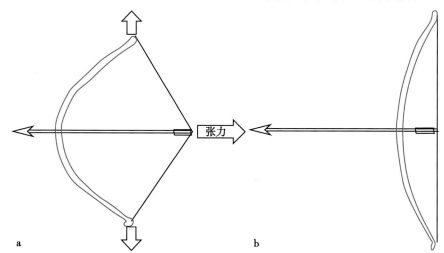

图 18.1　（a）有些情况下，承受符合的伸肌机制像一个拉满的弓：当弓内的能量被释放的时候，两端弹开，遵循两端点之间"直线距离最短"，弓弦成为一条直线。伸肌在矢状面变直以伸直膝关节但是由于 Q 角的存在在额状面处于一定的角度。（b）绷紧弓弦成直线，箭矢方向蓄积力量。髌骨——股骨关节将股四头肌的收缩力转变成旋转或伸展膝关节的力量。负荷是非常重要的，并且如果指导围绕膝转折点的伸肌的复杂机制失败，弓弦两端点寻求"最短的路径"，将会出现髌骨脱位

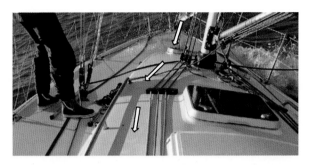

图 18.2　帆船上运动的索具承受着上千公斤的负荷。有时这些索具必须成一定的角度，比如：在桅杆底部或沿着甲板就像三条箭矢。完成这些功能的滑轮就像髌骨股骨关节的外侧面

伸膝通常用两个机制来分析：伸肌力量[1]和髌骨轨迹[2,3]。髌骨轨迹（图18.3a、b），或者说是髌骨在冠状面上的运动路径，包括随着膝关节屈曲平面的变化，以及为适应膝关节外翻对线而形成特征性的 Q 角，伸肌力量和 Q 角的简化分析是非常有用的简化模型，但是，伸肌在多个屈曲角度的真实三维轨迹受到胫骨限制，胫骨只能在股骨下方的两个平面运动，即屈曲伸直、内旋外旋。

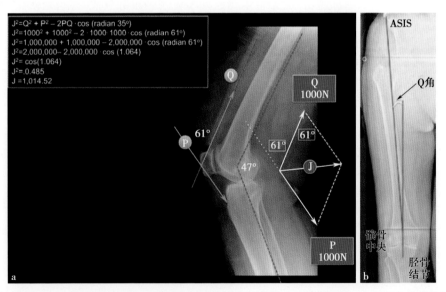

图 18.3　（a）一般伸肌功能生物机制分析确定关节反力的大小（J）以膝屈曲角度和髌骨肌腱拉力（P）和股四头肌拉力（Q）总矢量大小为基础。J 的方向和大小可以用力量的平行四边形法则和余弦法则计算：J2＝P2＋Q2－2PQ×P 和 Q 之间的夹角余弦（cos）值。这是来阐述髌骨运动的唯一部分。（b）展示了额状面描述的 Q 角，此角被定义为 ASIS 线至髌骨中央与髌骨韧带连线的夹角。这个分析随着屈膝而改变，一个平面（额面）变成了两个平面（股骨和胫骨的）

股骨轨迹这个词实际上是个误解，因为它是个籽骨，它的活动不能被单独从下肢分离出来做分析。轨迹涉及整个伸肌，由股四头肌的起点、肌腹、肌腱、髌腱、胫骨结节、下肢力线和三维空间的旋转平移运动组成。在关节成形术中，与正常膝关节不同，假体旋转位置和股骨下胫骨旋转动力学的改变都应该是外科医生需要考虑的额外可变因素（图18.4）。

图18.4 "Q"角变直应该可以消除伸肌的侧方趋向力，因而使得髌骨轨迹居中。这在理论上可以通过将近端（Q）或远端PT矢量内移来实现。前者理论上可能但是实现很困难（见正文）。(b)同增加外翻相比，胫骨假体围绕"y"轴旋转更像是增加Q角。比如：如果外翻增加了5°，这是临床上不需要的。距骨将会外移5cm即约距胫骨结节长度的十分之一（正切5°=3.38=移动距离/45cm）。胫骨假体的内旋将会对胫骨结节的位移有更直接的影响。(c)假设胫骨假体的大小内外径50mm，前后径35mm，内旋22°将会导致胫骨结节移位大约14mm，仅仅是经过外侧股骨髁的中心，因此，中心呈圆顶的髌骨将会倾向滑脱到关节滑车沟的外侧。Berger等人发现可以允许内旋达到18°，此时仍可以有很好的功能

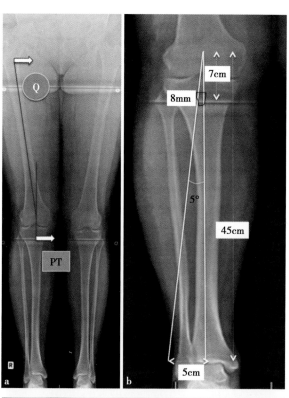

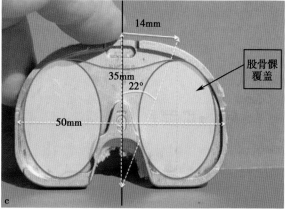

18.2 什么是轨迹？

伸膝轨迹描述了髌骨和股骨关节面从完全伸膝到最大屈膝的所有接触点，包括或是不包括重塑的假体界面。伸膝轨迹是如何影响膝关节功能、患者的舒适度和假体的磨损情况的呢？伸膝装置可以被构想为动态负荷的一个灵活的线性结构。示踪技术用一种僵化曲线的轨迹来展现其物理特性的。这种关节轨迹先是由伸直位时股骨滑车运动产生，之后由膝关节屈曲时远端髌间的几何运动形成。

18.3 伸肌的定位：一个动态的结构

伸肌的定位是由股四头肌的起点、牵拉时近端移动的方向、髌骨和滑车凹槽间的相互作用、胫骨结节的定位决定的。张力作用于柔软的伸肌，并且膝关节的外翻会导致髌骨外移。增加伸肌的张力会使髌骨轨迹更加明显。大多数膝关节中，任何将近端和远端矢量内移的方法会都利于股四头肌起点、髌骨和胫骨结节的对线（图 18.4a-c），这些矢量在理论上是可以通过调整伸肌在骨骼上的附着点改变的，但是，股四头肌起点解剖学结构复杂，是很难改变的。股内侧肌肌力的加强[4]和股内侧肌肉滑移手术[5]是两个更为切实可行的干预措施。胫骨结节可能是这个平衡中最重要的结构。尽管胫骨结节可以通过外科手术改变位置，但是经常会由于疏忽了胫骨假体的旋转位置而导致相对胫骨结节安放错误。

18.4 滑车轨迹

与控制髌骨的动态柔软的伸肌相比，滑车沟是静态的结构。如果在膝关节活动时，如果滑车沟能顺应髌骨活动，那么髌骨轨迹将会得到改善。因为髌骨受力时髌骨是向外侧移动的，所以任何能令假体的滑车沟外移的举措都是有益的。做一个有些幼稚的类比，髌骨是一个固执的青少年，决定着他想去的地方。滑车沟必须被建立在可以包含髌骨的地方。做另一个类比，把髌骨放置在滑车沟中央是一个调和的过程：减少髌骨的外移，同时将股骨滑车放置在一个更外侧的正确位置。

18.5 髌骨轨迹不良

髌骨轨迹是伸肌与滑车结构的不匹配[6~8]。轨迹不良可以被描述为平移过程中半脱位程度增加或者倾斜度增加）[9]。完全脱位是一个质变，脱位之后，内侧的膑 - 股间韧带已断裂，并且髌骨只有随着关节的伸展才能回到膝前面（图 18.5）。因为髌骨向外侧脱位，部分股四头肌的矢量会在胫 - 股骨关节产生一个外翻力矩，增加胫 - 股间的不稳定（图 18.6）。如果伸肌移位落后于伸膝的轴心，它可以在瞬间反常地造成膝关节屈曲。

图 18.5　在 45° 屈膝时，表面处理后的髌骨出现了完全脱位。髌骨只有在完全伸直的时候才有可能重新复位（研究中所设的标记以测量"倾斜"和"移动"）

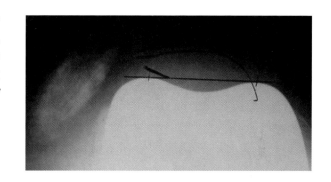

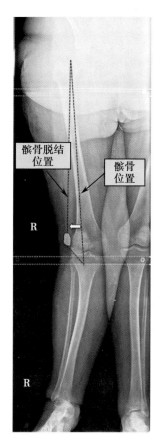

图 18.6　在这个外翻畸形的关节炎膝，Q 角变直，髌骨不再在滑车沟内，而是骑跨在外侧股骨髁状突上。随着髌骨的脱位，Q 角变为内翻，髌骨与股骨外侧相交连，伸肌变成外翻畸形的力量

　　直接由髌骨的错误轨迹产生的临床问题包括膝不稳定、弯曲、疼痛、髌骨骨折、髌骨假体松弛、髌骨成分破坏和磨损[10~12]，由相同机制造成的间接临床问题包括强直（图 18.7）。

图 18.7　错误的轨迹将引起很多问题。在这个错误轨迹的案例中，髌骨假体不能逃离高度一致的滑车沟。当伸肌使关节脱位时，股骨和假体一起分离，髌骨假体因为由于错误轨迹而变得松弛

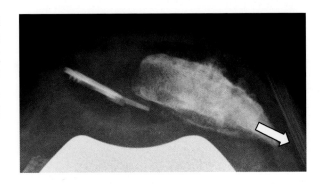

18.6　外翻膝的髌骨轨迹改善困难

　　膝关节成形术中，如果冠状面没有成角，伸膝轨迹会相应得以改善，除非需要保留一些胫 - 股骨关节的外翻（即使在关节处有很大的内翻）。然而，理想的对线已经再度成为讨论的热点[14, 15]，外翻的胫股骨角度，通过减少行走时因变化重心而存在的内外侧颤动[16, 17]，因此降低了机体的能量消耗[18]，除了目前的争论，大多数外科医生认为下肢力线有一定的外翻能减轻内侧负荷和降低无菌性松动概率[19]。

18.7　髌骨的受力

　　当股四头肌收缩伸膝时髌股关节受到由前到后的高强度压力，用来维持一个特定的屈曲角度，或减慢屈曲的速率[1]。髌股间的压力随着屈曲而增加，当完全伸膝时减少至零。髌骨，位于股骨前和伸肌之间，使得股四头肌腱和髌骨肌腱前部移位，移位的距离与髌骨厚度相同，在完全伸膝时，增加伸膝力臂。无论是矢状面还是冠状面，伸肌都不能完全变直。

　　股四头肌产生的负荷会直接增加髌骨外移张力的大小。股四头肌产生的力量越大，伸肌活动在这两个平面更有变直倾向。肌肉活动会期望产生膝关节伸直，而不希望有髌骨外侧半脱位。内侧髌股韧带的张力会防止髌骨外侧半脱位，外侧滑车嵴向内施加压力来阻挡外侧髌骨面，从而防止髌骨半脱位，使髌骨维持在膝前位（图 18.8a）。错误的轨迹将引起很多问题。在这个错误轨迹的案

例中，髌骨假体不能脱离高度一致的滑车沟。当伸肌使关节脱位时，股骨和假体一起分离，髌骨假体因为由于错误轨迹而变得松弛。

考虑到正常外侧关节面的倾斜度，这种限制性力量大部分是剪切力。还有部分矢量会使得髌骨前移来减少髌股间的压力（图 18.8b）。正如 Kapandji 曾说"股四头肌的直接向斜上方和轻微外移的力量，转变为一个完全垂直的剪切力[3]"。为了分析伸肌功能而把其分离为伸肌力量和髌骨轨迹，这对二者相互作用的理解是错误的。在伸肌负荷与非负荷状态下的髌股骨轨迹图像的对比说明了肌肉收缩对伸肌轨迹强有力的影响[20]。

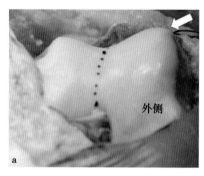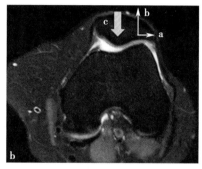

图 18.8 （a）髌骨——股骨关节成形术手术中的照片。前后轴用点来标记。突出的外侧滑车嵴由箭头表示。这是一个对抗外侧滑车脱位的解剖学机制。（b）膝关节的 MRI。当屈曲时髌骨向外侧移动（矢量 a）外侧滑车嵴的外形迫使它向前移动（矢量 b）。这个趋势被髌骨——股骨关节反应力所抵抗（矢量 c），这个力可以维持髌骨在滑车沟内

18.8 髌骨居中正常位置的旋转机制

当膝完全伸直时，髌骨处于股骨滑车沟的近端上表面。即使会出现错误的轨迹，这个位置仍然不会改变。当膝屈曲时，髌骨下滑至位于近侧更广阔更平坦的滑车沟，在横截面看像一个开放的漏斗。随着进一步屈曲，髌骨会被"捕获"降至关节连接处，先是在滑车沟，之后进入不易脱离的远端股骨髁之间。当髌股骨发育不良的时候，起限制作用的滑车外侧嵴并不能很好地引导和限制髌骨，继而引起髌骨脱位。只有当髌骨在滑车沟内，股四头肌才能强有力的伸直膝关节。

特殊的旋转现象在极度屈曲和伸直时可帮助实现良好的髌骨轨迹。首先，扣锁机制在完全伸直时锁住关节，在站立时减少股四头肌的运动。这个机制包括伸直终末期和股骨相关联的胫骨外旋，使得髌骨移向滑车沟的外上方，这可能会增加轨迹不良的风险。然而腘肌在开始屈膝前就开始"非扣锁"机制，在髌骨降至滑车沟之前就开始使胫骨内旋。

第二，在屈膝过程中股骨后滚描述了股骨髁在胫骨平台上由前到后的运动。尽管最开始时认为两侧胫骨髁的运动是对称的[21]，但是外侧胫骨平台发生更多的后滚运动，深度屈曲时，当股骨外侧髁渐进性地在胫骨平台上外移的时候[22]，胫骨和胫骨结节在股骨髁下做有效的内旋运动[23]。这会使髌骨内移进入滑车沟。在关节成形术中不对称的后滚运动和腘肌腱驱动拧紧机制都不具有可重复性，增加了置换膝的髌骨轨迹错误的风险。

18.9 避免轨迹不良的假体安放位置

18.9.1 假体位置

物理空间可以被描述为三个轴：x 轴（由内到外）、y 轴（由近到远）和 z 轴（由前到后）物体的位置，包括关节成形术中的假体，可以被定义为偏离中线位置的程度，可以用在这三个轴上的平移（单位：毫米）和旋转（单位：度）来描述。例如：报告频繁涉及"六个方向的自由运动"[25]。比如：一个假体围绕着 z 轴旋转，一般由旋转的方向决定是内翻或外翻。围绕着 y 轴旋转称为内旋或外旋，在 x 轴上平移称为内移或者外移（图 18.9）。对于髌骨轨迹来说，每一个轴的运动方向的变化都可以被描述为有益、有害或无影响（表 18.1）。

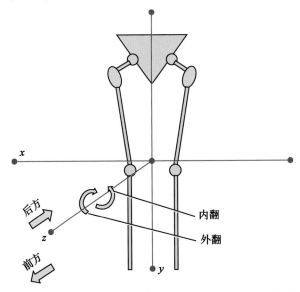

图 18.9　假体的位置可以用三个轴来描述。x（内侧—外侧），y（近端—远端），z（前方—后方）。假体的位置可以被描述为远离中心或中心位置的背离、平移（测量距离）和旋转（测量角度）。这就形成了六种活动。双向运动就是由不同矢量的配对组合而成的。相应地，内翻和外翻可以被分别描述为逆时针方向和顺时针方向围绕 z 轴旋转。前后可以描述为在 z 轴上平移

表 18.1　物体在三维中空间的"六种运动"

		平移		旋转	
X	1	内	2		屈曲
		外			伸直
Y	3	上	4		内旋
		下			外旋
Z	5	前	6		内翻
		后			外翻

最左栏是指的三个轴:"X"水平面或内侧—外侧。"Y"上—下或垂直平面。"Z"前后平面或是在"X"轴和"Y"轴交叉点并与两轴成直角的轴线。身体的移动可以被描述为:"平移",指的是变化到一个新的位置,而朝向没有改变,以长度或距离测量;"旋转",指的是朝向改变,和以"角度"测量。第二栏和第三栏描述了三个自由度;在每个轴上移动。因为移动是双向的,有六个可能的移动方向。第三栏是在临床工作中描述这些运动的专业术语。

第四栏和第五栏指的是这三个轴中每个轴的旋转。旋转在每个轴有两个方向。第五栏是在临床工作中描述每个旋转的专业术语。

数字 1～6 在第二和第四栏描述了自由的角度。处于阴影的区域对于髌骨示踪来说不是很重要。

　　六个方向的自由运动,每个轴有两个选择,同时用于胫骨和股骨假体位置的描述,可产生许多的排列组合。除此之外髌骨假体和软组织平衡技术会使排列组合的种类更多。促进伸肌伸直的机制如减少外翻或者使髌骨运动轨迹外侧化都会加强示踪。我们可以将所有假体在各个方向上的运动均考虑在内,以此来对如何避免轨迹不良做一个全面的评估。

18.9.2　股骨假体的位置

18.9.2.1　机械轴的含义

　　对于大多数的膝关节成形术来说,胫骨假体的位置是预定的,既要在胫骨轴线上有正确的角度(经典的对线),又要重塑胫骨近端的几何学外形(解剖和运动学的对线)[26]。膝关节的对线通常是由股骨假体在 Z 轴的旋转角度决定的,一个减小的机械轴膝外翻减小,意味着 Q 角减小,这样伸肌的机械拉力增强,膝外翻减小轨迹也会改善。假定股四头肌所有部分的总矢量起自于靠近股骨头的中心位置,肢体的"中立的机械轴线"是一条直线(股骨头、膝、踝的共线中心),意味着伸肌装置的机械对线(股骨头的中心到髌骨的成角中心到胫骨结节)和伸肌轨迹的机械对线(股骨头的中心到滑车沟的中心到膝中心)都是直线,至少在完全伸膝时是这样的。这将会有效地解决髌骨轨迹的问题。

　　然而,大多数的股四头肌牵拉力来自股骨干上的部分肌肉的解剖起始点,股骨和胫骨有一个外翻角（图18.10a）。股骨假体最佳的内翻—外翻角取决于胫骨和股骨假体的相对位置关系和股骨假体的设计。

直至引入分左右的股骨假体，假体的滑车沟才得以以正确的角度安装到它的远端关节表面（图18.10b）。如果一个股骨假体顺应股骨的机械轴（中立机械轴经典对线）安装，这就意味着与正常膝相比滑车嵴的近外侧边缘更加靠近内侧，当屈膝髌骨沿着轨迹下滑时，会增加髌骨被"捕获"的难度（图18.10c）。因为髌骨下滑至滑车沟有特定的几何学轨迹，如果髌骨起初的轨迹由外侧靠向滑车嵴的近外侧，那么髌骨更有可能脱位。不对称的（向左或向右偏）股骨假体应该包括一个处于外翻的滑车沟[27]，类似于普通的髌骨轨迹（图18.10d）。一些假体已经按照性别进行了改进，这些假体拥有更加外翻的滑车沟[28]。虽然这些根据性别不同的改进效果未知，但这些改进还是重视了膝关节自然的髌骨轨迹的解剖观察意义。

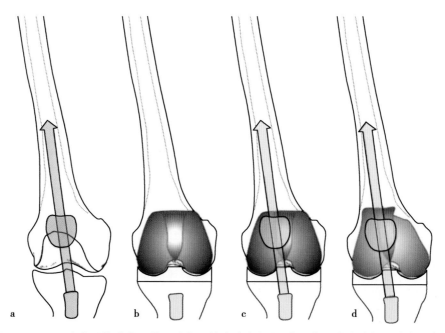

图18.10 （a）这张图指的是股骨远端和髌骨移动的方向，在早期屈膝的时候髌骨和滑车沟的关系。滑车沟外翻，与远端股骨轴相平行。（b）TKA（全膝关节置换术）是对称（不向左或向右偏）的假体和经典对线胫骨假体，与胫骨轴成直角。滑车沟（红色阴影）与远端关节面朝向一致，而不是和股骨干一致。（c）髌骨的路径并不与滑车沟相平行，并且髌骨会在屈曲开始时进入滑车沟外侧。任何支持外侧示踪的附加因素都会导致脱位。最轻的情况，轨迹将不再平滑。（d）非对称，分左右的股骨假体，滑车沟外翻，符合经典对线，滑车沟呈解剖学设计。恢复与生理一致的解剖轨迹。从髌骨轨迹来讲，这是现代的股骨假体设计所能产生的最好的整体对线。

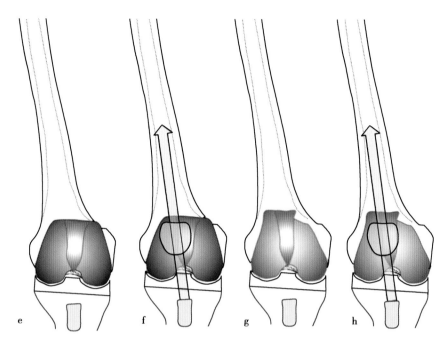

图 18.10　（续）（e）在"解剖"对线中对称的股骨假体。胫骨假体按照此前的内翻来安置，为了获得整体的外翻对线，股骨要过度外翻放置。（f）意思是股骨假体已经围绕着"z"轴进行了过度的旋转，脱离了特定的轨迹。假体和解剖上的髌骨轨迹有最大的分歧对解决髌骨轨迹来说是最坏的方案。（g）一个特殊的右偏股骨假体，同时在滑车沟处于外翻，用解剖技术植入。（h）一个标准的解剖假体仍然不足以像本体膝那样外翻。假体为了满足解剖对线的需求而设计得更加特殊，来替代解剖上的滑车沟的特定走行

18.9.2.2　膝关节对线的选择：经典对线 VS 解剖对线

　　"经典对线"的理念已经根植入现今和最近几十年的膝关节成形术中：胫骨假体在胫骨轴上有一个正确的角度和股骨假体外翻定位决定了下肢的机械力线。这基于胫骨假体内翻的位置和无菌性松动高发率相关的理论，这个理论在近些年一直备受质疑。经典的对线意味着股骨假体将会围绕 Z 轴旋转以贴近正常的角度，以自股骨头中心至膝中心的线为标准，取决于外科医生的对线选择。

18.9.2.3　股骨围绕 Z 轴旋转：内翻—外翻对线

　　假定不同程度的股骨和胫骨之间的外翻可以减少松动，那么股骨、胫骨假体成角的不同组合是否能从整体上改善胫股对线，影响髌骨轨迹？随着股骨假体过度外翻放置，近侧的滑车沟内旋，远离更有可能在膝屈曲时"捕获"下滑的髌骨的外侧位置。因为 TKA 的"解剖"对线，胫骨假体按照此前的内翻来安

置，为了获得整体的外翻对线，股骨要过度外翻放置。这项技术将会使假体滑车沟的位置更加偏内侧——对髌骨示踪来说是一个劣势（图 18.10e、f）。相同的结论应用于最近介绍的"运动学对线"，安放假体来恢复患者自身膝关节的关节面 [29]。

如果股骨假体和滑车沟被设计的外翻程度更大，将会改善为满足解剖对线的假体滑车沟的定位。考虑到股骨假体在 Z 轴上的最佳旋转位置和髌骨轨迹（图 18.10g、h），最终结论是，左右两侧现代化的股骨假体的应用，中立位对线或者轻度内翻的下肢力线轴，经典对线技术的应用，从理论上将都会使髌骨轨迹更加好。

18.9.2.4 股骨假体沿着"X"轴移动：内侧—外侧位

股骨假体大小的选择首先依据股骨前后径，避免膝屈曲时不适的侧副韧带的张力、不适的张力导致关节僵直僵直。股骨假体的前后径（AP）要大于正常膝的前后径，股骨假体将在屈膝时拉伸侧副韧带。因此，适宜大小的股骨假体的横径（ML）要比正常骨更小，因为他们是被选来匹配股骨前后径的。这为假体的内外侧安置或沿着"X"轴平移创造了机会。这种现象在男患者中更普遍，AP 与 ML 的比率一般暗示股骨末端更宽广。假体被安放在外侧，紧靠外侧皮质，减少髌骨轨迹的外翻角（图 18.11）。Rhoads 和他的同事在尸体研究中证实了外侧股骨假体位置对髌骨轨迹的益处 [30, 31]。他们的研究之后被再次引用，强调了髌骨在的滑车沟的位置重要性，而不是试着限制髌骨以对抗使髌骨脱位的力量。

18.9.2.5 股骨围绕"Y"轴旋转：内旋—外旋

对于股骨假体旋转位置的实用的指导包括经股骨上髁的连线和"前后轴线"或是"Whiteside 轴线"[32, 33, 34]。经过 20 多年，大量的研究已经证实，这些线性标志的准确性和可重复性也是应该质疑的。但到目前为止没有再发现比这些标志更好的替代。Moreland 之前描述过，当胫骨截骨依据胫骨长轴而不是根据解剖做成内翻时，参考后关节面做股骨外旋是很有必要的。然而，他的高度清晰的论述集中于屈膝间隙的对称性而不是髌骨轨迹 [26]（图 18.12）。

Anouchi、Whiteside 和同事们在一个研究中较早的描述了"前后轴"，根据自然的股骨后髁连线定的股骨的旋转，分析股骨假体外旋的优点和内旋的缺点 [35]。他们认为内旋和外旋影响屈膝而不是伸直时侧副韧带紧张度，而对旋转位置与股骨滑车沟的高度的影响较小："屈膝时髌骨滑车沟承受压力没有改变，改变的是韧带的平衡性。"他们没有讨论相关的股骨外旋和伴随的股四头肌起点的外旋，外旋的力量来自股骨假体的内旋。这将会按预计使髌骨外移。

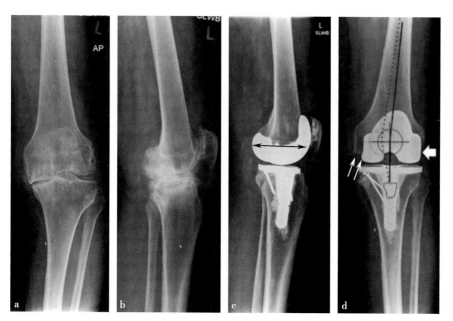

图 18.11　单侧负重位，左膝前后（AP）X 线片显示骨关节炎和内翻畸形。内外侧径与 AP 的比率提示股骨相对较宽，以男性股骨为例。有一例由关节炎恶化而导致的胫骨内侧缺损。(b)外侧的 X 线片显示了骨关节炎和 AP 方向的距离。(c)TKA 后外侧 X 线片。(d)TKA 后 AP 轴 X 线片。和男性关节解剖相比，植入物的 AP/ML 的比率更大。假体大小合适，即使假体内外侧横径不同于正常关节。这创造了偏外安置股骨假体的机会，使滑车沟更向外侧，更符合髌骨轨迹

　　他们明确了一种股骨内旋最不利的后果："股骨的内旋在屈膝时会由于旋转导致外翻。"这说明胫骨结节向外侧移动，随之髌骨随着屈膝，在内旋的股骨假体上也有外移，胫骨结节至股四头肌起点两端点"最短距离"，髌骨会快速滑到滑车沟的外面。在髌骨进入开放的滑车沟的重要时刻，自胫骨结节至股四头肌起点的直线可能处于侧方滑车嵴之外，该直线的位置取决于股骨假体内旋的角度（图 18.13）。在屈膝时与之同时发生的还有显著增加的可以使髌骨后移的髌股骨间的压力，结果可能是灾难性的。因此，为了保持屈膝时的胫骨结节处于远端股骨髁之下，并且髌骨在股骨两髁之间，在"y"轴上股骨假体应相对于正常后髁外旋。这是 Moreland 主张的"经典对线"原则。如果倾向于假体放置在解剖位置，这些建议和假体设计可能需要调整。

18.9.2.6　股骨假体位置总结：什么有用什么没用

　　总之，通过沿着"x"轴向外侧移动股骨假体，和外旋股骨假体依据通髁线或"y"轴上的前后轴线均能改善髌骨轨迹。适当的外翻对线是有利的，可减少负

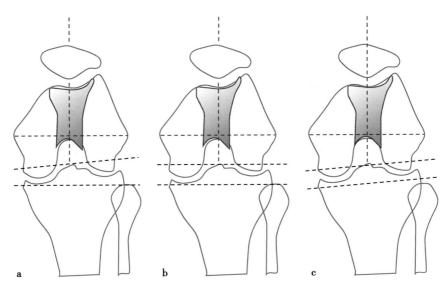

图 18.12　由 Moreland 在 1988 年重绘。(a) 图解膝关节屈曲位理论上的截骨方法。在这个案例中,胫骨中立位截骨,或是和长轴呈 90°,股骨假体旋转方向与原本后髁一致。这在外侧创造了一个更大的屈膝间隙,伴有外侧松弛或可能有屈曲时外侧不稳定。当股骨外旋至接触到外侧胫骨时,在股骨上的股四头肌起点也会外旋,符合外侧轨迹。这个方法一定的历史价值但不推荐使用。(b) "经典对线"胫骨截骨与胫骨长轴垂直,但是现在的股骨假体外旋以创造更加对称的屈膝间隙。股骨假体旋转至既要参考髁上踝轴(平行于水平灰色虚线),又要参考前后轴(垂直于灰色虚线)。(c) "解剖学"和最近的"运动学"对线。胫骨近端平行于关节表面截骨,股骨假体旋转平行后髁关节面。这创造了一个平行的屈膝间隙

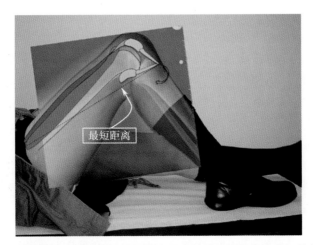

图 18.13　内旋的股骨假体迫使屈曲时膝外翻,胫骨结节外移。内旋的胫骨假体胫骨结节外移会增加 Q 角。这两者联合使得髌骨脱位,即两点之间的直线距离最短

荷，外侧松弛，改善了髌骨轨迹，这种做法决定了在"z"轴上股骨假体旋转的安放，这是理想的方案。

其他的有关股骨假体位置的选择，会影响膝关节成形术的耐用性和功能，但对髌骨轨迹影响很小。在"x"轴（屈曲—伸直位）上旋转的股骨假体可能会缩小屈膝间隙（屈曲位）或者产生一个股骨前槽（伸直位），但这些不应该影响轨迹。股骨假体在"y"轴近段或远端的移动影响间隙平衡和关节线的位置。它是一种策略，这种策略可以帮助修正固定的屈膝间隙挛缩[36]。如果假体向后移动，假体在"z"轴上的移动会缩小屈膝间隙，同时产生一个前部的槽口。假体的前移将会增大屈膝间隙，增加屈曲时的不稳定性，除非有代偿性的策略外加造成一个突出的股骨凸缘，这个凸缘可以限制屈曲，并对轨迹有微妙的影响，才能改善上述不良影响。这些选择中，没有任何一个操作可以独立地改善轨迹。

18.9.3　胫骨假体的位置

很少因为胫骨假体的位置的变化影响轨迹，但是在"y"轴上的旋转位置（内旋和外旋）可能是确保髌骨轨迹中心位置的唯一最重要因素。胫骨假体的每个内旋角度决定了胫骨结节相应的外移距离。外移胫骨结节可能会直接位于外侧股骨髁的下方，而不是在髁间沟下方。如果在屈膝早期，髌骨在外侧髁的上方而不是在滑车沟，当进一步屈膝压力增加时，髌骨就有可能滑出外侧边，造成脱位。这个影响可能会使股骨下的胫骨向外侧旋转，导致屈膝间隙紧张和减少关节的顺应性。如果间隙相对比较紧张，脱位的倾向可能表现为因疼痛而屈膝不能。膝关节成形术后僵直的患者经常发现有胫骨假体的内旋[13]。

有一项早期关于胫骨内旋的研究，这个研究同时包括髌骨轨迹的问题，也引进了 CT 扫描来对旋转位置进行定量化研究。这个研究证明了合并股骨和胫骨假体错误旋转的附加症状，即错误旋转数量越多，会导致越严重的髌股骨并发症出现。研究观察到当胫骨假体旋转以伸肌尤其是胫骨结节为参照的时候，功能最佳。目前已经出现了很多胫骨假体的旋转位置参照。大多都是假说，这些假说都是基于胫骨关节的表面标志，而和膝关节成形术后功能并无直接联系[38]。所谓"自由—浮动"技术是种误导，并且不准确[39]，这个技术是假设在一个麻醉的患者身上做膝关节的被动活动，假体就会自然归位到正确的位置上。

如果一些解剖标志以伸肌装置为导向并使髌骨与髁间沟相连接，则这些解剖标志是有用的[40,41]。很多年以来一直将假体旋转至胫骨结节的内三分之一作为成功的膝关节成形术的指导性标准。外科医生专注于增加近端胫骨的覆盖范围，以分散负荷和减少胫骨假体松动的发生率。然而，假体松动却与胫骨的覆盖范围无关，所以，减少假体松动发生率的目标依然存在。在人体修复术的早些时期，人们用平坦的关节形的聚乙烯做假体，内旋的假体对髌骨轨迹影响很小，因为结节在滑车沟下被整合以回应伸肌的拉力。随着更多的符合关节外形的假体被引入以减少磨损和增加稳定性，内旋的假体限制了结节的外移并扰乱了轨迹。按解剖学设计的分左右的胫骨假体可使外科医生最大化胫骨的覆盖范围和旋转角度。

胫骨假体的其他多种位置实际上并不影响轨迹。在"x"轴和"z"轴上的移动是不可用的，因为胫骨假体是以一定范围的大小提供的，它的大小最终要与近端的解剖相符并提供期望的"覆盖范围"。在"x"轴上旋转，一般涉及胫骨后倾，影响屈膝角度而不影响轨迹。在"y"轴上移动只说明大块的胫骨被切除了，此时必须用聚乙烯代替以避免反张。在"z"轴上旋转集中体现了上述讨论的经典对线和解剖对线技术的不同。

18.9.4　髌骨

在一次成功的膝关节成形术中，髌骨表面自身不一定被修整好。当置换的时候，大多数现代的植入技术提供了一个旋转对称的或圆形的假体，这避免了由于解剖植入物不能保证髌骨在准确位置上的旋转而产生的一系列并发症。圆顶形的植入物与自身髌骨并不相似，自身髌骨有一个自下到上的显著的凸缘并且是一个拥有由内到外的轴线的椭圆形。这项观察可以被用来通过在"x"轴移动圆顶至髌骨的内边缘以改善轨迹[42]。在"z"轴上向前或是向后移动髌骨，同时通过切除或多或少的骨头，影响围绕髌骨组织的紧张性。髌股骨关节的"装填过度"，通过向后替换假体，使得膝关节更紧张更僵硬。考虑到骨和假体的形状，上下替换（在"y"轴上移动）是不太可行的。

18.9.5　外科手术方法和髌骨侧韧带的松解

医生曾希望应用更多符合解剖特点的外科手术方法改善髌骨轨迹。但没有很明确的研究支持一种手术方法比另一种更能增强伸肌运动机制。经股内侧肌下方关节囊入路的方法可能提供了一个对髌骨轨迹更准确的评估方法，同时保证中间韧带的完整性和避免不必要的松解[43]。轨迹不良为主的关节成形术的患者可能需要近端软组织的重新对线。这对于经股内侧肌下方关节囊入路的方法来说可能很艰难，这个手术方法并不纵向地分离股四头肌肌腱，而分离股四头肌肌腱是胫骨内侧手术方法进步的前提。止血带松气后可能会得到一个对髌骨轨迹和侧副韧带更加真实的评估[44]。当由于术中侧方半脱位必须松解韧带时，大多数外科医生重要的是再次评估胫骨和股骨假体的旋转角度。

经常使用的髌骨侧韧带松解被认为是髌骨轨迹改善的重要方法，在早期设计的假体中，胫骨、股骨假体的旋转位置的重要性还没有被意识到。早期的股骨假体前侧有突出的外形，滑车沟也较直（图18.14）。其他一些与滑车沟高度符合的早期设计,限制了髌骨,所以效果很差,过于强调修正并引导髌骨力量的优越性,通过改正伸肌的拉力并放置一个"髌骨友好"的滑车沟,在这些地方,髌骨需要关节成形,而不是限制或修整软组织来对抗这些力量。

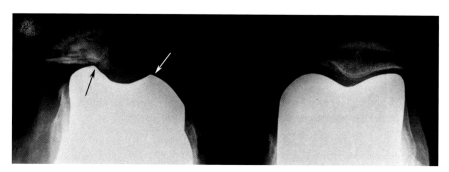

图18.14 一些老式的膝关节假体设计包含着高度一致的非解剖成型的滑车凹它的作用是控制髌骨的轨迹,另有匹配髌骨和滑车曲线统一负荷的妙用。这个设计以滑车凹两边锋利的边缘为结果而告终。如果伸肌装置和滑车凹两者完美地匹配,在屈曲和伸直过程中不发生变化,这可能是非常有利的。然而,尽管髌骨被限制在滑车凹中,还存在一个很强的外向矢量,还可会伴有疼痛和较差的运动功能。如果髌骨在屈曲早期移向滑车凹外侧,它就有可能像这个患者一样脱位。对侧的关节成形术使用了髌骨友好型假体,没有做髌骨表面修整

Rhoads和同事在他们的尸体研究中阐述,股骨假体高度的外侧突出可以有效地预防髌骨脱位,但是有可能产生对髌骨假体的不正常的高压,尤其是当假体位于内侧或内旋位时。这将加速磨损或导致髌骨假体松动[30],可能也导致疼痛,随之而来的是运动功能较差。一般来说,试着用假体形状对髌骨进行物理限制是不成功的。膝关节运动的动态变化意味着被牵引脱位的髌骨要么被痛苦地锁在一个受限的滑车沟内,要么高于并越过外侧滑车嵴而导致脱位。承受负荷的伸肌将在两点之间寻求一个最短的距离——理想的轨迹是通过股骨滑车沟。

参考文献

1. Nordin M, Frankel VH. Basic biomechanics of the musculoskeletal system. Philadelphia: Lippincott Williams & Wilkins; 2001.
2. Kapandji IA. The physiology of the joints. New York: Churchill Livingstone. 2015.
3. Kapandji IA, Honoré LH. The physiology of the joints: annotated diagrams of the mechanics of the human joints. Vol. 2, lower limb. Edinburgh: E. & S. Livingstone; 1970.
4. Souza DR, Gross MT. Comparison of vastus medialis obliquus: vastus lateralis muscle integrated electromyographic ratios between healthy subjects and patients with patellofemoral pain. Phys Ther. 1991;71(4):310–6. discussion 7–20.
5. Insall J, Bullough PG, Burstein AH. Proximal "tube" realignment of the patella for chondromalacia patellae. Clin Orthop. 1979;144:63–9.
6. Spitzer A, Vince K. Patellar considerations in total knee arthroplasty. In: Scuderi GR, editor. The Patella. 1st ed. New York: Springer; 1995. p. 309–31.

7. Vince KG, McPherson EJ. The patella in total knee arthroplasty. Orthop Clin North Am. 1992;23(4):675–86.

8. Malo M, Vince KG. The unstable patella after total knee arthroplasty: etiology, prevention, and management. J Am Acad Orthop Surg. 2003;11(5):364–71.

9. Bindelglass DF, Vince KG. Patellar tilt and subluxation following subvastus and parapatellar approach in total knee arthroplasty. Implication for surgical technique. J Arthroplasty. 1996;11(5):507–11.

10. Vince K. The instabilities: you rock, it rolls. Bone Joint J Orthop Proc Suppl. 2013;95(Supp 22):95.

11. Vince KG. Diagnosis and management of patients with instability of the knee. Instr Course Lect. 2012;61:515–24.

12. Vince K, Malo M. Instability in total knee arthroplasty. In: Berry DJ, Trousdale RT, Dennis DA, Paprosky W, editors. Revision total hip and knee arthroplasty. Philadelphia: Lippincott, Williams and Wilkins; 2006.

13. Bedard M, Vince KG, Redfern J, Collen SR. Internal rotation of the tibial component is frequent in stiff total knee arthroplasty. Clin Orthop Relat Res. 2011;469(8):2346–55.

14. Bellemans J, Colyn W, Vandenneucker H, Victor J. The Chitranjan Ranawat award: is neutral mechanical alignment normal for all patients? The concept of constitutional varus. Clin Orthop Relat Res. 2012;470(1):45–53.

15. Moreland JR, Bassett LW, Hanker GJ. Radiographic analysis of the axial alignment of the lower extremity. J Bone Joint Surg Am. 1987;69(5):745–9.

16. Parratte S, Pagnano MW, Trousdale RT, Berry DJ. Effect of postoperative mechanical axis alignment on the fifteen-year survival of modern, cemented total knee replacements. J Bone Joint Surg Am Vol. 2010;92(12):2143–9.

17. Howell SM, Papadopoulos S, Kuznik K, Ghaly LR, Hull ML. Does varus alignment adversely affect implant survival and function six years after kinematically aligned total knee arthroplasty? Int Orthop. 2015;39(11):2117–24.

18. Saunders JB, Inman VT, Eberhart HD. The major determinants in normal and pathological gait. J Bone Joint Surg Am Vol. 1953;35-A(3):543–58.

19. Lotke PA, Ecker ML. Influence of positioning of prosthesis in total knee replacement. J Bone Joint Surg Am. 1977;59(1):77–9.

20. Baldini A, Anderson JA, Cerulli-Mariani P, Kalyvas J, Pavlov H, Sculco TP. Patellofemoral evaluation after total knee arthroplasty. Validation of a new weight-bearing axial radiographic view. J Bone Joint Surg Am. 2007;89(8):1810–7.

21. Gunston FH. Polycentric knee arthroplasty. Prosthetic simulation of normal knee movement. J Bone Joint Surg Br. 1971;53(2):272–7.

22. Pinskerova V, Johal P, Nakagawa S, Sosna A, Williams A, Gedroyc W, et al. Does the femur roll-back with flexion? J Bone Joint Surg Br. 2004;86(6):925–31.

23. Bertin KC, Komistek RD, Dennis DA, Hoff WA, Anderson DT, Langer T. In vivo determination of posterior femoral rollback for subjects having a NexGen posterior cruciate-retaining total knee arthroplasty. J Arthroplasty. 2002;17(8):1040–8.

24. Kesman TJ, Kaufman KR, Trousdale RT. Popliteus tendon resection during total knee arthroplasty: an observational report. Clin Orthop Relat Res. 2011;469(1):76–81.

25. Lin F, Makhsous M, Chang AH, Hendrix RW, Zhang LQ. In vivo and noninvasive six degrees of freedom patellar tracking during voluntary knee movement. Clin Biomech (Bristol, Avon). 2003;18(5):401–9.

26. Moreland JR. Mechanisms of failure in total knee arthroplasty. Clin Orthop. 1988;226:49–64.

27. Singh H, Mittal V, Nadkarni B, Agarwal S, Gulati D. Gender-specific high-flexion knee prosthesis in Indian women: a prospective randomised study. J Orthop Surg (Hong Kong). 2012;20(2):153–6.

28. Greene KA. Gender-specific design in total knee arthroplasty. J Arthroplasty. 2007;22(7 Suppl 3):27–31.

29. Howell SM, Howell SJ, Kuznik KT, Cohen J, Hull ML. Does a kinematically aligned total knee arthroplasty restore function without failure regardless of alignment category? Clin Orthop Relat Res. 2013;471(3):1000–7.

30. Rhoads DD, Noble PC, Reuben JD, Tullos HS. The effect of femoral component position on the kinematics of total knee arthroplasty. Clin Orthop. 1993;286:122–9.
31. Rhoads DD, Noble PC, Reuben JD, Mahoney OM, Tullos HS. The effect of femoral component position on patellar tracking after total knee arthroplasty. Clin Orthop. 1990;260:43–51.
32. Berger RA, Rubash HE, Seel MJ, Thompson WH, Crossett LS. Determining the rotational alignment of the femoral component in total knee arthroplasty using the epicondylar axis. Clin Orthop. 1993;286:40–7.
33. Whiteside LA, Arima J. The anteroposterior axis for femoral rotational alignment in valgus total knee arthroplasty. Clin Orthop. 1995;321:168–72.
34. Arima J, Whiteside LA, McCarthy DS, White SE. Femoral rotational alignment, based on the anteroposterior axis, in total knee arthroplasty in a valgus knee. A technical note. J Bone Joint Surg Am. 1995;77(9):1331–4.
35. Anouchi YS, Whiteside LA, Kaiser AD, Milliano MT. The effects of axial rotational alignment of the femoral component on knee stability and patellar tracking in total knee arthroplasty demonstrated on autopsy specimens. Clin Orthop. 1993;287:170–7.
36. Kim SH, Lim JW, Jung HJ, Lee HJ. Influence of soft tissue balancing and distal femoral resection on flexion contracture in navigated total knee arthroplasty. Knee Surg Sports Traumatol Arthrosc. 2016;24:3747–50.
37. Berger RA, Crossett LS, Jacobs JJ, Rubash HE. Malrotation causing patellofemoral complications after total knee arthroplasty. Clin Orthop Relat Res. 1998;356:144–53.
38. Cobb JP, Dixon H, Dandachli W, Iranpour F. The anatomical tibial axis: reliable rotational orientation in knee replacement. J Bone Joint Surg Br. 2008;90(8):1032–8.
39. Ikeuchi M, Yamanaka N, Okanoue Y, Ueta E, Tani T. Determining the rotational alignment of the tibial component at total knee replacement: a comparison of two techniques. J Bone Joint Surg Br. 2007;89(1):45–9.
40. Baldini A, Indelli PF, De Luca L, Mariani PC, Marcucci M. Rotational alignment of the tibial component in total knee arthroplasty: the anterior tibial cortex is a reliable landmark. Joints. 2013;1(4):155–60.
41. Insall J. Total knee arthroplasty. In: Insall J, editor. Surgery of the knee. New York: Churchill Livingstone; 1984. p. 1478–552.
42. Lewonowski K, Dorr LD, McPherson EJ, Huber G, Wan Z. Medialization of the patella in total knee arthroplasty. J Arthroplasty. 1997;12(2):161–7.
43. Ogata K, Ishinishi T, Hara M. Evaluation of patellar retinacular tension during total knee arthroplasty. Special emphasis on lateral retinacular release. J Arthroplasty. 1997;12(6):651–6.
44. Komatsu T, Ishibashi Y, Otsuka H, Nagao A, Toh S. The effect of surgical approaches and tourniquet application on patellofemoral tracking in total knee arthroplasty. J Arthroplasty. 2003;18(3):308–12.

第七部分

针对性地解决问题

第19章
内侧副韧带断裂

Carlos Eduardo Silveira Franciozi, Rogério Teixeira de
Carvalho, Yasuo Itami, and Marcus Vinicius Malheiros Luzo

19.1 引言

膝关节的内侧副韧带是膝关节屈曲30°位,维持膝关节旋转运动以及冠状位稳定的主要结构[1]。内侧副韧带由两层构成:浅层的纵向纤维、深层与关节囊和内侧半月板有密切联系的短纤维。内侧副韧带在行走时胫股关节的运动中起重要作用。前部的和后部的纤维在维持膝关节步态稳定上起协同作用[2]。在膝骨关节炎中,内侧副韧带由于挛缩(僵直膝、严重的内翻畸形)和拉长(严重的外翻畸形、风湿性疾病)及骨赘导致的部分破坏而发生解剖结构的改变。生物力学研究表明内侧副韧带切断以后,膝关节屈伸时的间隙将增大。

全膝关节置换术是膝骨关节炎患者缓解疼痛、改善功能的外科治疗手段。全膝关节置换是为了获得一个均衡的屈伸间隙。内侧副韧带对于膝关节的稳定和平衡是至关重要的。然而,此韧带可由于术中外科医生无意的破坏而导致韧带的不平衡和膝关节屈伸的不稳定。韧带的不平衡会产生不稳定和胫股接触面应力的不均衡,导致单间室的应力集中,进而增加假体松动磨损机会,从而影响假体的寿命。

大部分患者在内侧副韧带损伤以后由于冠状位的不稳定导致步态异常。全膝关节置换术后的关节不稳可能会出现肿胀、半屈曲固定、伸直位打软腿和功能不佳。如果术中内侧副韧带损伤未发现,术后将会出现不稳定。据报道,全膝关节置换术中内侧副韧带损伤的发生率是0.3%~2.7%。临床上及时发现和恰当处理对于获得良好的功能是至关重要的。在TKA中,对于处理内侧副韧带损伤的修复方式中,选择哪种方案能够获得最佳的临床效果还存在争议。

19.2 损伤类型和原因

术中内侧副韧带损伤有不同的类型和原因。相关信息见表19.1。

表 19.1　损伤类型和原因

损伤类型	发生率	原因	参考文献
股骨侧撕脱	1/48	—	[8]
	1/16	骨质缺乏患者	[3]
体部损伤	24/48	—	[8]
	1/8	胫骨截骨时摆锯横断伤	[9]
	7/7	原因不确切，可能是由于胫骨截骨时摆锯所伤，或是用锐器做骨膜下剥离时，或内侧半月板切除时	[11]
	28/37	胫骨或股骨后髁截骨时	[13]
	12/16	胫骨截骨时锯片伤或锐器剥离骨膜	[3]
	11/15	—	[15]
	22/23	—	
	9/9	—	[18]
	1/1	—	[19]
胫骨侧撕脱	20/48	—	
	7/8	试模植入位置欠佳从过度屈曲到伸直	[9]
	5/15	在内侧软组织松解时，在胫骨侧使用窄骨刀	[12]
	9/37	过度屈曲暴露时	[13]
	3/16	内侧牵拉或锐器骨膜下剥离时	[3]
	1/23	—	[16]
拉长	2/7	—	[11]

发生率：特殊的损伤类型 / 文献报道的内侧副韧带损伤总数

19.3　术中探查

　　术中内侧副韧带损伤有时不易被察觉。术中的内侧副韧带损伤常表现为隐匿性损伤，所以要想在术中发现，必须掌握这种损伤的特征。报道表明突发、未预期的内侧松弛是常见表现。术中内侧副韧带损伤的另一表现为，胫骨突然得以过度暴露或者有不稳定的前向运动。如果术前无内侧不稳，在安装假体试模后，甚至更不常见的是在最终假体植入水泥固定后，出现内侧松弛也可视为内侧副韧带损伤。某些胫骨内侧副韧带撕脱中偶可闻及撕裂音，并且在 30° 和 90° 时松弛度会增加，这一点是可以被证实的。

19.4　修复方式

内侧副韧带损伤类型不同，治疗手段也多种多样。相关信息见表 19.2。

表 19.2　修复方式

修复方式	失败率	特点	参考文献
股骨端重建	0/1	螺钉和垫圈	[8]
	0/1	螺钉和垫圈	[3]
胫骨端重建	0/20	螺钉和垫圈和（或）缝合锚钉和（或）缝合固定在骨骼上	[8]
	0/2	将韧带用锚钉固定在胫骨内侧平台的皮质	[9]
	0/9	U 形钉	[13]
	0/3	缝合锚钉，术前排除外翻	[3]
Ⅰ期修复	2/3	—	[13]
	0/10	—	[16]
	0/9	—	[18]
Ⅰ期修复＋石膏固定	2/4	石膏固定 4 周	
Ⅰ期修复＋支具固定	0/47	支具固定 6 周	[8]
	0/2	支具固定 4 周	[11]
	0/12	支具固定 6 周，术前排除外翻	[3]
修复＋选用加厚垫片	0/3	唯一失败的一例病例中，没有选用比试模加厚的多聚乙烯垫片	[9]
修复＋加强	0/5	股四头肌游离移植术	
	0/11	选用合成纤维加强，支具固定 2 周	[15]
腘绳肌重建	0/1	解剖重建内侧副韧带＋支具固定 6 周	[19]
	无相关报道	重建内侧副韧带，支具固定 4 周	[7]
限制性假体	0/23	限制性内 / 外翻假体（非铰链）	[13]
	0/8	限制性内 / 外翻假体（非铰链）	[16]
Ⅰ期修复＋限制性假体	0/3	限制性内 / 外翻假体（非铰链）	[9]
	0/7	限制性内 / 外翻假体（非铰链）	[13]
	0/3	限制性内 / 外翻假体（非铰链）	[16]
增加胫骨垫片厚度	0/15	所有的损伤都是胫骨侧撕脱（试模增加 2～4mm）	[12]
不做处理	0/2	—	[16]

失败率：仅仅指不稳定发生率

除一期修复外，所有的修复方式似乎都可获得成功。但是，一期修复仅在 Lee 和 Lotke（2011）的研究中较其他的修复方式失败更多，而在其他研究 [3, 8, 11, 13, 16, 18] 中，一期修复也能取得理想的结果。

修复方式包括断端缝合、改良的 Becker 缝合、断端间断缝合、用不可吸收线间断编制缝合、改良的 Kessler 断端缝合以及改良的 Becker 缝合。

关于手术修复操作步骤，可先植入试模来维持内侧副韧带适当的张力行韧带修复 [15, 18]。也可以在水泥植入前先用缝线编织韧带，在假体水泥植入后聚合的过程中打结，维持最终的张力 [8]。也有文献报道内侧副韧带修复应该在试模植入之前，届时垫片的厚度将由韧带修复后的间隙来决定以达到膝关节置换屈伸间隙的平衡 [3]。

Lee 和 Lotke 评估了限制性假体和非限制性假体在医源性内侧副韧带损伤中的应用，认为限制性假体预后更好 [13]。然而，Siqueira 等比较了行内侧副韧带修复，选择限制性假体，修复联合限制性假体以及不做任何处理，他们发现这四种处理方式的预后无明显差别 [16]。

目前，膝关节置换术中内侧副韧带损伤的治疗尚无"金标准"，所有的方案看似都有一个不错的结果，然而使用限制性假体似乎更可靠。但是，限制性假体有一个严重的弊端，因为使用限制性假体可能会导致水泥 - 骨 - 假体界面应力集中。进而导致磨损增加，骨丢失增加以及可能导致后期复杂的翻修手术。同时，限制性假体比较昂贵，技术要求更高。因此，当应用限制性较小的假体依然可以维持膝关节足够的稳定性的前提下，一般不提倡使用限制性假体 [15]。内侧副韧带修复后可以取得一个良好的效果，如果再行一些其他的处理，比如增加胫骨垫片的厚度，使用垫块（自体的或合成材料的）以及联合使用限制性假体效果会更加可靠。联合应用限制性假体可以提供额外的稳定性，减少由于内侧不稳导致的立柱的应力，最终减少水泥 - 骨 - 假体界面的应力（图 19.1～19.3）。

19.5　避免医源性内侧副韧带损伤的要点

（1）恰当的拉钩、谨慎的处理软组织和截骨。

（2）早期清除内侧骨赘以减轻内侧副韧带应力。

（3）股骨后内侧截骨用薄锯片，尤其是女性膝关节较小患者。

（4）股骨后方和内侧截骨的时候在股骨内髁和内侧副韧带止点处放置拉钩。

（5）胫骨截骨时在胫骨平台内侧和内侧副韧带胫骨侧放置拉钩放置锯片误伤。

（6）胫骨侧剥离时使用弯骨刀，同时胫骨外旋。这样较垂直方向剥离可以增加内侧副韧带在冠状面中部关节线水平的暴露。

（7）保留鹅足。

（8）内翻膝慎用胫骨屈曲外旋前方半脱位，外翻膝禁用该方法，因为外翻膝内侧副韧带通常不需要松解，而胫骨半脱位增加内侧副韧带松弛发生率。

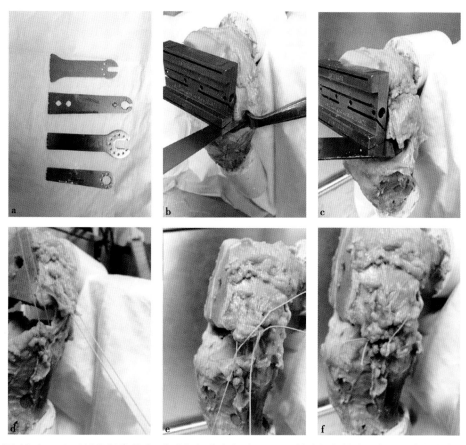

图 19.1　（a）不同的锯片尺寸，优选振幅较小锯片。（b）足够的摆锯操作空间，股骨截骨时恰当的内侧副韧带保护。（c）选择不恰当地锯片导致的内侧副韧带医源性损伤以及股骨后方截骨时的保护。（d-f）通过 Krackow 技术用 2.0 不可吸收缝线行内侧副韧带端端间断缝合

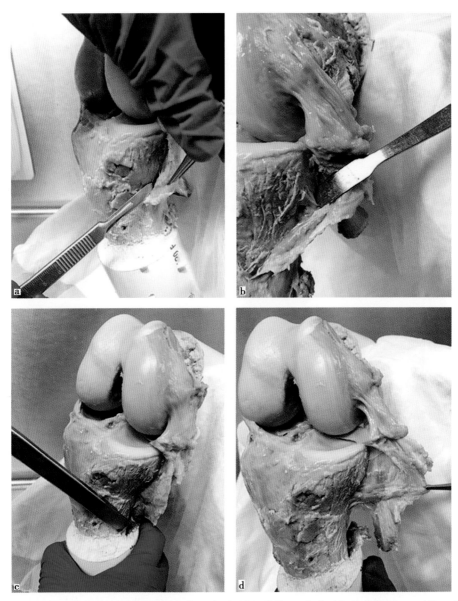

图 19.2 （a）用手术刀松解内侧副韧带远端，如果不谨慎，可能导致胫骨侧撕脱。（b）保证内侧副韧带强度的前提下行远端剥离。（c）骨刀剥离误伤内侧副韧带导致胫骨端撕脱。（d）内侧副韧带胫骨侧完全撕脱。

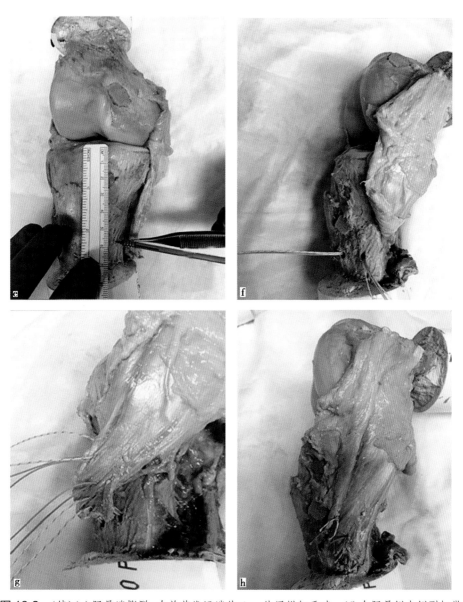

图 19.2　(续)(e)胫骨端撕脱,在关节线远端约 6cm 处用锚钉重建。(f)在胫骨侧内侧副韧带最远端,距离远端关节线约 6cm 处用两枚锚钉固定,尽可能地保留组织,其中一枚锚钉位置偏前,另一枚位置稍靠后一点。(g)缝合残留组织。(h)内侧副韧带胫骨侧修复后的最终表现

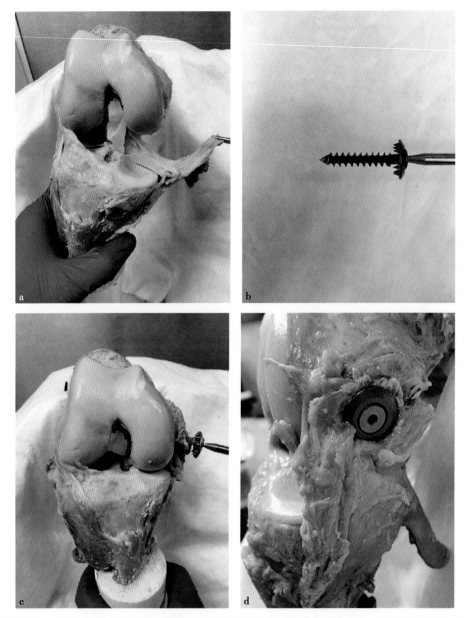

图 19.3（a）内侧副韧带股骨侧撕脱。（b）螺钉以及带刺的垫圈（18mm）。（c）植入螺钉和垫圈。（d）内侧副韧带股骨侧撕脱修复后的最终表现

声明：当前章节由 FAPESP 赞助，授权号：2015/10317-7，Franciozi CES 在2015—2016 于南加州大学获得 FAPESP 赞助，作为博士后科研基金。Carvalho RT 在 2016 于南加州大学攻读 PH.D 学位期间亦由该基金赞助。

参考文献

1. LaPrade RF, et al. The anatomy of the medial part of the knee. J Bone Joint Surg Am. 2007;89(9):2000–10.
2. Liu F, et al. In vivo length patterns of the medial collateral ligament during the stance phase of gait. Knee Surg Sports Traumatol Arthrosc. 2011;19(5):719–27.
3. Leopold SS, et al. Primary repair of intraoperative disruption of the medical collateral ligament during total knee arthroplasty. J Bone Joint Surg Am. 2001;83-A(1):86–91.
4. Griffith CJ, et al. Medial knee injury: part 1, static function of the individual components of the main medial knee structures. Am J Sports Med. 2009;37(9):1762–70.
5. Winiarsky R, Barth P, Lotke P. Total knee arthroplasty in morbidly obese patients. J Bone Joint Surg Am. 1998;80(12):1770–4.
6. Abdel MP, Haas SB. The unstable knee: wobble and buckle. Bone Joint J. 2014;96-B(11 Supple A):112–4.
7. Adravanti P, et al. Medial collateral ligament reconstruction during TKA: a new approach and surgical technique. Joints. 2015;3(4):215–7.
8. Bohl DD, et al. Repair of intraoperative injury to the medial collateral ligament during primary total knee arthroplasty. J Bone Joint Surg Am. 2016;98(1):35–9.
9. Dragosloveanu S, et al. Outcome of iatrogenic collateral ligaments injuries during total knee arthroplasty. Eur J Orthop Surg Traumatol. 2014;24(8):1499–503.
10. Gardiner JC, Weiss JA, Rosenberg TD. Strain in the human medial collateral ligament during valgus loading of the knee. Clin Orthop Relat Res. 2001;391:266–74.
11. Jung KA, et al. Quadriceps tendon free graft augmentation for a midsubstance tear of the medial collateral ligament during total knee arthroplasty. Knee. 2009;16(6):479–83.
12. Koo MH, Choi CH. Conservative treatment for the intraoperative detachment of medial collateral ligament from the tibial attachment site during primary total knee arthroplasty. J Arthroplasty. 2009;24(8):1249–53.
13. Lee GC, Lotke PA. Management of intraoperative medial collateral ligament injury during TKA. Clin Orthop Relat Res. 2011;469(1):64–8.
14. Petrie JR, Haidukewych GJ. Instability in total knee arthroplasty : assessment and solutions. Bone Joint J. 2016;98-B(1 Suppl A):116–9.
15. Shahi A, et al. Primary repair of iatrogenic medial collateral ligament injury during TKA: a modified technique. J Arthroplasty. 2015;30(5):854–7.
16. Siqueira MB, et al. Outcomes of medial collateral ligament injuries during total knee arthroplasty. J Knee Surg. 2016;29(1):68–73.
17. Song SJ, et al. Causes of instability after total knee arthroplasty. J Arthroplasty. 2014;29(2):360–4.
18. Stephens S, et al. Repair of medial collateral ligament injury during total knee arthroplasty. Orthopedics. 2012;35(2):e154–9.
19. Wierer G, et al. Anatomical MCL reconstruction following TKA. Knee. 2016;23(5):911–4.

第 20 章
伸肌装置断裂

Nicolaas C. Budhiparama, Nadia N. Ifran, Sebastien Lustig,
Michel Bonnin, and Sebastien Parratte

20

20.1　引言

　　伸肌装置断裂是全膝置换术后最具破坏性并发症之一。它的发生率 <1%。它通常发生于组织变性导致的撕裂，翻修手术时有大量瘢痕或者僵硬[1, 2]。尽管发生率低，急性损伤也是能见到的，通常发生于僵直的膝关节。术后损伤可能发生由于膝关节过度屈曲、力线不良、或髌韧带于胫骨止点处的深层组织结构的撞击[3]。伸肌装置断裂可能发生于股四头肌腱、髌骨、髌韧带和胫骨粗隆的撕脱性骨折。伸肌装置的破坏将影响膝关节的伸直。保守治疗只适用于有手术禁忌证的患者，因为手术可能导致膝关节的损伤或畸形。Dobbs 等介绍了全膝置换术后股四头肌部分撕裂后采取保守治疗，结果令人满意[4]。直到今天，仍有许多技术被提及；然而，预后通常各种各样，结果不甚如意。这是由于发行的文章大多是病例报道、小样本研究或者短期随访。由于标准方法和长期随访的缺乏，很难决定哪一种技术会获得更优越的结果。

　　当外科医生行初次膝关节置换或者翻修时，必须充分地准备处理术中和术后并发症。

20.2　简要解剖

　　伸肌装置损伤包括股四头肌群、股四头肌腱、髌骨、髌骨支持带、髌韧带和胫骨粗隆。在手术过程中，伸肌装置的血供可能被损伤。内侧髌旁入路，最常见的手术入路，所有的内侧血管可能被破坏，包括膝降动脉，内侧膝上下动脉（图 20.1）[5]。而且，外侧半月板和髌下脂肪垫的切除可能破坏外侧膝下动脉和胫前动脉返支。在 Pawar 等[6]的研究中，他们对 72 例经历初次膝关节置换的患者行闪烁扫描术。在术后早期接受外侧松解的膝关节有更大的髌骨血供减少的发生率。

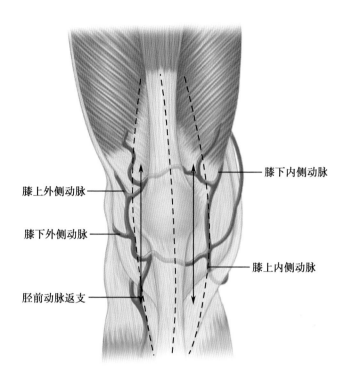

图 20.1　伸肌装置的血供（源于 Pawar 等 [6]）。外侧膝上动脉、外侧膝下动脉、胫前动脉返支、内侧膝上动脉、内侧膝下动脉。注意：无论皮肤切口在哪（虚线），内侧髌旁关节切开损伤内侧动脉（内侧膝上下动脉），外侧关节切开损伤外侧动脉（外侧膝上下动脉和经前动脉返支）

20.3　危险因素

有一些因素影响伸肌装置损伤的发生率。多次手术史或者翻修产生的大量瘢痕和膝关节僵硬可能是重要的因素 [7]。术前或术后的感染 [8] 和肥胖 [10] 也是因素之一。类风湿关节炎，作为膝关节置换的一个病因，可能也导致伸肌装置的破坏，大多数通常是髌骨的骨折 [11]。躯体性疾病和全身性药物应用也有可能导致患者伸肌装置的断裂，如：糖尿病、甲低、局部类固醇注射和氟喹诺酮类药物的应用 [12~14]。随着时间的进展，这些情况可能使软组织质量更差，即使在关节置换术后很长一段时间，仍然可能发生伸肌装置的损伤。植入物的设计可能增加并发症的发生率。正如 Healy 等 [15] 报道的，金属髌骨相较聚乙烯髌骨增加了并发症的发生率。

20.4   诊断

伸肌装置损伤的诊断经常在急性情况容易做出，如：创伤或者全膝置换时的并发症。在急性情况下，可以使用关节穿刺术来消除血肿。在不知道具体病因的情况下，应高度怀疑，并且仔细检查。检查可能发现髌骨或股四头肌肌腱的间隙。

正位和侧位片可以显示髌骨骨折或者排除其他的骨性异常。一个连续的侧位 X 线评估可能展示进行性的髌骨移位。如果髌韧带膨大，髌骨表现为近端移位；如果股四头肌腱膨大，则远端移位。超声和 MRI 可能帮助证实诊断并且评估损伤程度。当临床结果时不确定的时候，超声用于部分撕裂。MRI 也是有用的，尽管假体可能影响读片。对于高度怀疑力弱的患者，应该做检查排除低位腰椎病变 [7, 16]。

20.5   伸肌装置损伤的处理

伸肌装置损伤可能被分为髌上、髌骨和髌下，但是最具挑战性的是髌下损伤 [17]。远端肌腱的断裂或者胫骨粗隆的撕脱骨折也是最常见的伸肌装置损伤形式 [7, 18]。

伸肌装置损伤的处理形式各种各样，如制动保守治疗、重建或者关节固定术。在爱好活动的人群中，手术适应证明确，从简单的直接修复到同种异体移植的应用均可。

因为直接修复导致高失败率和较差的结果，所以应该考虑损伤肌腱同侧缝合软组织加强修复或者使用合成材料 [1, 3, 19]，手术方式各种各样 [16]。成功的干预措施是各种各样，因此很难将其汇总。

本章将介绍在文献中描述的一些不同技术，此技术是关于处理全膝置换时的并发症、伸肌装置的损伤，包括：

1. 直接修复。
2. 软组织加强。
3. 合成材料加强。
4. 自体移植物重建。
5. 同种异体移植物重建。

20.5.1   直接修复

直接修复的指征很有限。在急性损伤时，直接修复是可能的；然而，在肌腱回缩的慢性损伤或者软组织是不足以完成好的修复，直接加强修复可能是一个更好的选择[11]。

可直接修复肌腱或者重新把肌腱附着于骨上，使用不可吸收缝合、锚钉或者门钉。小心谨慎的把髌骨置于正常的高度。直接修复后，做跨越髌骨和胫骨（经骨锚钉）的钢丝环扎保护缝合[11, 20]。患者术后 6 周内膝关节放置于"扣锁"的伸直位。之后，开始渐渐地增加屈曲角度，但是仍然维持于伸直位 6 周。

研究表明，直接修复由于有较高的失败率，结果不甚如意[4, 11]。因此，除非术中结果是很令人满意的，否则应该考虑加强修复软组织。

20.5.2　软组织加强缝合

半腱肌、股薄肌和股四头肌腱用于修复伸肌装置。有几篇文献详细描述了加强肌腱技术（图 20.2）[21~23]。Cadambi 和 Engh[21] 使用取腱器分离半腱肌。然后在髌骨远端 1/3 建立一个 6mm 的隧道。将半腱肌从内侧到外侧穿过隧道，然后缝到半腱肌上。如果髌骨体积太小或者骨质太疏松，不可能建立隧道，半腱肌将在髌骨上方穿过股四头肌腱。然而，这样股四头肌牵拉导致髌骨倾斜。本研究所有病例随访了 12~48 个月，所有患者伸直迟滞小于 20°。

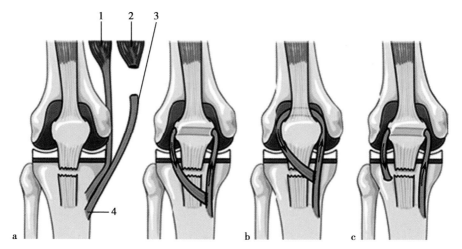

图 20.2　使用半腱肌重建（ST）（源于 Bonnin 等[41]，经 Springer 许可）。（a）Cadambi 和 Engh 介绍技术[21]。（b）髌韧带断裂，髌骨太小以致，无法打隧道。（c）Jarvela 描述的技术，在胫骨远端打隧道，保护移植

Jarvela 介绍了另一种方式[22]，把半腱肌固定到胫骨外侧。如果半腱肌肌腱短，可以另取股薄肌或者股四头肌腱加强。股四头肌腱取于中三分之一，确保既不在髌韧带的远端，也不在胫骨粗隆取材。Lin 等[24] 报道了一个病例，患者

接受了股四头肌腱加强修复，结果较好，没有伸直迟滞。

另一个腘绳肌腱加强使用类似的技术，除了移植物穿过中部，做一个"8"字形缠绕。平均5年随访之后，结果表明没有伸直迟滞或者需要翻修[23]。

20.5.3 合成材料加强

生物力学研究表明[25]用钛缆或者PDS（Ethicon，Somerville，NJ，USA）的髌韧带加强修复比仅仅用缝合锚钉能提供更高的稳定性。它最大载荷高，延展性小。

软组织条件差的患者，可选择使用合成材料加强修复作为治疗方式的一种。当韧带重建时，合成材料的使用有多种优点，如没有供体的损伤，没有取肌腱的额外手术时间，没有交叉感染，没有常规限制。缺点是这材料不是在每个国家都可以得到的，并且易感染[26~28]。

Leeds-Keio是一种支架型人工韧带。它被认为可起到韧带的作用，移植物周围诱导产生生物学组织，然后变成韧带组织，从而成为人工韧带[29]。它已经被用于不同的膝关节韧带重建。Fujikawa和Ohtani[30]，在使用Leeds-Keio修复损伤的伸肌装置的回顾性研究中发现，18个患者的19个膝关节几乎可以完全屈曲膝（完全屈曲范围140°～160°），伸直位迟滞少于10°。没有任何病例翻修。

手术是为了制造一个"8"字形人工韧带（图20.3）。没有在髌骨上钻孔，只是穿过髌骨的上方，以防止髌骨骨折。人工韧带从髌骨的上方（髌韧带断裂）或者下方（股四头肌肌腱断裂）穿过[30]。

LARS（韧带加强和重建系统，Orthomedic，Quebec，Canada）也被用于损伤的伸肌装置修复。这套系统已经被用于其他韧带损伤的修复，如：交叉韧带或者侧副韧带。LARS有如下优点：①避免损伤供体；②由于它的力学性质允许早期固定和快速康复；③无人工材料组织排异；④允许纤维原细胞环绕人工韧带生长；⑤对于失败的病例，还有翻修重建的可能性[32]。Naim等[33]报道了LARS韧带在老年人中重建应用的结果，但是没有陈述术后活动范围，随访时间也短，只有一年。Talia和Tran[34]报道了一个26岁奥林匹克运动员，他双侧髌韧带断裂，使用LARS韧带"8"字形重建修复。

四年随访后，活动范围是0°～130°，没有伸直迟滞。患者第一天就开始早期康复。尽管结果令人鼓舞，但这些患者没有一个是关节成形术后的患者。因此，需要大样本、长期随访的研究来论证。

在美国和欧洲普及了一个标准化的技术，Browne和Hanssen[31]使用了聚丙烯网（Marlex mesh，C.R.Bard，Murray Hill，New Jersey）（图20.4a-c）。这网是一个编织的单纤维聚丙烯网，通常用于疝气和泌尿科手术。网被折叠成几层，宽约2～2.5cm，然后用不可吸收缝线缝合。

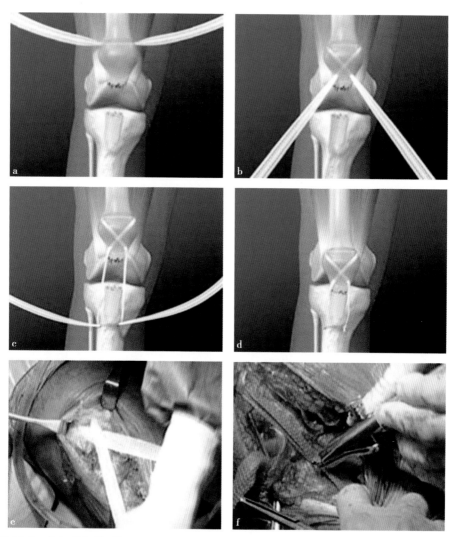

图 20.3 髌韧带断裂，使用 Leeds-Keio 人工韧带重建。韧带穿过髌骨上方，固定于胫骨粗隆（Hideo Matsumoto 授权使用）

　　移植物远端固定于胫骨髓内，紧贴胫骨前缘的内侧。如果在胫骨端做翻修，则可以和骨水泥混合在一起，或者用螺钉和垫圈固定在一起。然后把纤维组织插入到移植物和胫骨平台之间，来预防移植物的磨损。移植物穿过外侧支持带，附着于股四头肌腱和股外侧肌。内侧肌群被固定于移植物的上方。因此，移植物位于外侧肌群的前方和内侧肌群的后方。结果表明平均术后伸直迟滞 2.8°，除了三个失败病例 [31]。这技术在全世界被广泛使用，由于其方法简单，而且与同种异体移植物便宜的价格。

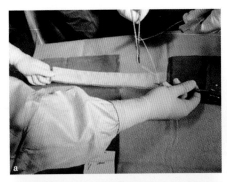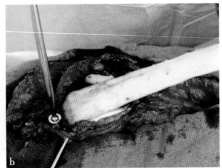

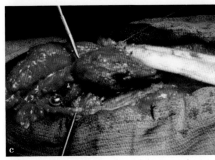

图 20.4　（a）合成的韧带折叠成 10 层，然后使用不可吸收缝线缝合到一起。（b）使用水泥和螺钉固定到一起。（c）合成的韧带穿过残余的髌韧带下方，然后固定于髌骨和股四头肌腱之前穿过外侧韧带的裂隙

20.5.4　自体移植物重建

　　大多数重建使用的自体移植物是对侧的骨 - 肌腱 - 骨（BTB）。准备类似于前交叉韧带重建的 BTB 自体移植物。它允许髌韧带解剖重建。正如先前的研究描述 [35, 36]，股四头肌力弱和膝前痛是这手术通常的并发症。另一个主要的缺点是对健侧正常膝关节的损伤；然而，Shelbourne 和 Urch[37] 表明并没有影响功能。

20.5.5　同种异体移植物重建

　　同种异体移植物的应用是处理伸肌装置大范围缺损的另一个选择。它可以部分（图 20.5）或者全部修复缺损（包括整个髌骨和远端止点和部分股四头肌肌腱）（图 20.5b、c）。这种方式更适合于先前多次既往手术史和软组织条件较差的病例。

　　新鲜冰冻跟腱同种异体移植物已经被用于伸肌装置的重建。远端骨用螺钉固定于胫骨。近端肌腱缝到自身股四头肌上。所有病例均无伸直迟滞 [39]。

　　一个短期随访的个案报道描述了髌韧带撕裂初次修复后感染的治疗。一个骨 - 髌韧带 - 骨尸体同种异体移植物用于治疗。结果是令人激动的，活动范围在研究结束时（9 个月）达到 0°∼140°[8]。

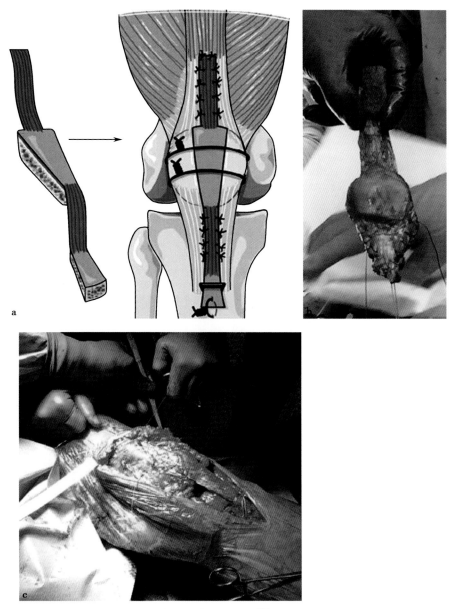

图 20.5　（a）同种异体部分伸肌装置移植物（经 Sah[38] 允许使用）。（b）同种异体完全伸肌装置移植。（c）安放同种异体完全伸肌装置移植物。在翻修时至少用两条钛缆固定移植物远端。当膝关节的完全伸直时，移植物近端与股四头肌远端部分的缝合

Magnusse 等 [40] 在慢性髌韧带断裂使用同种异体移植。移植物包含胫骨块、髌韧带、髌骨、股四头肌腱。在冠状位髌骨同种异体移植物被削成沙漏形，然后插入自身胫骨中（最初由 H Dejour 和 PH Neyret 描述的外科技术）（图 20.6）。在自身髌骨制作出一个髌骨槽，两个钛缆纵行固定髌骨同种异体移植物于槽中。四年随访之后，患者均可以主动伸直膝关节。这种技术要求很高，容易髌骨骨折和疼痛。

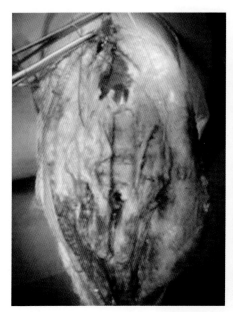
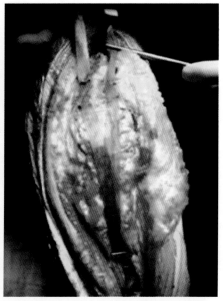

图 20.6　左图：受体髌骨有一个 10mm 沙漏形槽，受体胫骨有一个 10mm 槽（远端宽度）。右图：股四头肌肌腱移植物被缝合到受体股四头肌上。先用金属钢丝穿过胫骨固定，然后在远端用螺钉垫圈加固。然后最后用 PDS 缝线加强缝合移植物（Philippe Neyret 许可使用）

20.6　术中和术后康复

除了修复伸肌装置的手术技术不一致，康复程序也不是一致的。首先，在慢性病例中，术中把髌骨定位于和对侧一样高是困难的。手术中，拉紧伸肌装置后，Rosenberg[16] 选择不测试运动范围，他的文章表明，随着时间进展，伸肌装置逐渐拉紧。然而，这一操作方法不被其他手术医生常规应用，一些人可能仍然测试术中膝关节活动范围来检查膝关节的屈曲程度。Burnett 也不鼓励在术中做屈曲评估，他主张在完全伸直时检查肌腱张力。这样可以避免伸肌装置减弱和伸直迟滞 [41]。康复过程中，要锻炼屈曲能力。Bonnin 等 [42] 也支持在伸直状态下缝合,以避免术后伸直迟滞。他们也表明修复或重建后没有必要测试活动范围,因为可以通过术后物理治疗获得预期的活动度。最近报道,强调足够的软组织皮瓣覆盖广泛损伤的膝关节伸肌装置是很重要的。

手术后,患者在伸直位制动 6～8 周,在第 7 周时制动在主动屈曲 30°位置上,渐渐地每周增加 10°。在屈曲时的 6 周,患者必须制动在伸直位。其他的研究建议尽可能早地开始被动活动。这取决于修复或者重建的时机。在稳定的、软组织条件好的情况下,或者使用的是合成材料时,早期就会有一定的活动度。但是在软组织条件差的完全翻修病例或者使用自体移植物,活动前应该小心。

20.7　修复、重建和康复指导原则

根据个案报道、前瞻性和回顾性研究、综述,在术中和术后,并没有一致性的指导原则。目前没有任何一个指导原则被证明是最好和最有效的。因为伸肌装置损伤的发生率低,所以实验指导原则的制定也是有问题的。以下这些原则可能对处理伸肌装置损伤有所帮助。

20.7.1　治疗策略的指导原则[42]

- 股四头肌肌腱部分断裂通常选择制动。
- 患者应该清楚所有治疗最常见的并发症。
- 最常见的并发症是感染和皮肤覆盖问题,因此感染性疾病和整形外科医生应该参与治疗。
- 单纯缝合失败率高,因此应该用邻近韧带或合成韧带(更高的感染危险)做加强缝合。
- 直接修复应该是第一选择,这样修复后肌腱就不会挛缩。
- 应该用皮瓣或者肌皮瓣覆盖肌腱修复,尤其是在胫骨粗隆前的区域。
- 缝合技术的选择应该满足以下标准:应该是强力的(Krakow 缝合更加完美),应该保持最大张力,而膝关节应该是在完全伸直、没有任何屈曲时完成缝合。
- 膝关节完全伸直位制动 6～8 周,接下来康复时渐渐地屈曲,术后早期可以完全负重时,但是应该在拐杖的保护下进行。
- 膝关节融合术是最后的手段,但应只用于严重的患者。髌骨-胫骨融合术是推荐治疗方式之一。

总结

　　伸肌装置损伤重建指导原则的制定是困难的,因为受到好的研究方法、大样本、标准研究方案、长期随访时间的限制。在只有少量文献的前提下,治疗的指征和选择的病例差异是很大的。一个研究中的成功案例在另一个研究中可能是不成功的。因此,本章最终不能得出哪一种方式最优的结论。但是,本文阐述了在不同情况下使用的手术方式,让读者根据自己患者的不同情况自行选择。

参考文献

1. Rand JA, Morrey BF, Bryan RS. Patellar tendon rupture after total knee arthroplasty. Clin Orthop Relat Res. 1989;244:233–8.
2. Cerciello S, Neyret P, Lustig S. Revision total knee arthroplasty: surgical technique in dealing with extensor mechanism failure. In: Rodríguez-Merchán CE, Oussedik S, editors. Total knee arthroplasty: a comprehensive guide. Cham: Springer International Publishing; 2015. p. 267–76.
3. Parker DA, Dunbar MJ, Rorabeck CH. Extensor mechanism failure associated with total knee arthroplasty: prevention and management. J Am Acad Orthop Surg. 2003;11(4):238–47.
4. Dobbs RE, Hanssen AD, Lewallen DG, Pagnano MW. Quadriceps tendon rupture after total knee arthroplasty. Prevalence, complications, and outcomes. J Bone Joint Surg Am. 2005;87(1):37–45.
5. Astur DC, Oliveira SG, Badra R, Arliani GG, Kaleka CC, Jalikjian W, et al. Updating of the anatomy of the extensor mechanism of the knee using a three-dimensional viewing technique. Rev Bras Ortop. 2011;46(5):490–4.
6. Pawar U, Rao KN, Sundaram PS, Thilak J, Varghese J. Scintigraphic assessment of patellar viability in total knee arthroplasty after lateral release. J Arthroplasty. 2009;24(4):636–40.
7. Nam D, Abdel MP, Cross MB, LaMont LE, Reinhardt KR, McArthur BA, et al. The management of extensor mechanism complications in total knee arthroplasty. AAOS exhibit selection. J Bone Joint Surg Am. 2014;96(6):e47.
8. Thakkar SC, Hsu N, Hasenboehler EA. Knee extensor mechanism reconstruction with complete extensor allograft after failure of patellar tendon repair. Am J Orthop (Belle Mead NJ). 2015;44(6):E199–203.
9. Cottino U, Abdel MP, Hanssen AD. Chronic extensor mechanism insufficiency in total knee arthroplasty (TKA). Curr Rev Muscoskelet Med. 2015;8(4):368–72.
10. Goldstein ZH, Yi PH, Haughom BD, Hellman MD, Levine BR. Bilateral extensor mechanism disruption after total knee arthroplasty in two morbidly obese patients. Orthopedics. 2015;38(5):e443–6.
11. Lynch AF, Rorabeck CH, Bourne RB. Extensor mechanism complications following total knee arthroplasty. J Arthroplasty. 1987;2(2):135–40.
12. Emerson Jr RH, Head WC, Malinin TI. Extensor mechanism reconstruction with an allograft after total knee arthroplasty. Clin Orthop Relat Res. 1994;303:79–85.
13. Malhotra R, Garg B, Logani V, Bhan S. Management of extensor mechanism deficit as a consequence of patellar tendon loss in total knee arthroplasty: a new surgical technique. J Arthroplasty. 2008;23(8):1146–51.
14. Stinner DJ, Orr JD, Hsu JR. Fluoroquinolone-associated bilateral patellar tendon rupture: a case report and review of the literature. Mil Med. 2010;175(6):457–9.
15. Healy WL, Wasilewski SA, Takei R, Oberlander M. Patellofemoral complications following

total knee arthroplasty. Correlation with implant design and patient risk factors. J Arthroplasty. 1995;10(2):197–201.

16. Rosenberg AG. Management of extensor mechanism rupture after TKA. J Bone Joint Surg Br. 2012;94(11 Suppl A):116–9.

17. Brooks P. Extensor mechanism ruptures. Orthopedics. 2009;32(9) :683–84..

18. Papalia R, Vasta S, D'Adamio S, Albo E, Maffulli N, Denaro V. Complications involving the extensor mechanism after total knee arthroplasty. Knee Surg Sports Traumatol Arthrosc. 2015;23(12):3501–15.

19. Kovacev N, Antic J, Gvozdenovic N, Obradovic M, Vranjes M, Milankov M. Patellar tendon rupture--treatment results. Med Pregl. 2015;68(1–2):22–8.

20. Pagnano MW. Patellar tendon and quadriceps tendon tears after total knee arthroplasty. J Knee Surg. 2003;16(4):242–7.

21. Cadambi A, Engh GA. Use of a semitendinosus tendon autogenous graft for rupture of the patellar ligament after total knee arthroplasty. A report of seven cases. J Bone Joint Surg Am. 1992;74(7):974–9.

22. Jarvela T, Halonen P, Jarvela K, Moilanen T. Reconstruction of ruptured patellar tendon after total knee arthroplasty: a case report and a description of an alternative fixation method. Knee. 2005;12(2):139–43.

23. Maffulli N, Del Buono A, Loppini M, Denaro V. Ipsilateral hamstring tendon graft reconstruction for chronic patellar tendon ruptures: average 5.8-year follow-up. J Bone Joint Surg Am. 2013;95(17):e1231–6.

24. Lin PC, Wang JW. Use of a turndown quadriceps tendon flap for rupture of the patellar tendon after total knee arthroplasty. J Arthroplasty. 2007;22(6):934–8.

25. Schliemann B, Gruneweller N, Yao D, Kosters C, Lenschow S, Rosslenbroich SB, et al. Biomechanical evaluation of different surgical techniques for treating patellar tendon ruptures. Int Orthop. 2016;40(8):1717–23.

26. Burks RT, Crim J, Fink BP, Boylan DN, Greis PE. The effects of semitendinosus and gracilis harvest in anterior cruciate ligament reconstruction. Arthroscopy. 2005;21(10):1177–85.

27. Kustos T, Balint L, Than P, Bardos T. Comparative study of autograft or allograft in primary anterior cruciate ligament reconstruction. Int Orthop. 2004;28(5):290–3.

28. Legnani C, Ventura A, Terzaghi C, Borgo E, Albisetti W. Anterior cruciate ligament reconstruction with synthetic grafts. A review of literature. Int Orthop. 2010;34(4):465–71.

29. Matsumoto H, Fujikawa K. Leeds-Keio artificial ligament: a new concept for the anterior cruciate ligament reconstruction of the knee. Keio J Med. 2001;50(3):161–6.

30. Fujikawa K, Ohtani T, Matsumoto H, Seedhom BB. Reconstruction of the extensor apparatus of the knee with the Leeds-Keio ligament. J Bone Joint Surg Br. 1994;76(2):200–3.

31. Browne JA, Hanssen AD. Reconstruction of patellar tendon disruption after total knee arthroplasty: results of a new technique utilizing synthetic mesh. J Bone Joint Surg Am. 2011;93(12):1137–43.

32. Trieb K, Blahovec H, Brand G, Sabeti M, Dominkus M, Kotz R. In vivo and in vitro cellular ingrowth into a new generation of artificial ligaments. Eur Surg Res. 2004;36(3):148–51.

33. Naim S, Gougoulias N, Griffiths D. Patellar tendon reconstruction using LARS ligament: surgical technique and case report. Strategies Trauma Limb Reconstr. 2011;6(1):39–41.

34. Talia AJ, Tran P. Bilateral patellar tendon reconstruction using LARS ligaments: case report and review of the literature. BMC Musculoskelet Disord. 2016;17(1):302.

35. Dejour H, Denjean S, Neyret P. Treatment of old or recurrent ruptures of the patellar ligament by contralateral autograft. Rev Chir Orthop Reparatrice Appar Mot. 1992;78(1):58–62.

36. Milankov MZ, Miljkovic N, Stankovic M. Reconstruction of chronic patellar tendon rupture with contralateral BTB autograft: a case report. Knee Surg Sports Traumatol Arthrosc. 2007;15(12):1445–8.

37. Shelbourne KD, Urch SE. Primary anterior cruciate ligament reconstruction using the contralateral autogenous patellar tendon. Am J Sports Med. 2000;28(5):651–8.

38. Sah AP. Extensor mechanism allograft: surgical technique. In: Bonin M, et al., editors. The knee joint – surgical techniques and strategies. Springer:Paris; 2012. p. 1049–56.

39. Crossett LS, Sinha RK, Sechriest VF, Rubash HE. Reconstruction of a ruptured patellar tendon

with achilles tendon allograft following total knee arthroplasty. J Bone Joint Surg Am. 2002;84-A(8):1354–61.

40. Magnussen RA, Lustig S, Demey G, Masdar H, ElGuindy A, Servien E, et al. Reconstruction of chronic patellar tendon ruptures with extensor mechanism allograft. Tech Knee Surg. 2012;11(1):34–40.

41. Burnett RS, Berger RA, Della Valle CJ, Sporer SM, Jacobs JJ, Paprosky WG, et al. Extensor mechanism allograft reconstruction after total knee arthroplasty. J Bone Joint Surg Am. 2005;87(Suppl 1(Pt 2)):175–94.

42. Bonnin M, Lustig S, Huten D. Extensor tendon ruptures after total knee arthroplasty. Orthop Traumatol Surg Res. 2016;102(1 Suppl):S21–31.